# TRIẾT LÝ DÂN GIAN VỀ KIẾP NHÂN SINH

Lời mở đầu:

Trước tiên tôi xin nhắc các bạn, trong quyển sách này tôi nhắc tới mình hơi nhiều. Không phải tôi muốn tự đề cao mình. Bởi lẽ con người thường rất ghét và không nghe người khác nói với lời lẽ lấy mình làm chủ đạo và họ nói là "nổ". Nhưng xin được thanh minh: tôi vốn xuất thân từ một thành phần khó khăn. Nếu tôi không biến mình thành một vật thí nghiệm thì tôi cũng chẳng còn cái gì để mà thí nghiệm. Không phải như ông Edison có tiền để mua hóa chất, hóa chất kia để thí nghiệm. Tôi chỉ có cách tự biến mình thành chuột bạch mà thôi. Mà khi biến mình thành vật thí nghiệm cho cuộc sống cam go thì buộc phải rút ra những kết luận từ mình chứ từ ai.

Và các bạn ạ! Tôi bắt đầu đi từ vấn đề nhỏ nhất. Khỏi phải nói các bạn cũng biết ngôn ngữ đóng một vai trò vô cùng quan trọng trong sự phát triển của nhân loại. Và đây là điều quan trọng: kho tàng kiến thức của nhân loại cũng lưu trữ bằng phương tiện này. Tất cả những gì cao quý nhất, tuyệt vời nhất, quan trọng nhất, chính yếu nhất, giá trị nhất đều nằm trong kho tàng ngôn ngữ của nhân loại và được mã hóa bằng những ký hiệu mà con người gọi là chữ viết và lưu lại trên những khối chất chồng hoặc cuộn tròn lại từ những thẻ tre bện lại mà con người gọi là sách. Ngôn ngữ chính là một kho tàng ẩn chứa kiến thức của nhân loại. Tuy nhiên, trong kho tàng có những cái là vàng thỏi, nhưng có những cái đã trở nên nguy hại. Và một khi ngôn ngữ phát triển tới mức không chuyên chở những kiến thức mà chỉ chuyên chở những khẩu hiệu, giáo điều thì nó trở nên vô cùng tai hại.

Ngôn ngữ càng phát triển, kiến thức con người càng phát triển thì càng diễn ra sự mâu thuẫn càng trở nên khốc liệt. Những mâu thuẫn ấy ở trong ngay chính con người và mâu thuẫn cũng càng xuất hiện nhiều trong cuộc sống. Những mâu thuẫn ấy ngày càng phức tạp

1

lên. Con đường tìm ra chân lý của một con người luôn đối mặt phải muôn vàn mâu thuẫn. Khi một con người tin tưởng vào một điều gì đó quá lớn, và người khác tin vào điều khác, thế là mâu thuẫn giữa hai người sẽ xảy ra. Một dân tộc này tin vào điều này, dân tộc khác lại tin vào điều ngược lại, mâu thuẫn cũng xảy ra. Và chiến tranh là điều không thể tránh khỏi. Chưa có ai có thể giải quyết hết được những mâu thuẫn mà cuộc đời này diễn ra. Đầu tiên là những mâu thuẫn bình thường trong đời sống của một con người. Nếu không tháo gỡ được sẽ là cuộc chiến nội tâm, có thể gây ra bao chứng bệnh như trầm cảm, suy nhược thần kinh, stress, tâm thần và kéo theo hằng loạt chứng bệnh bao tử, tim mạch, thận…

Mâu thuẫn ấy thể hiện ở chỗ khi trong cuộc sống có quá nhiều điều vướng mắc, họ muốn vứt bỏ tất cả mà không dám, muốn thanh thản nhưng sợ trở nên lãnh cảm với cuộc đời. Bỏ mặc ngoài tai mọi lời giềm pha thì sợ rằng mình còn bỏ sót điều gì chăng?. Bởi lẽ, mình sợ rằng mình thật sự đúng như lời họ nói mà không tiếp thu thì sẽ bị đào thải. Muốn chạy trốn thì sợ cảm giác hèn nhát. Trong đạo Phật cho rằng, khát vọng vươn lên thì có liên quan đến dục vọng thấp hèn. Không nghĩ thì sợ mình bị thụt lùi. Càng nghĩ, càng khó ngủ, càng mệt mỏi. Mà mệt mỏi thì sợ tàn phai nhan sắc... Nói chung lại, đó chính là mẫu thuẫn của cuộc đời. Một câu nói sai cũng làm mình đăm chiêu, một lời giềm pha cũng làm mình khó chịu. Tại sao mình tốt với cuộc đời mà cuộc đời lại cứ thế nhỉ!. Bỏ quên quá khứ thì sợ mình mau quên, không quan tâm đến tương lai thì sợ không có định hướng. Vui với hiện tại thì mấy chốc cũng chán. Đức Phật bảo bỏ đi hỉ, nộ, ái, ố thì sợ trở nên vô tâm, Phật bảo tập vô ngã thì người ăn hiếp những người thân của mình sao chịu nổi. Cổ nhân bảo cứ nhẫn đi rồi mọi chuyện sẽ qua, nhưng đã nhẫn thì phải nhục. Đã nhẫn nó nhiều lần mà nó cứ làm nhục mình thì tránh sao khỏi tương tàn. Vậy biện pháp để giải quyết những vấn đề gây cấn của cuộc sống này là gì?.

**Cuốn sách này sẽ cung cấp cho bạn một chìa khóa bí mật để giải quyết tất cả những vấn đề này.**

Con người hiện đại cho rằng một điều là muốn làm giàu, muốn vươn lên thì phải có cái ác. Thật sự đó chính là một mâu thuẫn để giải quyết. Nhiều người chỉ chăm bẩm vào việc làm giàu, và đến một lúc nào đó họ dần dần buộc phải hướng tới việc làm ác. Nếu không phá rừng (khai thác gỗ quý) thì phải xả khí độc (xây dựng nhà máy), nếu không đâm heo thì phải thuốc chó (mở quán nhậu), nếu không bán số

2

đề thì kinh doanh trên thân xác phụ nữ (quán bia ôm). Đa số những phương cách làm giàu đều phải dính dáng một chút ác tâm. Kể cả một số người có một triết lý rất độc. Muốn có nhiều tiền thì phải lấy của người chứ xã hội cũng chỉ có bao nhiêu đó mà thôi. Hoặc có nhiều nước lớn thì đi giành đất của nước nhỏ. Có người nói: vô độc bất trượng phu; giết một người là kẻ giết người, giết một triệu người là bậc vĩ nhân. Những triết lý dân giả như thế có khi lại là đâm chồi ở những vùng đất mà lương tri con người chưa vươn tới.

Tất cả những điều tôi kể trên đều là sản phẩm của ngôn ngữ, và có mấy ai giải quyết được những mâu thuẫn đó. Muốn giải quyết được những mâu thuẫn đó thì tất phải đạt được đến mức tối cao trong ngôn ngữ, phải giải quyết điều gì là quan trọng nhất đưa đến hạnh phúc. Trong cuốn sách này tuy rằng bắt đầu từ vấn đề nhỏ nhất, nhưng nó sẽ giải quyết những vấn đề lớn nhất.

Khi ngôn ngữ phát triển thì ngôn ngữ có đời sống riêng của nó và nó tác động đến đời sống của con người. Nếu nhận thức sai về nó thì nó sẽ ảnh hưởng ngày càng xấu đến điều kiện sống của con người.

Tại sao tôi phải nói như thế?. Bởi vì trong cuộc sống, người ta hay bảo cần phải có tinh thần lạc quan, hoặc luôn có tinh thần tiến công, luôn ở thế chủ động hay gì gì nữa mang tính chất thành công. Nhưng nếu không hiểu rõ bản chất cuộc sống, mà bị ngôn ngữ điều khiển thì tinh thần chủ bại, sự bi quan, yếm thế vẫn tồn tại.

Dưới đây là một số nguyên nhân đưa đến những nhận thức sai và mang đến hậu quả khôn lường đến đời sống con người.


-Thứ nhất: đơn giản hoá vấn đề, hay trong triết học Mác-Lênin gọi là căn bệnh ấu trĩ.

Căn bệnh này là của những người đầu óc hời hợt, đọc sách qua loa, nghe theo những phân tích rồi cho là có lý. Từ những phân tích có lý của người khác, người ta đi đến một kết luận nào đó thì lập tức ta ứng dụng kết luận đó mà không tìm hiểu cặn kẻ kết luận ấy cần những điều kiện gì. Ví dụ: do sự phân tích từ một câu chuyện bó đũa, rút ra đoàn kết là sức mạnh. Từ đó người ta lập ra một hội gì đó mang tính đoàn kết để tạo ra sức mạnh mà người ta quên đi điều kiện để mọi người (chứ không phải những cây đũa) tập hợp lại được với nhau. Bó đũa là bó đũa, con người thì không phải là bó đũa. Con người còn có tình cảm, còn có sự tư lợi. Muốn bỏ được cái tư lợi, điều kiện tiên quyết là phải chứng minh cho người ta thấy việc làm ăn chung có lợi hơn việc làm ăn riêng. Hay xét cho cùng, anh phải chứng minh được: làm ăn chung mang lại lợi ích riêng lớn hơn. Cho nên, Bác Hồ đã nói: chiến thắng rồi ta sẽ xây dựng hơn 10 lần xưa. Các Mác cũng nói: nền sản xuất xã hội chủ nghĩa phải vượt trội nền sản xuất tư bản chủ nghĩa. Hay chế độ xã hội chủ nghĩa là chế độ: làm theo năng lực, hưởng theo lao động, còn sau đó là chế độ cộng sản: làm theo năng lực hưởng theo nhu cầu. Rõ ràng, có được như vậy người ta mới theo, người ta mới trút bỏ cái đầu óc tư hữu mà theo công hữu.

Sự khái quát hóa sẽ đưa đến cho con người những nhận định sai lầm và nếu theo nó sẽ trở nên ngu ngơ và quay về với đời sống của súc vật. Như câu tôi nói trên: vô độc bất trượng phu. Câu đó đã được những kẻ bất hảo sử dụng. Và nó đã lèo lái con người ta đến chỗ giết người cướp bốc.

Tư duy con người đi từ chỗ phân tích vấn đề để hiểu rõ sự vật và hiện tượng, sau đó tổng hợp lại để hình thành sự vật mà mình đã phân tích. Trong quá trình đó, người ta khái quát hóa việc phân tích và tổng hợp bằng ngôn ngữ để dễ nhớ, để dễ ứng dụng và lưu lại cho hậu thế những kiến thức mà người ta nhận thức được. Quá trình đó giống như: trông thấy vẻ bề ngoài quá tuyệt vời của một cổ xe, bạn tự nhiên muốn mở ra xem cái gì bên trong đã cấu tạo nên nó (quá trình phân tích, hay mổ xẻ, hay chia nhỏ vấn đề để nhận thức và hiểu rõ, hay còn gọi là quá trình học hỏi). Nhưng khi mở ra xong, chúng ta lại có nhu cầu ráp lại (đó là quá trình tổng hợp, lắp ráp lại từ những mãnh rời, tạo nên sự vật lành lặn, theo cơ chế hoạt động của nó). Và trong quá trình đó, chúng ta nhận thức, tư duy, ghi nhớ, và cuối cùng là khái quát hóa vấn đề bằng hình tượng hoặc ngôn ngữ. Con người đều có thể bị sai lầm ở cả 3 khâu lớn này: sai ở khâu nhận thức, sai luôn cả ở khâu tổng hợp và cuối cùng là sai ở khâu khái quát hoá.

Căn bệnh thường được biểu hiện ở cả ba cấp độ: phân tích sai, nhận thức sai, kết luận sai; phân tích đúng, nhận thức sai, tổng hợp sai; phân tích đúng, nhận thức đúng, tổng hợp cũng sai. Thậm chí, phân tích đúng, nhận thức đúng, tổng hợp đúng, nhưng hành động thiếu chín chắn, thiếu điều kiện chin mùi như ví dụ kể trên, dẫn đến kết quả thực hiện sai trầm trọng.

Người ta gọi đó là sự đơn giản hóa của tư duy. Người ta thường thấy một cỗ máy có những bộ phận như vậy là sao chép một cách đơn giản, nghĩa là lắp ráp các bộ phận một cách lộn xộn không đúng theo cơ chế tự nhiên, dẫn đến chiếc máy được sao chép không thể chạy được. Cũng như biết: gom lại là sức mạnh, chia ra là tan rã, nhưng gom lại phải phù hợp chứ đâu phải hốt hết bỏ vào một cái bao tải là xong. Ở đây cần một kiến thức, một nhận thức đầy đủ có đầu, có đuôi, có gốc, có ngọn. Điều đó mới là khó, chứ chỉ hiểu đơn thuần: đoàn kết là tập hợp lại như một thời chúng ta đã làm thì không thể đạt hiệu quả. **Căn bệnh này thường thấy ở những người hời hợt, đọc sách thiếu nghiền ngẫm, dễ dẫn đến chỗ duy ý chí, nóng vội, và luôn ra khẩu hiệu hời hời đồng bào.**

- **Thứ hai: đó là căn bệnh suy lý quá trớn.** Khi người ta không có đủ công cụ để tìm hiểu tiếp một vấn đề, người ta hay suy lý để tìm ra kết luận chung nhất, hoặc quy luật cho những hiện tượng tương tự. Ví dụ: từ xưa đến nay, khi nói đến điều gì thì con người hay nghĩ đến nguồn gốc của nó. Và thông thường thì cái gốc vấn đề bao giờ cũng bắt đầu từ không, và phát triển dần đến có. Chính vì vậy theo suy luận diễn dịch, người ta cũng đặt ra câu hỏi: vậy vật chất có từ đâu?. Và cũng theo suy luận diễn dịch thì người ta cho rằng đầu tiên không có gì cả. Sau đó, do một tác nhân nào đó phân li "cái không đó" để phân ra cực âm và cực dương (cũng như từ số không thì có số âm và số dương, cộng lại cũng bằng không). Khi có cái âm, cái dương thì bắt đầu hình thành vật chất. Đấy là thói quen suy luận, chứ không ai biết được điều đó diễn ra như thế nào. Ngày nay các nhà khoa học phát biểu: vật chất không tự sinh ra, cũng không tự mất đi. Hoặc, vật chất vốn dĩ tự nhiên như vậy. Thật ra tất cả những điều đó đều là suy luận diễn dịch dựa trên định luật bảo toàn năng lượng các chất, chứ không ai có thể chứng minh một cách rốt ráo những giả thuyết này. Nói nôm na dễ hiểu: giống như chúng ta bắt một chiếc cầu để tiến lên phía trước. Nhưng đến một chặng nào đó không thể bắt tiếp, chúng ta dựa trên nhịp cầu đã bắt để phóng thêm một nhịp nữa.

Nếu không tham lam, thì nhịp cầu này còn đứng vững được. Nhưng do quá tham nên nhịp cầu này phóng xa quá tránh sao không đổ nhào. Đây là quy tắc bắt cầu, nhưng quá trớn. So với căn bệnh đầu thể hiện sự nông nổi, trẻ con, bồng bột, nghiên cứu không đến nơi đến chốn, vội rút ra kết luận giống với những kết luận của các bậc tiền nhân (tạm gọi là ăn theo nói leo), thì căn bệnh thứ hai thường mang tính dựa vào kinh nghiệm, dựa vào những nếp suy nghĩ cũ. Nếu căn bệnh đầu là thiếu thực tế, chỉ thuần suy lý theo lối trẻ con và thì căn bệnh thứ hai là những kinh nghiệm trong những không gian nhỏ hẹp và được đưa ra ứng dụng trên một phạm vi rộng. Nó thể hiện sự thực tế, nhưng phiến diện, tự thân rút ra được kết luận chứ không dựa vào sự suy diễn nào, nhưng kết luận ấy có khi khác xa với những diễn biến chung cuộc.

Có nhiều trường hợp hai căn bệnh này kết hợp lại với nhau. Nghĩa là khi kết luận rút ra từ căn bệnh đầu (nông nổi) giống giống với kết luận rút ra từ căn bệnh thứ hai, làm cho niềm tin của người ta càng được cũng cố. Như tên gọi của căn bệnh đầu nó thường xảy ra ở những người trẻ hời hợt, còn căn bệnh thứ hai xảy ra ở những người ít học, nhưng có chút trí tuệ để so sánh và cường điệu hóa. Ở căn bệnh thứ hai, người bệnh thường rút ra những kinh nghiệm từ gia đình, làng xã, cũng như từ những gì chính họ từng trải. Căn bệnh đầu tiên thường của những người học mà không suy nghĩ, còn căn bệnh thứ hai là thường suy lý theo lối lấy từ cái lý hẹp thành cái lý rộng, hoặc ngược lại, lấy từ cái lý rộng ngược lại lý hẹp.

**Căn bệnh này thường thấy ở những người thiếu điều kiện để tìm hiểu hay không chịu tìm hiểu cặn kẽ, hay lười biếng, chỉ tìm hiểu nửa vời, chỉ đứng một phía mà phóng tầm mắt về một phía khác rồi suy đoán, ước lượng lung tung. Căn bệnh này dễ đưa đến tư duy xét lại. Bởi vì không có đủ cơ sở cho kết luận cuối cùng nên cứ lóng nga, lóng ngóng, không biết quyết định thế nào, cuối cùng sẽ dẫn đến "thôi cứ tùy duyên, hên xui".**

- **Căn bệnh thứ ba là căn bệnh duy tâm, hay thần tượng hóa, lý tưởng hóa.** Tư duy con người dù gì cũng là có hạn, còn thế giới vật chất là vô hạn. Cho nên, sự nhận thức của con người dù gì cũng không hoàn toàn trước những diễn biến của nó. Do đó, dù muốn dù không gì tư duy con người có tính chất kế thừa. Nhưng có nhiều sự kế thừa có sự phân tích và đánh giá một cách sâu sắc, và thực hành một cách đều đặn. Vì nói đến bệnh, nên người ta thường mặc nhiên thừa nhận những gì mà cha ông họ hoặc những người có uy tín đi trước truyền lại. Nếu căn bệnh thứ hai là sự suy luận dựa trên kinh nghiệm, thì căn bệnh thứ ba dựa trên thần tượng, dựa trên sự tin tưởng từ một đạo sư, hay truyền thống gia đình. Hay từ sự đúc kết quá chặt chẽ của căn bệnh thứ nhất và căn bệnh thứ hai, tạo ra một sự tin tưởng đến độ mù quáng, thái hóa, không thể sửa đổi. Sự tin tưởng này biến thành giáo điều và hướng toàn bộ hành động của con người ta theo sự chi phối của nhận thức giáo điều này. Và những giáo điều này kết hợp lại thành học thuyết nào đó. Vì vậy, hệ quả là trong cuộc sống chúng ta thấy có rất nhiều học thuyết. Và học thuyết nào có sự đầu tư nhiều nhất tất nhiên có sự chính xác nhất vì nó đặt ra và xử lý nhiều nhất các tình huống mà cuộc sống diễn ra. Và khi sự tin tưởng đến độ tuân thủ tuyệt đối và vô điều kiện người ta gọi là sự duy tâm. Trong một giai đoạn, một học thuyết có thể phát huy hiệu quả do nó đóng một vai trò mang tính lịch sử. Trong giai đoạn đó phải có nó để điều chỉnh lại sự cân bằng, sự công bằng trong xã hội loài người. Nhưng theo thời gian, mọi học thuyết đều có lỗ hỏng và sai lầm của nó.

Lại còn một điều kiện nữa tạo ra sự duy tâm. Vì một tác nhân nào đó người ta tin tưởng vào một hay nhiều điều. Điều tin tưởng đó được lập đi, lập lại trong đời sống người ta lâu dài trở thành một niềm tin bất di, bất dịch, một tình yêu không thể chia cắt, là máu, là thịt, là sinh mạng sống của người ta. Khi sự nhắc đi, nhắc lại nhiều lần, trở thành niềm tin thì ta gọi đó là giáo điều, hay một sự tín ngưỡng. Khi niềm tin vào một vấn đề gì đó quá lớn, đến độ mù quáng, điều đó lập tức biến thành một lực lượng siêu hình điều khiển người ta. Cho nên, tôi gọi đó là niềm tin duy tâm, hay căn bệnh duy tâm. Ở đây không nói đến sự suy luận, mà nói đến sự lập đi, lập lại của một thông điệp sẽ trở thành một nhận thức chắc chắn trong tư duy con người. Trong quá trình sống, tự mình, người nhận được thông điệp này cũng tự tìm kiếm những bằng chứng chứng minh cho thông điệp đó đúng.

**Căn bệnh này cũng là một căn bệnh phổ biến, cũng thường thấy ở những người có đầu óc đơn giản, dễ chấp nhận, không cần suy ngẫm, hễ thấy việc gì người ta cho là đúng trên số đông thì đi theo. Căn bệnh duy tâm này dễ dẫn người ta tới chỗ tin tưởng mù quáng, độc đoán chuyên quyền một cách ngu muội.**

**- Căn bệnh thứ tư là căn bệnh mang tính hình thức của ngôn ngữ.**

Mỗi khi chúng ta nói một danh từ, lập tức trong đầu chúng ta xuất hiện hình ảnh của danh từ ấy. Khi chúng ta nói đến một động từ, trong đầu chúng ta thấy được hành động đó. Hiện tượng này được biết đến như sự tồn tại của hệ thống hình tượng của ngôn ngữ. Hay, ngôn ngữ là hệ thống tín hiệu thứ hai giúp con người nhận thức thế giới bên ngoài. Tư duy con người ta thường bị dẫn dắt bởi những hình tượng ấy và những hành động của họ cũng dựa trên hệ thống hình tượng này. Hơn nữa sự kết hợp của những hình tượng ấy lại sẽ tạo ra một sự vật, hiện tưởng hoàn toàn ảo mới. Các nhà văn thường chơi trò này. Họ lấy cái tay của người này ráp vào thân hình của người kia, thân hình của người này ghép vào gương mặt của người nọ để tạo nên một con người mới hoàn toàn tuyệt vời hay ghóm ghiết theo ý họ. Có lẽ, yêu ma quỷ quái cũng sống dậy bằng con đường đó. Có gì đâu khó, răng nanh là của sư tử, mặt máu me là của người chết, bay phất phơ là những đọt cây xụ xuống, tóc xõa che khuất mặt là những lá cây rậm rạp. Tất cả những miêu tả và cường điệu sẽ tạo nên hình tượng con ma đầy gớm ghiếc. Bởi lẽ, thông thường khi có một từ nào đó xuất hiện, hoặc một cụm từ nào đó xuất hiện thì lập tức ta sẽ có một hình tượng, một sự tưởng tượng đi kèm trong đầu. Đây chính là thuộc tính của ngôn ngữ. Bởi lẽ ngôn ngữ mới đúng là hệ thống tín hiệu thứ hai giúp con người nhận thức thế giới. Do từ thuộc tính này, do đời sống riêng của ngôn ngữ, tự nó sáng tạo ra một thế giới của riêng nó. Và chính đời sống huyền ảo này của ngôn ngữ sẽ tạo cho thế giới nội tâm của con người đầy dẫy những sự huyền hoặc phi lý và ảo giác. Người có trí nhớ hình tượng tốt là người thường thấy ma nhất. Phụ nữ và trẻ em thường nằm trong nhóm đối tượng này, mà người đời hay gọi là nhẹ bóng vía (một khái niệm dân gian). Khi họ tạo được những hình tượng ấy vững chắc trong đầu, khi gặp một hình ảnh tương tự, lập tức họ liên tưởng đến hình ảnh họ nghĩ. Nhìn thấy một tàu dừa đung đưa trước gió trong ánh trăng mờ nhạt, hình ảnh trong đầu họ hiện về kết nối với hình ảnh ấy tạo nên khung cảnh ma quái. Phải chăng đây là ý trong câu của Đức Phật: con người không siêu thoát được do vô minh.

Trí tưởng tượng nói chung là rất cần thiết, nó giúp người ta nhớ dai một vấn đề gì đó và sáng tạo ra những hình tượng nghệ thuật mới. Trí tưởng tượng cũng giúp để cho óc sáng tạo phát triển. Nhà kiến trúc sư tưởng tượng ra một mô hình nhà mới, kỹ sư tìm ra một thiết bị mới, một bộ máy móc mới từ những gì họ quan sát được trong tự nhiên. Và những ý tưởng nhờ óc tưởng tượng sẽ hình thành ra một sản phẩm mới phục vụ đời sống con người. Ví dụ, ông Dale Carnegie cho rằng muốn thành công phải có nhiều bạn bè. Chính ý tưởng này khơi màu cho việc tạo nên những trang web xã hội giúp người ta kết bạn, nối kết những tư tưởng với nhau. Ý tưởng của các nhà văn viễn tưởng khoa học nêu lên nhiều ý tưởng gợi ý cho các nhà khoa học tìm kiếm những cách thức để thực hiện ý tưởng đó và kết quả là khoa học phát triển vũ bảo, nhiều sản phẩm ra đời để giúp con người hoàn thiện hơn, sung sướng hạnh phúc hơn. Ý tưởng của các nhà xã hội học, các nhà tư tưởng lớn luôn gợi ý cho các học giả, các lớp hậu sinh tìm ra được những phương thức mới trong sản xuất cũng như kinh doanh.

Tuy nhiên, trí tưởng tượng, sự liên tưởng (là sự kết nối của nhiều cảnh tượng, ý tưởng, suy nghĩ khác nhau trong trí tưởng tượng) cũng có mặt trái của nó như kể trên. Nó có thể bóp méo sự thật, có thể sinh ra sự vật, hiện tượng mới làm đảo lộn cuộc sống. Và điều đó làm cho con người cần phải suy nghĩ và tìm hiểu nhiều hơn để nhận chân ra chân lý, sự thật và hiểu biết nhiều hơn về thế giới quanh ta. Điều nào có lợi, điều nào có hại, chúng ta cần nhận thức thấy rõ để cuộc sống không còn những huyễn hoặc, những điều vô hình bất lợi, những suy nghĩ viễn vong, rời xa thực tế, hay có lẽ điều đó đã được Đức Phật đề cập đến trong Pháp của người: con người do đầu óc vô minh mà sinh ra mọi đau khổ. Chính vì vậy, mỗi khi bị xáo động bởi những điều không đâu không tưởng, người ta chỉ có cách trầm lắng lại (thiền định), để tìm ra điều gì là thực tế, đúng đắn, điều gì là vô nghĩa.

-      Căn bệnh thứ năm là căn bệnh ảnh hưởng tình cảm, cảm tính. Con người ta đánh giá một vấn đề gì đó thường bị ảnh hưởng cảm tính. Thí dụ, ở trong một cơ quan, bạn thích một người, tự nhiên bạn phải tìm cách gì đó để nâng đỡ người đó lên. Nếu bạn ghét ai đó, tự nhiên, người đó có quyền lợi gì đó bạn cũng không thích, bạn luôn có xu hướng cản trở người đó trong các tác vụ của họ nếu như bạn có khả năng làm điều đó. Nếu một ai đó đem lại quyền lợi cho bạn, đem lại niềm vui cho bạn hay là người thân của bạn, bạn luôn có xu hướng bảo vệ người đó. Thậm chí trong tâm lý bán hàng thời hiện đại, người ta nhận thấy con người ta có một điểm tâm lý là tính chịu ơn. Nếu ai đó cho bạn một cái gì, tự nhiên trong tâm bạn có phát sinh một động lực muốn đền ơn. Chính điểm tâm lý này là đất sống của những kẻ nịnh nọt. Và điểm tâm lý này còn lâu mới tiêu diệt được.

Còn lâu để có thể đánh bại tình cảm này trong xã hội loài người. Và đó là hai mặt của một vấn đề. Tình cảm có vẻ là tốt. Nó làm cho tất cả mọi người giúp đỡ lẫn nhau trong thời gian chiến tranh khó khăn, nhưng do lợi ích, những người sẵn sàng chà đạp lên người khác trong thời gian hòa bình hạnh phúc. Nó làm cho xã hội không bao giờ có sự công bằng, nó làm cho bộ não tốt không được làm việc. Những mối quan hệ gần gũi, gia đình, những kẻ xu nịnh đang có điều kiện để phát triển mạnh vì tiền sẽ đổ về họ. Điều đó có thể thể hiện ra rõ nét ở một số người, nhưng đối với một số người nó được che đậy, nhưng đại để vẫn thể hiện ra vào giờ phút chót, vào giờ phút sinh tử. Căn bệnh này có liên quan đến căn bệnh thứ tư. Bởi căn bệnh thứ tư là hình tượng của ngôn ngữ tác động đến sự đánh giá, quyết định của chúng ta. Còn căn bệnh này tiến xa hơn một bước đó chính là, một khi hình tượng đã mạnh mẽ trong tâm chúng ta thì nó biến thành tình cảm chi phối chúng ta. Chẳng hạn, bạn đã từng gặp một người bạn chơi không đẹp với bạn. Và việc chơi không đẹp đó diễn ra nhiều lần. Rồi bạn cũng nghe nhiều người nhắc đến anh ta với những hành vi không tốt. Những câu chuyện như vậy dần dần xác lập một ấn tượng xấu đối với người bạn đó. Cho nên, sau nhiều năm gặp lại anh bạn này, tự nhiên ấn tượng hiện lên, chi phối hoạt động của bạn, buộc bạn tránh xa anh ta, không muốn giao tiếp, hoặc chỉ là cái bắt tay miễn cưỡng, mặc dù rằng bạn không còn nhớ được những tình tiết câu chuyện gì anh ta gây cho bạn sự tổn thương. Trong Phật Pháp cũng nhắc đến vấn đề này. Phật Pháp cho rằng đừng để thất tình lục dục chi phối. Khi có vui, buồn, giận, lo lắng , sung sướng tác động vào(thất tình), cộng thêm những cảm giác, và những ký ức về cảm giác (lục dục) làm cho chúng ta đánh giá rất sai lạc về một vấn đề, một con người.

-   Căn bệnh thứ sáu là căn bệnh căn bệnh lấy kết quả để làm phương tiện cho cuộc sống mà bỏ qua tính quy luật, những điều kiện thực tế. Tôi có đọc một bài viết của một cậu sinh viên rất hăng say nói về xã hội ở các nước Bắc Âu tuyệt vời như thế nào. Và cuối cùng, anh ta kết luận, Việt Nam chúng ta phải học hỏi mô hình đó. Thật ra, họ giàu, họ quản lý tốt, trình độ sản xuất họ cao, công nhân họ lành nghề, năng suất và chất lượng sản phẩm tuyệt với, cơ sở hạ tầng thuộc loại hảo hạng, trình độ khoa học kỹ thuật tiên tiến,,,. Nói chung mọi cái đều tuyệt vời. Nhưng điều quan trọng là chúng ta không thể một bước, bước lên mây. Muốn được như vậy thì: phải có cơ sở vật chất hạ tầng, phải có cơ sở vật chất kỹ thuật cao, và đặc biệt hơn nhất là phải có nhiều người tài để vận hành bộ máy, phải có một nền pháp luật ổn định. Nếu chúng ta muốn có tất cả những điều đó, chúng ta trước tiên phải phải tạo cho được cơ chế thông thoáng để có người tài ra giúp nước, đồng thời điều quan trọng nhất là tạo sự hứng khởi trong toàn dân bằng cách giải quyết hết nạn tham nhũng, phải để văn học, nghệ thuật, triết học đi trước trong một môi trường không kềm hãm tạo động lực thúc đẩy cuộc sống. Và cái gì thì cũng dành cho nó thời gian và vốn chứ không nên phát triển một cách đốt cháy giai đoạn, thiếu trình tự bước đi. Khi con người cảm thấy có động lực, có hấp dẫn, có niềm vui, có cơ hội, tự nhiên thúc đẩy họ làm việc một cách hăng say, tạo ra nhiều của cải vật chất hơn cho xã hội. Cái này là tiền đề cho cái khác. Chúng ta cứ nói tại sao không đạt cái này, cái nọ mà chúng ta quên muốn có cái này thì trước tiên phải có cái kia. Đó chính là một chuỗi mắt xích dây chuyền trong guồng máy vậy. Và điều trên nhất đó chính là một nền triết lý đầu tàu. Nếu không có được điều này thì khó có thể phát triển, bởi vì con người không niềm tin, không có định hướng, sẽ không có lòng quyết tâm. Triết học Mác - Lê nin nói rằng: nhận thức đúng sẽ đưa đến hành động đúng. Nhận thức sai sẽ đưa ra những hành động sai. Nếu không nhận thức gì cả thì hên xui, hai đường: nếu tôn trọng quy luật tự nhiên thì tồn tại và phát triển, nếu không tôn trọng thì dần đi đến chỗ gì các bạn đã biết.

Hiện tại tiền để lo ăn, chúng ta còn chật vật nói chi đến vốn để làm ăn. Hệ quả là đa số nguồn vốn phải vay mượn. Ai là người đứng ra quản lý nguồn vốn này để tránh thất thoát lớn, để lèo lái con thuyền xã hội đi lên. Điều đó còn trông vào sự hên xui, vào người tài, vào sự chí công vô tư của con người. Hiện tại giống như con trong gia đình khó khăn mà đòi mua xe hơi đời mới, mua biệt thự vườn thì có chết mấy kiếp nữa cũng không làm được. Còn muốn làm được thì chắc chắn phải rơi vào thế "vun tay quá trán", hay nói đơn giản là "liều mạng". Khi "lực bất tòng tâm" thì phải chấp nhận chậm bước nào, chắc bước đó. Phải lo cái ăn, ăn no mới tính toán và phát triển. Theo tôi, Đảng và nhà nước đã đi đúng hướng trong vấn đề này.

-         Căn bệnh thứ bảy là căn bệnh: cứ tưởng mình nắm được quy luật nên cứ đưa ra quy luật với nhau và cãi nhau tới sáng. Ở cấp độ đầu tư quốc gia, ông thì bảo: đầu tư phải đầu tư có trọng điểm. Ông thì bảo đầu tư thì phải đồng đều cho các địa phương. Chuyện nhỏ hơn ở làng, ở xã có nhiều người cãi nhau. Ông thì bảo: muốn làm chuyện lớn phải bỏ qua chuyện nhỏ. Ông lại bảo ngược lại: không hoàn thành được chuyện nhỏ đừng mong đạt chuyện to.

Nhìn chung, tất cả những mệnh đề trên đều mang tính tương đối. Thế nhưng ai cũng tưởng mình đạt được sự nhận thức tuyệt đối rồi nên cứ viện dẫn ra mà cãi nhau ầm ừng. Chẳng những thế, họ còn viện dẫn đây là do Khổng Tử nói, đây là câu nói của Đạt Ma Sư Tổ, kia là câu của Nguyễn Trải, hay…

Hai cái lý dẫn chứng trên là hai mặt của một vấn đề, hai thái cực của một sự vật. Khi thì cuộc sống cần thế này, nhưng khi thì nó cần thế khác. Trong cuộc sống có nhiều anh lính nghèo mà muốn yên thân nên lãnh lương ra phải đãi người này, người nọ. Nếu đãi hết thì không nổi nên chỉ đãi những ông quan. Mấy thằng lính khác cười khẩy: hắn đầu tư có trọng điểm quá há. Thật ra, ý muốn nói nó nịnh.

Nhưng nịnh thường đi với 2 thuộc tính: thượng đội, hạ đạp. Đằng này nó chỉ muốn yên thân nên chỉ đi một thuộc tính là thượng đội. Cho nên tên này cũng đâu phải nịnh. Mà không phải nịnh thì không phải "đầu tư có trọng điểm". Nên những sự kết luận của con người thường không có cơ sở và theo cảm tính là vậy.

- Căn bệnh thứ tám là căn bệnh dựa vào thống kê và quy nạp. Nhiều khi con người không biết tin vào điều gì buộc họ phải thống kê những sự kiện và đưa ra kết luận. Ví dụ: họ nhận thấy ai nghèo đều ở vùng sâu, vùng xa nên rút ra kết luận là lên thành mà sống. Hoặc, thành thị là nơi ồn ào náo nhiệt. Và thường là thế. Cho nên suy ra, nơi nào ồn ào náo nhiệt là thành thị. Tất cả những sự suy diễn trên cho dù có cơ sở đến đâu đi chăng nữa, nên nhớ cũng có điểm không đúng.

Ngoài ra còn rất nhiều căn bệnh khác nữa mà cùng một lúc chúng ta khó có thể phân tích tất cả. Đơn cử như bệnh tự kêu, hay tự cao tự đại. Đây là căn bệnh xuất phát từ lòng tin chính mình quá mức dần dần biến thành bệnh. Bởi vậy tự tin quá cũng sẽ là một bệnh. Rồi căn bệnh tự ti, mặc cảm. Căn bệnh này sẽ làm cho người ta từ từ xa lánh những hoạt động mang tính liên kết, tính quan hệ mật thiết… Nói chung, xuất phát từ những tình cảm nào đó, con người ta sẽ bị chi phối và biến thành nhận thức cuộc sống méo mó, lệch lạc, đưa đến những hành động cũng méo mó theo. Nhưng tùy theo nhiều điều kiện bên trong cũng như bên ngoài làm cho hành động của con người ta có mức độ khác nhau. Có hành động trở nên bất hợp tác tuyệt đối, có hành động hợp tác gượng ép và thậm chí có những hành động trả thù khi người ta rơi vào sự nhận thức không đầy đủ và tròn vẹn.

Ở đây, chúng ta cần nói thêm một vấn đề mà ở chương nói về cách để tìm ra quy luật tôi sẽ nói sâu hơn. Đó là, để nhận thức được thế giới vô hạn, với bộ não có giới hạn, không có cách gì khác hơn là con người cần phải khái quát hóa sự vật và hiện tượng bằng các hình thức miêu tả, phân tích, chứng mình và khái quát bằng ngôn ngữ, hay hình tượng ngôn ngữ. Có nghĩa là mọi thứ đều phải được ghi chép lại và tìm hiểu theo dõi, đến một lúc nào đó họ rút ra kết luận cho một vấn đề. Từ sự khái quát, chúng ta rút ra kết luận mang tính quy luật, rồi từ quy luật, chúng ta rút ra hành động để đối phó lại biến chuyển của thế giới tự nhiên. Trong tiến trình đó, dù khái quát có đúng đến đâu, dù quy luật có đúng đến đâu thì khi đến bước thực hành đã có một độ lệch nhất định. Bởi vì quy luật, khái quát là nói bình diện chung, là lý thuyết, nó là sản phẩm của tư duy; cho nên dù gì cũng có tính lý tưởng hóa, tuyệt đối hóa. Còn khi chúng được ứng dụng ngoài cuộc sống, dựa vào những dụng cụ (trong toán học chẳng hạn như thước kẻ, compa; trong hóa học thì những máy cân, đong, đo đếm, trong xã hội là từ nhận thức của con người) để thực hiện nó ắt phải có độ lệch và kém chính xác. Điều đó chúng ta chưa kể đến sự thiếu chính xác từ quy luật ban đầu. Cho nên, nếu nhận thức sai lầm thì dẫn đến hành động sai bét. Có khi nhận thức sai, hoặc chẳng có nhận thức gì nhưng hành động vẫn đúng, đó là do đúng hên. Để dễ hiểu chúng ta có ví dụ đơn giản sau: chúng ta có một sự khái quát-một tiên đề: từ hai điểm có thể vẽ được một đường thẳng, và chỉ một mà thôi. Đây là một tiên đề toán học tuyệt đối đúng. Nhưng khi ứng dụng ra ngoài thực tế, từ hai điểm người ta có thể vẽ được ba bốn đường thẳng. Tại sao như thế: tại vì, hai điểm mà chúng ta nói là hai điểm phải thoả mãn yêu cầu trong hình học, nghĩa là hai điểm trừu tượng, chỉ là hai chấm nhỏ đến độ phân biệt hoàn toàn với một điểm khác ngoài không gian. Hai điểm này chỉ là sự hình dung trong tư duy. Trên thực tế, khó xác định được 2 điểm như vậy, nên khó xác định một đường thẳng mang tính tuyệt đối.

Cho nên chúng ta có thể nói, hình dung thì dễ, nhưng trên thực tế luôn diễn ra như suy nghĩ, là do luôn có độ sai lệch. Điều này hơi khó hiểu, song bạn hãy nhờ một người đã hiểu toán giải thích. Những hình học được vẽ ra trên mặt giấy, hoàn toàn để hỗ trợ trí tưởng tượng của chúng ta chứ kỳ thực không hoàn toàn chính xác. Cho nên, lý thuyết vẫn là lý thuyết, còn chuyện ngoài thực tế thì sai một ly, đi một dặm là chuyện thường tình. Từ lý thuyết đến thức tế là một chặng đường dài.

**Tất cả những căn bệnh trên đây đều xuất phát từ chỗ chưa đạt đến việc ứng dụng tận cùng hai phương pháp diễn dịch và quy nạp. Mỗi quy luật được rút ra một cách chủ quan, giữa chừng của tiến trình tìm kiếm quy luật.** Để tránh mắc phải những sai lầm trên đây, không gì khác hơn là chúng ta phải thật sự nỗ lực hết lòng khi tìm kiếm quy luật, dè dặt khi phát ngôn. Nhưng như vậy chưa phải là đủ. Chúng ta đừng bao giờ phát ngôn điều gì ngược lại với quy luật tự nhiên. Nói điều gì ra phải ngó trước, ngó sau xem sự vật này đã có trong hiện thực chưa. Nếu nó chưa có mà chúng ta phát biểu lên, chúng ta có thể lâm vào những sai lầm về mặt tư duy: đơn giản hóa, suy lý, và duy tâm(như kể trên). Muốn tìm xem, quy luật mà chúng ta rút ra được có khách quan hay không, chúng ta phải chú ý đến ý kiến của mọi người khác về quy luật này. Nếu có ý kiến phản bác, thì hãy tìm hiểu xem, thực tế ở chỗ phản bác đã diễn ra quy luật đó như thế nào. Khi có ý kiến phản bác , đó chính là biểu hiện dấu hiệu quy luật của chúng ta đưa ra đã có chỗ chưa đúng. **Một quy luật đưa ra phải được kiểm chứng đến mức không còn mâu thuẫn mới thôi. Tôi tin chắc các bạn cảm thấy điều đó là phù phiếm và mơ hồ. Bởi vì không bao giờ có một cảnh giới mà không còn mâu thuẫn. Thế mà có đấy, ít nhất là về mặt tư tưởng.**

Tôi đã nói ở bên trên: mối quan hệ giữa tư tưởng và hành động có ba cảnh giới. Thứ nhất: không có nhận thức gì cả, cứ hành động đại, thì hên đúng, xui là sai. Thứ nhì có hai trường hợp: có nhận thức, nhưng nhận thức ấy chỉ nửa vời thì mức độ đúng có phần nhiều, nhưng cái sai vẫn còn; có nhận thức, nhưng nhận thức ấy hoàn toàn sai, hoặc trái chiều thì bất hạnh nhiều lắm (cho nên có người nói: thà đừng nhận thức gì còn hơn là nhận thức sai lầm). Thứ ba: đã có nhận thức đúng đắn thì: việc thực hiện đa phần là đúng, nhưng vẫn còn một số hành động sai vì như nói ở trên: từ nhận thức đến thực tiễn còn là một bước rất lớn. Nó còn tùy thuộc nhiều ở thước kẻ và compa, ở các thiết bị cân, đong, đo, đếm. Cho nên, nhận thức đúng, chưa chắc đưa đến hành động đúng. Nhưng nó đã là điều kiện quan trọng nhất, điều kiện **cần** trọng yếu để con người có thể vươn tới được cái đích là xây dựng xã hội phồn vinh, thịnh vượng. Bởi lẽ, khi tư tưởng đúng thì con người đã có một định hướng đúng cho hành động của mình. Cũng như khi bạn đã biết cách làm điều gì, cho dù bạn làm có vụng về hơn những người khéo léo, nhưng sớm muộn gì bạn cũng hoàn thành được nhiệm vụ. Còn hơn, bạn không biết cách thì công việc đối với bạn như một mớ bòng bong.

**Lịch sử của nhân loại đã chứng kiến, con người ta đã tranh chấp với nhau qua mấy giai đoạn.** Thứ nhất là giai đoạn mông muội, chỉ cần tranh nhau miếng ăn, rồi đến chỗ ở, nói chung là tranh chấp quyền lợi, nói nôm na là những cuộc chiến giành ăn (giai đoạn này mang thú tính là nhiều, ai tranh chấp kiểu này thì đa phần là thú tính). Thứ nhì là giai đoạn cuộc chiến của Đức tin, ai cũng tự cho mình sở hữu một thần thánh, một đấng cứu thế mạnh mẽ (nói nôm na: một người nói với một người là hãy tin vào đức tin của họ. Chính đức tin này sẽ mang đến cho họ sự hạnh phúc nhất. Người kia không tin và có vẻ thó mạ lại đức tin của người thứ nhất. Thế là chiến tranh nổ ra. Hoặc, một tôn giáo khuyên người ta ăn hiền ở lành. Có một thế lực khác hung dữ chống lại nhóm người ăn hiền ở lành này. Nếu mâu thuẫn đến một mức độ quá lớn sẽ xảy ra cuộc chiến giữa những người hiền lành và những người hung dữ với mục đích cuối cùng là giành giật sự sống). Và giai đoạn thứ ba là giai đoạn người ta chiến đấu với nhau bởi nền triết lý (khi sự nhận thức của con người đã ở mức độ cao, khi kiến thức con người đã đạt đến mức tích lũy được nhiều kinh nghiệm, bằng chứng, lý giải thì mỗi nhóm người cùng chung quyền lợi sẽ đưa học thuyết của mình. Và các học thuyết sẽ đối chọi lẫn nhau do xung đột về quyền lợi. Hoặc chỉ đơn thuần là nhóm thứ nhất nói họ đúng, nhóm thứ hai phản bác lại. Thế là có tranh chấp. Tranh chấp về mặt ý thức, tranh chấp về suy luận, tranh chấp về ai khôn hơn ai, ai tiến bộ hơn ai, ai thắng ai). Suốt tiến trình lịch sử phát triển của nhân loại, khi giai đoạn tranh chấp này xuất hiện thì nó đan xen với giai đoạn trước. Ví dụ, giai đoạn đức tin sẽ pha trộn với giai đoạn trước của nó là giai đoạn mông muội. Giai đoạn thứ ba xuất hiện cũng sẽ hòa trộn với hình thái sự tranh chấp của hai giai đoạn trước tạo ra sự tranh chấp thật sự phức tạp hơn trong xã hội loài người.

Xét cho cùng, nếu có được một sự nhận thức đầy đủ nhất, con người sẽ tránh được sự tranh chấp về triết lý. Bởi lẽ ai cũng cho mình là giỏi thì ai mới chịu ai. Chỉ khi nào có một cái gì thật sự đúng, là thước đo cho tất cả thì mới tránh được tranh chấp về mặt triết lý. Nhưng tránh được tranh chấp về triết lý cũng khó tránh được tranh chấp về niềm tin. Tuy nhiên, nếu triết lý cuối cùng giải quyết vấn đề làm thế nào để giúp con người tồn tại, tìm một cách có cơ sở khoa học đủ để tin vào sự tồn tại lâu dài của họ, nó có thể giải quyết tranh chấp về đức tin.

Sau cùng là tranh chấp về quyền lợi. Nếu mọi người có nền triết lý đủ sức giải quyết về sự tồn tại của con người, đưa đến mọi người đều có đầy đủ về cái ăn, cái mặt thì tất nhiên việc tranh chấp về quyền lợi sẽ dần hạ nhiệt. Bởi lẽ, suy cho cùng, tất cả những sự tranh chấp đều xuất phát từ hai chữ: tồn tại. Chỉ vì sự tồn tại mà con người ta có thể tranh chấp với nhau đến mức sứt đầu mẻ trán, máu chảy thành sông, xương chất thành núi. Thật là nghịch lý. Và đến một lúc nào đó, chắc chắn con người sẽ nhận ra sự nghịch lý đó và tìm cách để dung hòa. Một trong những mâu thuẫn cần phải dung hòa đầu tiên đó là:

nếu hòa bình mãi mãi, loài người sinh ra ngày một nhiều, thức ăn không đủ thì chiến tranh sẽ nổ ra (đó là một nội dung của thuyết ưu sinh cho rằng: con người thì tăng theo cấp số nhân, còn thực phẩm thì tăng theo cấp số cộng. Thuyết này rất tàn nhẫn khi tác giả của nó rút ra kết luận cuối cùng đưa đến hành động giải quyết mâu thuẫn này là phải chiến tranh để tiêu diệt bớt. Tuy người ta không dám nghĩ đến, nhưng xem ra nó vẫn là điều mà các thánh nhân từ xưa đến nay đã từng nghĩ tới. Phải chăng một số tôn giáo phát động những hình thức diệt dục cũng để nhằm giảm bớt dân số). Và khi xảy ra chiến tranh liên miên, tàn hại lẫn nhau, thiệt hại nghiêm trọng, người ta mới bắt đầu nghĩ lại. Và có khi lúc nghĩ lại là đã quá muộn.

Và cũng còn một nguyên nhân rất cổ điển của sự tranh chấp đã được Đức Phật nêu ra cách đây mấy nghìn năm: đó chính là nguyên nhân phát sinh từ dục vọng. Thật ra, dục vọng thúc đẩy những hành động bắt nguồn từ bản năng, bộ não bò sát, giúp cho con người tồn tại một cách căn bản nhất. Ví dụ: dục vọng về giới tính nhắm giúp người ta duy trì nòi giống, dục vọng về mở rộng địa bàn, giúp người ta mở rộng đất đai để kiếm ăn (như hổ báo), dục vọng về danh tiếng để có nhiều lợi lộc khi làm việc (để quảng cáo món hàng), nhiều tiền. Cho nên, dục vọng chính là để tồn tại. Nhưng theo thời gian, rõ ràng tính bản năng không có đủ khả năng để phản ứng lại những vấn đề phức tạp trong xã hội loài người. Hành động con người dần dà mang tính ý thức. Hành động xuất phát từ ý thức khác với hành động xuất phát từ bản năng sinh tồn. Và sự suy nghĩ phiến diện, bị ảnh hưởng bởi thất tình lục dục như những căn bệnh tôi kể bên trên, lại khác với sự suy nghĩ toàn diện. Sự suy nghĩ toàn diện là sự suy nghĩ sáng suốt, thấu đáo, suy nghĩ đặt ra đủ mọi tình huống để đối phó, và có thể nói đó là sự suy nghĩ từ thiền định, từ việc gạt bỏ mọi tạp niệm. Cho nên, thiền định cũng là suy nghĩ, nhưng là suy nghĩ cấp cao, suy nghĩ toàn diện. Việc tranh chấp của con người về mặt quyền lợi có ba giai đoạn, giai đoạn mông muội (chỉ tranh chấp về thực phẩm và nơi ở) và giai đoạn tranh chấp về quyền lợi kết hợp với Đức tin, và giai đoạn phát triển cao về mặt tư tưởng với sự tranh chấp dựa trên quyền lợi, trên đức tin và trên nền triết lý. Nhìn chung, giai đoạn nào đều gắn liền với quyền lợi. Cho nên, xét cho cùng, sự tranh chấp của con người cũng vì quyền lợi mà ra, chỉ có khác nhau ở chỗ có những giai đoạn còn mông muội, họ tranh chấp nhau vì những quyền lợi đơn giản, phục vụ thiết thân cho cuộc sống, còn thời hiện đại, họ nhìn xa hơn, tranh chấp ở những quyền lợi to lớn hơn. Họ không chỉ nghĩ đến sự tồn tại của họ, bộ tộc của họ, mà họ tranh chấp cho cả dân tộc của họ(tất nhiên đó là một chiêu để che mắt thiên hạ, chứ thực chấp họ (những nhà cầm quyền) phát động những cuộc tranh chấp nhằm mang lại lợi ích cho chính họ, cho tầng lớp chóp bu, còn người dân thì phải hy sinh cho những lợi ích ma quỷ ấy). Họ không những nghĩ đến lợi ích cho hôm nay, ngày mai, tháng hoặc năm sau, mà họ còn muốn lợi ích cho muôn đời sau.

Những chiến lợi phẩm thu được sau những cuộc tranh chấp là những lợi ích trước mắt mà người ta thấy ngay trước mắt nên không ai là không tham nhảy xổ vào. Người ta tranh chấp được nhiều đất đai, cơ sở vật chất, biển cả, sẽ khẳng định quyền lực của họ về lâu dài. Nếu ta tranh chấp được thì ta có lãnh thổ lớn, quyền lợi lớn, điều kiện tồn tại tốt hơn. Nếu đức tin ta được mọi người tôn sùng thì trật tự xã hội sẽ đi theo hướng do đức tin của ta kiến tạo nên. Và vấn đề thứ ba, nếu nền triết lý của ta được con người chấp nhận thì rõ ràng ta sẽ gặp nhiều thuận lợi trong việc thuyết trình, khuyến dụ và điều hành. Ở đây, chúng ta cũng cần phải nhìn nhận có 2 nền triết lý: triết lý thống trị và chưa gọt rửa hết tất cả những đeo bám của tạp chất và nền triết lý bỏ đi tất cả những tạp chất, trở nên trong suốt như pha lê – hình như chưa có. Cách đây mấy nghìn năm, Đức Phật đã khuyến khích con người muốn tìm ra được chân lý phải gọt rửa tất cả những tạp chất trong đầu mà Ngài gọi đó là tạp niệm. Bởi lẽ, đó là thời buổi mông muội, kiến thức khoa học chưa có, trình độ nhận thức còn thấp và đặc biệt hơn là con người chìm đắm trong lớp trầm tích dày của nền văn hóa phong kiến với đa số những quy định hà khắc chủ yếu là hủ lậu và áp đặt từ trên xuống dưới. Đó là chưa kể con người còn là những nô lệ của những nhận thức đầy lệch lạc do thói mê tính dị đoan, ảo tưởng thần quyền. Và đặc trưng của nền triết lý thứ 2 là dựa hoàn toàn trên tính khoa học. Và con người đi theo nền triết lý thứ 2 bởi vì nó có tính minh bạch, có tính chất bảo vệ và thúc đẩy xã hội phát triển. Con người đã từng đột phá theo hướng này. Có những lúc, lịch sử nhân loại bỗng trở nên bừng sáng với những phát kiến mới, những học thuyết mới tưởng chừng như đã thấu đáo hoàn toàn, đã có thể dẫn dắt con người đến bến bờ hạnh phúc. Nhưng rồi mọi nỗ lực đều tiêu tan. Khi sự tự tin, sự lạc quan của con người đã trở nên phóng dật, và ai cũng tin rằng một đời sống mới sẽ mang đến cho xã hội loài người một thành công chưa từng thấy, người người sống để yêu nhau, làm việc theo năng lực, hưởng theo lao động, làm việc theo năng lực hưởng theo nhu cầu. Nhưng tất cả rồi cũng thành ảo tưởng. Con người ta bắt đầu quay trở lại sự lo âu và ràng buộc, sự bi quan và chán chường. Ở các nước như Bắc Mỹ, chưa hề có chiến tranh thì họ vẫn cứ phát triển. Ở một số nước khác, bằng sự nổ lực vượt bậc như Nhật Bản, họ cũng xây dựng được một xã hội hạnh phúc ấm no. Nhưng quy luật cũng nằm ở một điều đơn giản đó chính là hòa bình, sự nổ lực, sự tiết kiệm, sự sáng tạo của toàn xã hội mà ra. Nếu một trong những điều kiện trên mà bị gián đoạn, thì tính bền vững và ổn định của xã hội lập tức biến mất. Có nghĩa là, đến giờ phút này, sự thành công của con người cũng còn ở yếu tố khách quan là nhiều. Nói như vậy người Nhật sẽ không chịu. ai cũng ngấm ngầm thừa nhận, thành quả đạt được của các nước kể trên, đặc biệt là người Nhật là do chính đôi tay của họ tạo nên, là sự nổ lực không mệt mỏi của một dân tộc kiên cường. Đó chính là yếu tố chủ quan của mỗi dân tộc, là tâm thức văn hóa đã quy định sự thành công của họ. Nhưng theo tôi, lại có một nhận định trái ngược. Đó là: tất quả đều xuất phát từ yếu tố khách quan.

Tôi xin đưa ra câu trả lời ngay đây: nếu như điều kiện sống của người Nhật phía trước mặt không phải là sóng thần, phía sau lưng không phải là núi lửa thì liệu họ có nổ lực cố gắng như vậy không?. Câu trả lời chắc chắn là không rồi. Ấy thì có phải là do điều kiện khách quan nung đúc ý chí con người?. Các nước Bắc Mỹ nếu không có 3 tháng mùa đông giá rét, tổ tiên họ muốn tồn tại phải biết làm thịt hun khói, rồi phải chia nhỏ ra từng chút để ăn dần. Và họ cũng không có thói quen làm cho những đĩa thức ăn trở nên sáng bóng ở cuối mỗi bữa ăn. Phải làm sao thực phẩm vẫn còn đủ cho đến hết mùa đông giá rét. Chính điều kiện này giúp họ phát triển ngành công nghiệp chế biến và trong đầu họ lúc nào cũng phải tiết kiệm. Ngược lại với ở Việt Nam, từ thuở hồng hoang, hễ mở mắt ra là ra đồng ra áng, xuống biển bắt con cá, con tôm, không cần phải dự trữ. Mà dự trữ cũng chã được, vì điều kiện khí hậu như vậy chỉ làm khô, làm mắm mà thôi, không thể cấp đông được. Thật là tự hào để nói rằng, chúng ta là một tộc người con cưng của mẹ vũ trụ, luôn luôn được thiên nhiên ưu đãi. Con cưng thì con hư, mà được cưng quá thì mấy thằng khác cũng ganh tị. Chính điều kiện dễ dàng sẽ gây ra cho dân tộc 2 bất lợi: thứ nhất không có tư tưởng tích lũy, không phát triển được công nghiệp chế biến, không có tư tưởng để dành, tiết kiệm, nên cũng kém phát triển về khoa học kỹ thuật; thứ nhì do điều kiện thiên nhiên ưu đãi nên vùng đất này luôn luôn bị giặc ngoại xâm lăm le lấn chiếm. Ở đâu điều kiện sống tốt, dồi dào lương thực, thực phẩm, dễ sống thì tự nhiên người ta muốn cướp. Cho nên, dân tộc ở những vùng đất khó khăn, giai đoạn đầu mới hình thành, đời sống thật là khó, nhưng họ đỡ tranh chấp, đỡ chống giặc, luôn hưởng lấy sự hòa bình, mà do luôn phải cố gắng nên trui rèn được ý chí làm ăn, biết tích lũy, tiết kiệm. *Về mặt công thức thì khó cái gì, con người ta giỏi cái đó.* Chẳng hạn, người Trung Hoa thuở xa xưa nằm trong trường hợp vừa khó khăn về đời sống, lại xảy ra nội chiến liên miên. Nên hệ quả tất yếu là họ sẽ giỏi trong cung cách làm ăn và giỏi trong nghệ thuật chiến tranh, và có thể kết hợp giữa 2 yếu tố đó. Về đời sống, đất nước họ xuất phát từ nền nông nghiệp cày trên sỏi đá. Cho nên việc di dân để tìm kiếm những vùng đất hứa đối với họ là việc bình thường. Câu: Tứ hải giai huynh đệ cũng từ cửa miệng của họ. Trong cuộc sống, nghề buôn bán thường phát sinh khi công việc trong lĩnh vực nông nghiệp kém hiệu quả. Hoặc tính cách người Trung Hoa dễ hòa đồng nên cũng phù hợp với nghề buôn bán. Hoặc giả, khi đi sang xứ khác làm ăn, người ta thường khi bắt tay vào lĩnh vực buôn bán – một nghề trung gian tương đối dễ kiếm sống và an toàn. Đó là nghề sung sướng nhất do tự do, tự toại, không dính líu, ràng buộc với người khác như nghề làm thuê, làm mướn. Hơn nữa, họ có năng lực trong lĩnh vực đó từ lâu đời, họ lại có những mặt hàng có thể buôn bán kiếm lời được. Thực tế họ là người tinh khôn hơn người bản địa. Một trong những nghề họ bắt đầu ở Việt Nam đó là nghề bán thuốc bắc, rượu xoa bóp, rượu bổ theo công thức gia truyền và nghề đổi ve chay long vịt (mua đi bán lại phế liệu. Đó là nghề một vốn bốn lời, thậm chí có khi một vốn lên đến cả chục lời). Về khiếu thương mãi, họ có khả năng buôn thần bán thánh, họ buôn bán đến cả chính trị chứ chã chơi. Người ta thường nhắc đến thời Lã thị xuân thu, về giai thoại buôn bán chính trị của ông Lã Bất Vi. Nhờ nghề buôn bán, người Trung Hoa đã giàu có nhất thế giới như ngày hôm nay. Và chiến tranh nhiều nên binh pháp của họ cũng rất phát triển. Họ để lại cho đời bộ binh pháp Tôn Tử gồm 36 kế sử dụng trong quân sự và ngày nay họ ứng dụng cũng rất tốt trong kinh doanh. Bởi họ quan niệm: thương trường là chiến trường. Ở các khu vực bị cô lập giữa biển khơi, như Nhật, Úc, chiến tranh trong giai đoạn sơ khai cũng ít nổ ra vì ngăn cách với thế giới bên ngoài. Có chăng chỉ là những cuộc chiến nhỏ giữa các bộ lạc. Khi có một vị vua đủ sức thống nhất  toàn bộ các đảo thì đất nước ấy sẽ hòa bình và điều kiện phát triển sẽ có, bởi họ có thời gian, cái báu nhất trên đời này. Cái khó ló cái khôn. Ở các nước châu Âu, do khí hậu lạnh, tự nhiên họ phải vận động liên tục, vô tình họ phát hiện ra biện pháp tập luyện thân thể. Do vận động nhiều, do tập luyện thân thể (các thế vận hội đầu tiên diễn ra ở Hy Lạp) nên đa số là những dân tộc ở các nước này có thể hình phát triển, sức khỏe dồi dào. Tất nhiên, ngày nay, trình độ khoa học kỹ thuật phát triển cao của họ cung tác động mạnh đến việc nâng cao thể chất của họ. Những công trình khoa học ứng dụng vào thể dục, thể thao rất có tác dụng trong việc cải tại nòi giống của họ. Còn các dân tộc nằm ở gần đường xích đạo, lượng mưa lớn, sinh vật sinh sôi nẩy nở, con người rất dễ tìm kiếm thức ăn trong tự nhiên. Cuộc sống quá dễ dãi làm cho con người kém năng động. Miễn là làm việc hoặc chạy, nhảy một chút ra ngoài nắng, nhiệt độ cơ thể trở nên nóng, sau đó những giọt mồ hôi rơi, mất nước xảy ra, kiệt sức bắt đầu. Điều đó dẫn đến tình hình mà mọi người trở nên lười biếng, kém năng động, cơ thể phát triển một cách yếu ớt. Cộng thêm một yếu tố nữa, người ở khu vực xích đạo  thường hệ thực vật phát triển (do lượng mưa lớn), kéo theo nền văn minh trồng trọt phát triển. Người ở các khu vực này ăn thực vật nhiều nên cũng nhỏ con hơn  người ở khu vực bồi bổ trực tiếp bằng các loại đạm động vật. Và kéo theo  một điều nữa là tôn giáo của các dân tộc ở khu vực có hệ thực vật phát triển sẽ chủ trương ăn chay. Việc ăn chay cũng làm cho tâm tính người ta hiền lành hơn và việc sát sinh đã dần dần không cần thiết. Không sát sanh họ càng trở nên hiền  lành. Và hiền lành hơn thì họ càng không sát sanh, có nghĩa là những người này dần dần đi đến chỗ quá sức hiền lành và quá sức không sát sanh. Nói chung  họ là những người rất tốt và đáng yêu quý. Chỉ sợ sau này họ gặp phải một thế lực quá hắc ám. **Nói tóm lại, đơn  giản là điều kiện khách quan tác động đến mọi mặt đời sống con người. Hay nói cách khác, ta có thể hiểu về quá khứ, vị lai thông qua quy luật nhân-quả**

Trên cơ sở đó, ta hiểu về dân tộc Việt Nam như thế nào?. Từ điều kiện khách quan, từ luật nhân-quả chúng ta có thể suy ra dân tộc Việt Nam chúng ta đánh giặc thì giỏi mà làm ăn kinh tế thì dở là vậy. Nó là tổng hòa  của nhiều nguyên nhân, do điều kiện sinh sống tốt nên có nhiều chiến tranh, do điều kiện đi lại gần với các nước lớn ở lân bang nên dễ bị dòm ngó, do xuất phát từ nền tiểu nông tự cấp, tự túc, nên không cần liên kết với nhau, do cuộc sống thế nào cũng được, không sợ đói, sợ khổ nên không cần lo nghĩ làm ăn kinh tế. Đó gần như là tổng hòa các nguyên nhân. Nói chung, khi các cuộc chiến đã đến hồi cạn kiệt, những người đi xăm lược thường tận dụng người bản xứ đánh người bản xứ. Như chiến lược " Việt Nam hóa chiến tranh của Mỹ vậy". Chính những chiến lược này là một hậu quả vô cùng to lớn đối với dân tộc Việt. Sau cuộc chiến, bao giờ trong lòng dân tộc cũng phân ra 2 chiến tuyến vô hình. Cho nên tục lệ: tiếng chào cao hơn mâm cỗ của người Việt cũng dần dần mất đi cũng do từ nguồn gốc của chiến tranh. Tại sao?. Tại vì hồi mới giải phóng, khi ra ngõ, tự dưng có 50% người phía ta và 50% người phía bên kia. Thế là muốn chào hỏi cũng phải ngắm nghía thật lâu. Đến khi nhận ra họ là người cần phải chào thì họ đã đi mất. Lâu dần việc này trở thành thói quen và không ai chào ai. Không phải là tiết chi lời chào mà sợ họ không chào lại. Tệ hại nhất là trẻ con cũng đã nhiễm căn bệnh này. Điều này có lẽ bàn sâu ở tâm thức văn hóa. Đấy chính là một trong những nhược điểm níu kéo sự phát triển của dân tộ Việt Nam. Một cỗ máy mà chỉ chạy 50% công suất. Còn lại 50% công suất thì đổ sông đổ biển. Hoặc 50% công suất còn lại lại là sức ì, níu kéo cả cỗ máy, làm cho cỗ máy không di chuyển được.

Trở lại vấn đề, để có những nền triết lý, từ xưa đến nay, những con người thông minh thường đưa ra nền triết lý của mình (xin lưu ý, ở đây tôi chỉ nhấn mạnh đến yếu tố quy luật và không có ý cho là mình thông minh. Có chăng tôi chỉ là người cần cù). Từ cổ chí kim, từ đông sang tây, tất cả các nền triết lý đều nói lên được những điều hợp lý nên người ta gọi các tác giả này là những nhà hiền triết, những triết gia. Nhưng nếu không tìm ra được quy luật cuối cùng thì tất cả đều nằm ở vị trí nào đó của một thang giá trị chung của nhân loại là hình thành được những chuẩn mực giúp xã hội tồn tại nhưng chưa có đủ cơ sở để tạo nên niềm tin vững chắc.

Khi nền triết lý tạo nên một cơ sở lý luận vững chắc đến độ không còn bị đánh đổ bởi lập luận nào nữa, thậm chí nó giải quyết được vấn đề cơm áo gạo tiền, ổn định cuộc sống, giúp cho xã hội tồn tại tốt nhất, thì nền triết lý ấy là nền triết lý độc tôn. Trong lịch sử nhân loại, người ta đã từng chứng kiến được những nền triết lý như thế. Nó dựa trên nền triết lý mang tính khoa học, dựa trên sự trực nghiệm, tự chứng, và từ sự tự chứng nghiệm đó trở thành một niềm tin tuyệt đối. Và dần dần chính những triết lý ấy biến thành tôn giáo. Lấy ví dụ, đạo Phật chẳng hạn. Nhiều người cho rằng đạo Phật không chỉ là một triết lý. Thực ra, nguyên thủy ban đầu, đạo Phật không phải là một tôn giáo. Đức Phật không thích người ta tung hô vạn tuế ông. Nếu ông thật sự thích điều đó, ông sẽ tự mình làm vua, bởi chính ông là thái tử. Ông muốn tìm ra một nền triết lý để cứu độ chúng sinh. Nền triết lý của ông có thể cứu độ chúng sinh, chỉ tại người ta không thực hiện nên xã hội cứ phải "trầm luân". Tôi nói ví dụ ông đề ra 5 điều cấm mà có mấy người thực hiện tốt: thứ nhất là cấm sát sanh, thứ hai cấm trộm cắp, thứ ba cấm tà dâm, thứ tư cấm nói dối, thứ năm cấm dùng chất gây nghiện. Qua thời gian vẫn có những câu chuyện nói về một số mâu thuẫn, nhưng về đại để, nếu con người thực hiện tốt những điều trên thì những khó khăn trong đời sống con người sẽ dần dần được tháo gỡ và phát triển đi lên. Ngoài ra, để làm cho mọi người hiểu và tin tưởng vào lời dạy của Ngài, loại bỏ tâm vô minh để theo Đạo Pháp, lúc đầu, Đức Phật không buộc người ta phải tin, ngược lại, ông chủ trương tất cả mọi người tự nghiên cứu Đạo để đạt được đức tin. Đến khi có thể tự mình tìm ra được những quy luật mà Đức Phật nên lên, tin hoàn toàn vào con đường Đạo mà Ngài vạch ra thì chúng ta đã chứng quả vị, tự mình đắc đạo. Chẳng hạn, không phải một lúc mà con người ta có thể hiểu được quy luật nhân quả, mà phải có ý tìm hiểu, đối chất, suy luận. Tại sao người này gặp chuyện không may như vậy, tại sao con cái lại đối xử với họ như vậy?. Quay trở lại hồ sơ cuộc sống của họ cách nay mấy chục năm, lúc họ đang dương dương tự đắc, lúc họ có đầy đủ tất cả mọi thứ trên đời như sức khỏe, tài năng và công danh, sự nghiệp, thì họ cư xử với cha mẹ như thế nào, cư xử với mọi người như thế nào, cư xử với con cái như thế nào?. Tại sao nói đời là vô thường. Khi bạn tự chứng minh được luật nhân quả thì tự nhiên, có thể, bạn suy ra được quy luật luân hồi và thế là bạn tin hoàn toàn. Đạt đạo, chứng đắc có phải là như thế?. Tôi không biết, nhưng tôi cho rằng đó là cách giải thích đúng nhất của việc đắc đạo. Trước đây, do sự thiếu hiểu biết về đạo, người ta quan niệm: Đạo Phật là cái gì đó huyền bí và nó được khoác cho một tấm áo mê tín dị đoan (như căn bệnh mê tính dị đoan tôi nói ở trên là do mê chấp vào một điều, một người quá lớn). Nhưng sau khi nghiên cứu kỹ đạo Phật, người ta hiểu đó là một nền triết lý. Người ta có thể nói cách gì đi nữa thì nó vẫn là một nền triết lý thâm diệu chứ không là gì nữa. Cũng như vậy, tất cả những lối sống trên đời này cũng đều bắt nguồn từ một nền triết lý nào đó. Do sự hiểu biết sai lầm về đạo cho nên người ta hiểu về sự đắc đạo cũng sai theo. Trước đây người ta hiểu đắc đạo là thành

Phật, thành một đáng có thần thông, huyền năng. Thật ra, dễ hiểu nhất và dễ giải thích từ tất cả những gì thuộc về Phật Pháp: đắc đạo chính là hiểu rõ về Đạo. Đây là một chân lý mà bạn có thể tham khảo với nhiều người đã đắc đạo. Tùy theo sự hiểu biết mà người ta có thể phân ra mức độ đắc đạo. Mức sơ cấp nhất là hiểu rõ về quy luật vô thường. Tất nhiên để được công nhận là đã chứng quả thì vẫn còn nhiều điều khác mang tính chất nghi thức, cũng như một số thuộc về giới cấm nữa… Nói theo Phật tử, Phật Pháp là vô biên. Ngày nay đạo Phật có nhiều hệ phái khác nhau, mỗi hệ phái có những nét đặc trưng riêng. Nhưng tựu trung, người học Phật cần nắm vững giáo lý và có một số thủ thuật để giúp người ta tham thiền, là những biện pháp tập luyện về mặt tinh thần nhằm mau chóng giữ được trầm tĩnh, ổn định tâm lý, tập trung tư tưởng, xóa bỏ được vô minh, hiểu thấu được đạo lý. Ngoài việc thông hiểu giáo lý, các hệ phái như Phái Thiền theo cách tu tập nguyên thủy của đức Phật chủ yếu dựa vào hơi thở; hệ phái Thiền tứ niệm xứ thì theo cách tập quán xét mọi hoạt động của thân tâm để giữ tâm quân bình và tỉnh thức để đoạn trừ tham, sân, si, đạt đến giải thoát; từ nguyên tắc chung của thiền là tập trung vào một việc hoặc những việc ngay trước mắt để cho đầu óc không bị bấn loạn do cái tâm tự nhảy nhót, để cho cái bổn lai diện mục, cái tối cao trong mỗi con người lãnh đạo mọi hoạt động, tập làm chủ mọi hoạt động; sau này lại phát sinh ra nhiều hệ phái thiền: thiền trà, thiền nhạc, thiền đi kinh hành, thiền lắng nghe tiếng ve kêu trong lỗ tai phát triển mạnh ở Châu Âu…

Hiện nay có một hệ phái Phật Giáo phát triển rất mạnh, đó là phái Tịnh Độ. Cùng một lúc không thể bàn nhiều. Nếu có dịp, chúng tôi sẽ quay trở lại chủ đề này. Chúng ta nên hiểu một trong những Phật, nếu chúng ta là Phật tử mà không hiểu giáo lý Phật giáo, chúng ta cũng giống như phỉ báng Ngài.

Tuy rộng lớn, nhưng cái gì cũng có thể hiểu được nếu chúng ta biết nắm bắt cái căn bản nhất. Nói tóm lại, tôi cho đắc đạo là hiểu rõ con đường đi, xin đừng mơ hồ nữa! Bởi vì, Phật nhập niết bàn đến 300 năm sau, người ta mới bắt đầu nghĩ đến việc tạc tượng, thờ phượng, tôn vinh như một thần tượng số 1 của nhân loại. Với tư tưởng siêu việt của Đức Phật, việc đắp tượng hay đề cao thanh danh cá nhân Ngài cũng có tác dụng lớn chứ không phải nhỏ. Bởi Ngài chính là tấm gương cao cả để muôn đời sau noi theo. Chúng ta có thể nói, đây là nền triết lý có một không hai với những ý thâm sâu nhằm khuyên người ta làm lành lánh dữ. Bởi vì, ai cũng khuyên con người nên làm lành lánh dữ, nhưng quan trọng là cách khuyên. Có lẽ, đó là đóng góp lớn của Đức Phật (cũng như Đức Chúa ở Châu Âu). Đó chính là làm cho con người thoát khỏi đêm dài man dại, cuồng sát lẫn nhau, thoát khỏi sự tối tăm để hướng tới sự văn minh, đoàn kết và đùm bọc và hạnh phúc. Có mấy điểm mà nền triết lý này được xem là siêu đẳng: **thứ nhất**, mọi nền triết lý đều thúc đẩy mọi cá nhân có gắng phát triển bản ngã, phát triển cái tôi mạnh nhất để cống hiến được cho xã hội khả năng cao nhất của mình. Và để trở thành người hữu dụng cho xã hội mang lợi cho mọi người, mang lại hạnh phúc cho mình, ai ai cũng tự trong đáy lòng ôm ấp một ước mơ. Nhiều người cho rằng với chủ trương diệt dục, vô ngã, vô chấp, đạo Phật xóa bỏ mất cái tôi và đánh mất ước mơ cháy bỏng của con người. Nếu người ta hiểu như vậy thì đã sai lầm. Chỉ có Đạo Phật mới mang đến cho con người ta ước mơ cao thượng nhất, ước mơ vượt trội nhất. Tôi biết bạn thắc mắc nên tôi chứng minh ngay đây. Hãy thử nghĩ xem, có một nền tôn giáo nào, một nền triết lý nào khơi dậy trong mỗi con người một ước mơ thật sự cao cả, đó là ước mơ trở thành đấng cứu thế, đấng cứu nhân độ thế, mà trong người còn gọi là thành Phật. Trong đạo Thiên Chúa thì chỉ có chúa mới là đấng cứu thế; con người chỉ có ước mơ mang lại hạnh phúc cho cá nhân; và cao nhất đó là tình bát ái, biết sẻ chia với nỗi thống khổ của mọi người. Đức Phật khẳng định ai cũng có Phật tính nên ai cũng có thể thành Phật để quay trở lại để cứu độ chúng sinh. Chính ước mơ cháy bỏng là cứu độ chúng sinh làm cho người ta chấp nhận đánh đổi, chấp nhận sự hy sinh hạnh phúc cá nhân. Đâu có vinh quang nào trên đời này mà không có sự hy sinh. Đó là hy sinh lợi ích cá nhân, hưởng cái lợi sau người để trở thành một bậc hiền triết, có sức ảnh hưởng lớn nhất trong cộng đồng. Tôi nói ra điều này hình như hơi xa lạ đối với Phật Pháp, bởi vì trong Phật Pháp người ta không đề cập đến lợi ích. Nhưng đó là quy luật, là công thức chung để trở thành một người thành đạt, không loại trừ tôn giáo hay môi trường nào. Đạo Phật hay nhất là phát hiện ra quy luật nhân-quả. Quy luật nhân quả là quy luật chi phối hầu hết cuộc đời con người. Ai không tin nhân quả ắt sẽ gặp quả báo. Điều đó tất nhiên phải có, bởi lẽ có quá nhiều chứng cứ trong cuộc sống. Đây cũng chính là điều mà Đức Phật nói với mọi người: hãy theo dõi cuộc sống sẽ nhận thấy nhân quả. Tại sao có quả báo?. Tại vì làm gì ảnh hưởng đến người khác thì tất nhiên bạn sẽ bị trả lại sự khó chịu ấy. Khổng Tử đã từng nói: cái gì mình không muốn thì đừng làm cho người khác. Đó là luật lệ để xã hội tồn tại. Và nếu người ta chưa bị trả quả, thì tất nhiên sự nôm nốp lo sợ của họ cũng là một cách trả quả. Có nhiều người gây ra tội ác, trốn tránh suốt đời, đến cuối đời họ cũng phải ra đầu thú vì không chịu nổi sự dằn vặt của lương tâm. Đó chính là sự trả giá khổ đau nhất mà một người phải chịu. Và quy luật nhân-quả đối lại với lối sống tham cái lợi ích ngay trước mắt. Con người thì bao giờ cũng ham cái lợi ích ngay trước mắt cho nên mấy ai chịu hy sinh cái lợi ích của mình để phục vụ mọi, nhường nhịn người khác. Người ta thường giương cao lá cờ công bằng, bình đẳng để đòi hỏi quyền lợi của mình. Và khi không đòi hỏi được quyền lợi của mình, người ta cho rằng thế giới này làm gì có thiên lý, có sự công bằng. Thực tế thì sự hy sinh nào cũng đều được đền đáp, ở hiền thì gặp lành. Tương lai của đạo Phật cũng là một minh chứng cho quy luật đó. **Thứ nhì,** Đạo Phật đưa ra được một mô hình về cuộc đời của con người dựa trên các quy luật vô thường, của sinh, lão, bệnh, tử, dựa trên quy luật nhân quả, dựa trên quy luật luân hồi. Những quy luật đó hình như không ai có thể cãi lại được. Bởi vì, trước tiên xét đến quy luật nhân quả, tuy mọi chuyện diễn ra trong một tiến trình dài, nhưng nếu theo dõi ta sẽ nhận thấy mọi chuyện đều có nguyên nhân và kết quả của nó. Cho nên, quy luật nhân quả thì không ai có thể chối cãi. Để chứng minh cho điều này, tôi lấy một ví dụ nhỏ: ở gần nhà tôi có một người thường xuyên bị con gái của bà ta chửi bới, thậm chí là đánh đập. Ai mới biết đến hoàn cảnh bà đều thấy xót thương cho bà. Nhưng người ở tại chỗ họ biết được lịch sử quá khứ của bản thân bà, họ cho đó là nhân-quả. Thật sự tất cả những điều đó là do bà làm trước đây với cha mẹ bà. Nếu chúng ta chịu khó quan sát cuộc sống thì đây là những trường hợp rất phổ biến. Trở lại vấn đề, từ quy luật nhân quả sẽ suy ra quy luật luân hồi. Cái lý đơn giản của thuyết luân hồi là: những gì chưa thanh toán được ở kiếp này thì sẽ phải thanh toán tiếp ở kiếp kế tiếp. Và quy luật tái sinh, luân hồi đã được người xưa lập nên đặc biệt là trong Áo Nghĩa Thư của Ấn Độ Giáo cũng tin tưởng tuyệt đối vào điều này. Và thật là ngẫu nhiên hay có sự sắp đặt, tất cả những điều đó không ai có thể bác bỏ được do nó rơi vào một điểm chết của thời gian: nếu bạn có miệng để nói thì bạn không biết, mà khi bạn có thể biết thì bạn không nói được (lúc bạn còn sống thì bạn không biết, còn khi đã chết, linh hồn có hay không thì bạn cũng không nói được cho người khác. Điều nghịch lý là hiện nay dẫu cho khoa học có phát triển đến mấy thì không ai chứng mình được có linh hồn hay không).

Điều mà Đức Phật khuyên các đệ tử cũng rất huyền bí. Ngài khuyên các đệ tử phải kính trọng ba bảo bối: đó là Phật, Pháp và Tăng. Phật ở đây ám chỉ không chỉ là riêng Ngài mà là những người đã đắc đạo, đã hiểu biết con đường để giải thoát chúng sanh. Pháp là nền triết lý của Ngài. Còn Tăng là người tiếp thu, hoằng pháp, giáo dục chúng sanh theo tinh thần của Pháp và quan trọng nhất là lực lượng để duy trì Pháp tu của Ngài. Như vậy, cả ba yếu tố, Phật, Pháp, Tăng thì pháp là yếu tố trọng tâm. Bởi vì cả ba yếu tố cũng nhằm giúp cho cái trọng tâm là Pháp được bảo tồn và phát triển. Nhưng trong đạo Phật vẫn có những điều chưa giải thích được. Người trong đạo nói đó là sự huyền vi. Những Phật tử cho rằng ai cũng trải qua vô số kiếp sống, mỗi kiếp sống để nhằm tích góp kinh nghiệm. Nếu người ta có đầy đủ sự hiểu biết thì sẽ thoát được sự luân hồi này và vươn tới cõi Phật, cõi Niết Bàn, cõi giải thoát và sung sướng viên mãn. Và đó chính là niềm tin tuyệt đối của người Phật tử. Người Phật tử tin tưởng vào quy luật luân hồi và họ cho đây chính là kiến thức huyền vi, không thể vươn tới. Nhưng dẫu sao, đối với tôi, trước sau thì tôi cũng khẳng định đó là một tôn giáo gắn liền được với một nền triết lý vô cùng cao vợi (Nhiều người không công nhận điều đó bởi họ cho Đạo Phật không chỉ là một nền minh triết mà còn hơn thế nữa, nó là sự huyền vi, sự tâm linh, sự thiêng liêng, nói chung là một sự duy tâm nào đó. Còn theo tôi, nội dung chữ Đạo cũng đã nói lên điều đó. Đạo chính là con đường, là phương cách vạch ra để con người đi theo cho đúng, để cho cuộc đời người, xã hội loài người trở nên ngày càng tươi đẹp). Đạo Phật cao vợi ở nhiều điều nhưng quan trọng nhất là lần đầu tiên trong lịch sử phát triển của nhân loại, một con người bình thường hoàn toàn có quyền mơ ước mình trở thành một vị thánh, vị bồ tát một vị Phật để cứu độ chúng sinh. Điều đó cũng hun đúc tinh thần của tôi. Và tôi cũng hy vọng (nên nhớ là hy vọng thôi nhé!) bằng sự nhận thức của mình tôi cũng có thể thành Phật, có thể cứu độ chúng sinh theo đúng ý nghĩa triết lý của Phật (như ai cũng đều có tâm của Phật ẩn chứa bên trong, như lập địa thành Phật, quay đầu là bờ, giác ngộ, thoát được chấp mê, thoát được những tham, sân, si). Nói lên điều đó đối với những người chấp mê thì bảo là tôi quá là lếu láo, quá là kiêu ngạo, bởi họ cho Đạo Phật là cái gì cao xa. Thật ra, Đạo Phật là một triết lý chân thật. Từ sự chân thật làm nên nền triết lý đúng đắn, chính xác, bởi vì bất kỳ sự dối trá nào cũng làm cho cuộc sống méo mó, làm cho chúng ta nhận thức nó trở nên sai lầm. Chính sự chân thật làm nên nền triết lý có nền tảng, có tính chân lý nhất. Trong năm điều giới cấm đầu tiên có điều cấm các đệ tử nói dối, dẫu trong bất cứ tình huống nào. Nếu là triết lý đúng đắn nhất thì con người ai cũng có thể tìm hiểu, thực hành, thấu hiểu và thành Phật. Con đường đó rất gian khổ, không giống như một con đường bằng phẳng bình thường, bởi vì nó đòi hỏi sự tu tập, sự thông hiểu đạo lý, sự tự nguyện và giác ngộ phục vụ chúng sinh. Và nếu thực hiện được những điều Phật dạy cũng chính là tự cứu mình, và cuộc sống sẽ dần dần tốt đẹp, chứ không ai có thể cứu mình. Tôi cho đó chính là tinh thần của Phật dạy.

Khi nền triết lý đã đủ mạnh để điều khiển mọi mặt hoạt động của nhân loại thì tự nó sẽ biến thành giáo điều, và biến thành kinh thánh của một tôn giáo mới. Nhân loại còn thiếu nền triết lý như vậy, Bởi lẽ con người chưa có sự thống nhất về đức tin. Người ta vẫn còn tranh đấu với nhau về đức tin, về nhận thức, về triết lý. Đó là những cuộc đấu tranh để tranh chấp quyền lợi cơ bản, đấu tranh để tìm kiếm sự thừa nhận về đức tin và đấu tranh để thống nhất về mặt nhận thức. Và nó có khả năng thống nhất được ba nguyên nhân dẫn đến tranh chấp như kể trên khi nền triết lý đó đủ sức giải thích thế giới ra đời. Nếu nền triết lý ấy ra đời thì sau này chỉ còn những cuộc chiến rất vô nghĩa. Bởi lẽ, lúc đó người ta chiến tranh không phải vì quyền lợi, vì tranh chấp về lòng tin, so sánh về nhận thức hệ, mà người ta chiến tranh với nhau vì **dục vọng điên cuồng và lòng tham không đáy**. Đó chính là điều nan giải nhất mà không có ai trên đời này có thể giải trừ được. Cả bậc thánh nhân cũng phải bó tay lòng tham không đáy của con người. **Những cuộc chiến xuất phát từ những lợi ích của tầng lớp thống trị, nhằm giải quyết cái dục vọng điên cuồng của họ.** Khi đất nước phát triển thì người ta hay nói đến từ **lợi ích quốc gia.** Thật ra, điều đó là cái cớ để che đậy lòng tham không đáy của một bộ phận cá nhân chóp bu bên trên mà thôi. **Lợi ích quốc gia là gì nếu không phải là lợi ích thiết thực, lợi ích trước mắt của tầng lớp thống trị?.** Điển hình trong lịch sử Trung Quốc, cũng như lịch sử thế giới thể hiện điều đó rất rõ. Mọi cuộc chiến người ta đều lấy cái cớ là vì lợi ích thiết thực của quốc gia, vì uy tín và quyền lợi của nước bá vương. Nhưng thực chất đó là những chiến phi nghĩa vì một điều lợi lộc nào đó của một hay một số cá nhân. Nhiều khi cuộc chiến chỉ vì một cái lúm đồng tiền làm cho hằng vạn sanh linh phải ngã xuống.

Trong lịch sử Châu Âu cũng có nhiều cuộc chiến mà nghĩ lại không biết nên khóc hay là cười. Ngày xưa, chuyện quốc gia có khi cũng chỉ là chuyện của một gia tộc. Những kẻ ăn trên, ngồi trước, những kẻ cát cứ luôn luôn xúi giục người dân của họ lao vào những cuộc chiến chỉ để giải quyết sự mất mặt của họ trước các thế lực khác. Đến ngày hôm nay, chuyện ấy rõ ràng vẫn còn như vậy, nhưng nó khéo được che đậy và thể hiện những hình thái tế nhị và đẹp đẽ hơn nhiều. Người ta thường kích động phần đất này là của cha ông để dân đen tin và lao ra chiến trường để cướp bóc cho họ. Bởi kỳ thực, sau cuộc chiến ấy, ai là người hy sinh, ai là người hưởng lợi, rõ như ban ngày. Cuối cùng dân đen vẫn phải chịu. Cho nên, nếu nhận thức rõ, mỗi khi có chiến tranh, người dân hãy có hành động rõ ràng vì quyền lợi của mình. Đừng hè theo những kẻ bá quyền, mà tự hại lấy thân.

Tôi tự đánh giá, nền triết lý của tôi chỉ đứng ở giai đoạn phôi thai của sự tự nhận thức, tự hoàn thiện và tự tiến bộ. Bởi nó đang bước đến một giai đoạn mà con người có được một cơ sở để khẳng định là "**có cái gì đó đúng không chối cãi thay cho ý nghĩ mọi thứ đều tương đối**". Nhưng, tôi không có khả năng diệt dục của con người. Cái mâu thuẫn của dục vọng (cái thúc đẩy tồn tại một cách dã thú ) và ý thức tồn tại (cái thúc đẩy tồn tại bằng chính sự dung hòa, hiểu biết và tỉnh thức) sẽ còn duy trì mãi mãi trong đời sống con người. Tồn tại mà không cần tranh chấp, không cần chiến tranh, cùng nhau tồn tại hoàn toàn khác với cái tồn tại trong mối nguy của nỗi khát máu, của sự tàn sát, trong sự giành giật điên cuồng vì những dục vọng thấp hèn. Đến lúc nào đó người ta nhận thấy được sự tồn tại bằng nhận thức thì sẽ tốt hơn những ham muốn thôi thúc người ta giành lấy sự tồn tại.

Trở lại vấn đề, tại sao tôi nói, hoàn toàn có thể tìm ra được quy luật cốt lõi, quy luật mà không còn sự tranh chấp, không còn phát sinh sự mâu thuẫn. Thực đã có một triết gia Phương Đông nói rằng: phủ định, phủ định đến khi nào khẳng định, chính là thể hiện ý này. Hiện tại trong đời sống xã hội loài người: mâu thuẫn diễn ra liên tục đến độ mọi người đều cho rằng mâu thuẫn trong xã hội loài người là một sự bắt buộc phải có, rằng mâu thuẫn là bản chất của vất chất. Rằng: Cho nên, nếu chúng ta phát biểu ra một điều gì bị xã hội phản bác, suy cho cùng vẫn là chuyện bình thường. Rằng: thậm chí, có nhà khoa học xã hội đã nêu lên: "Khoa học là thế!. Khoa học thì phải tranh cãi". Rằng: Lý thuyết là phản ánh thế giới vật chất nên lý thuyết cũng không ngừng mâu thuẫn. Rằng chỉ có khoa học tự nhiên thì họa may mới có tính chính xác, còn khoa học xã hội thì tất cả những quy luật phát biểu ra đều mang tính tương đối. Còn tôi thì ngược lại: ít ra cũng trong tác phẩm này, tôi cho rằng những luận điểm trên là còn thiếu tính khoa học bởi, đã là khoa học thì phải chính xác, không còn ai tranh cãi nữa. tất cả những tranh luận đều xuất phát từ những phương pháp tư duy sai lầm như kể trên. Mục đích đưa ra một quy luật không thể chối cãi là điều mà tôi muốn nên lên trong quyển sách này. Đó là một quy luật gốc, một tiền đề của cuộc sống mà không còn tranh cãi, một sự phủ định đến tận cùng để có được sự khẳng định. Bạn đừng vội cho tôi là người tự thể hiện quá mức, mà hãy xem điều tôi nói có đúng hay không.

Nếu chúng ta thực hiện được sự kiểm chứng liên tục quy luật ngoài thực tế cuộc sống (hay trong lĩnh vực nghiên cứu: vật lý, hóa học, sinh học, xã hội học), chính là chúng ta đã thực hiện tốt nhất nguyên lý chung nhất: lý thuyết không được tách rời với thực tiễn. Có nghĩa là, hoạt động nhận thức của con người không thể chỉ dựa trên một trong hai khía cạnh: lý thuyết suông, giáo điều, hoặc kinh nghiệm*. Lúc đó, quy luật được rút ra mới thật sự đúng đắn, và thực sự mang lại hiệu quả cho cuộc sống của chúng ta, bởi vì nó thực sự phù hợp với thực tế, nó không mâu thuẫn với tất cả những quy luật khác, và quy luật thì chỉ có một chứ không hai.

Từ việc đi sai với các phương pháp tư duy, người cầm bút thường mắc phải căn bệnh trầm kha, có khi không có thuốc chữa, đó là: bệnh "hô khẩu hiệu". Đây là căn bệnh xuất phát từ hai nguyên nhân chính:

1) là do không hiểu được căn nguyên của vấn đề. Giữa đại dương bao la của hiện thực khách quan được thu vào hằng tràn, hằng đống sách, báo, có mấy ai có thể thu tóm được điều gì là quan trọng nhất cho cuộc đời. Và chính vì vậy, người ta thường hay mất đi căn bản và chọn đại một cái nền tảng nào đó mà theo. Cho nên, thường có hiện tượng: bậc vĩ nhân này bị ảnh hưởng tư tưởng của bậc vĩ nhân khác. Đưa đến, Nhiều vấn đề người ta chấp nhận với nhau như những điều giáo điều "y như trong kinh" mà không cần chứng minh.

2) là người viết còn tự hời hợt với chính văn bản của mình, hoặc là hiện tượng thợ viết, viết để được trả công, nên nhiều vấn đề người cầm bút chưa kinh qua, chỉ việc gọt giũa những gì "của người" trở thành "của mình". Nói tóm lại, đa số là người ta có khả năng hô

khẩu hiệu nhiều hơn là tìm ra quy luật căn nguyên để trả lời câu hỏi vì sao nó như vậy. Chúng ta chỉ nêu lên mục tiêu cần đạt được, mà không quan tâm đến phương pháp thực hiện mục tiêu trong câu khẩu hiệu. Căn bệnh này lâu dần biến thành thói quen: đồng nhất mục tiêu (khẩu hiệu) với biện pháp thực hiện. Và cuối cùng nó đưa người ta rơi vào căn bệnh lý thuyết suông một cách vô vị. Mà lý thuyết suông muôn đời vẫn hết sức độc hại. Bởi vì, từ lý thuyết suông sẽ dẫn người ta đến những hành động không có cơ sở khoa học. Nếu người lý thuyết suông mà rút ra kết quả hành động thì có khi rất tai hại. Còn những ai phục tùng lý thuyết đó sẽ tạo cho xã hội sự rối rắm, mỗi người sẽ tự giải quyết vấn đề theo cách riêng của mình, bởi lý thuyết thiếu gốc vững*. Một kết luận được rút ra từ một lý thuyết khoa học, cho dù lý thuyết ấy có chặt chẽ, chính xác hoàn toàn trong từng phép tính toán học đến mức nào đi nữa, vẫn cần phải được cân nhắc kỹ lưỡng khi đưa ra thực hiện. Nói như vậy chúng ta mới thấy được tác hại của lý thuyết suông. Bởi vì mọi lý thuyết suông chưa hề được kiểm nghiệm bằng chính thực tế thì xem như không khả thi. Gần đây tôi có đọc trên tờ tập san "Tài hoa trẻ", cho rằng có một dự án khổng lồ của thế giới muốn hủy bỏ mặt trăng. Trong lý thuyết đó có nói đến một "tác hại" của mặt trăng là: gây ra nhiều cơn đại hồng thủy, bởi vì chính mặt trăng tạo ra thủy triều trên trái đất. Sự kết tội đó có quá vội vã hay không?. Đây chính là một kế hoạch rút ra từ lý thuyết. Bởi vì, từ xưa đến nay con người chưa từng hủy bỏ thử một mặt trăng nào trước đó, hoặc hủy thử một cái gì đó tương tự như mặt trăng chẳng hạn. Hãy thử hình dung: nếu trên trái đất không có sự lưu thông hoặc lưu thông rất nhỏ về thủy triều  Lúc đó, các dòng sông gần như đứng yên. Rác, chất thải ở các thành phố lớn đổ xuống sông và cứ nằm mãi một chỗ không trôi ra sông, ra biển, ra những nơi có những sinh vật có khả năng phân hủy. Thế là sự tồn đọng hôi thối sẽ xảy ra khắp mọi nơi. Hay nói cách khác, nó đi trái lại quy luật mà tôi sẽ đề cập trong tác phẩm này. Quy luật: "Lưu thủy bất sinh hủ".

Khi nhận chân được những căn bệnh trên, chúng ta sẽ cố gắng tránh để không giẫm lại. Và đó chính là những gì còn đọng lại của quyển sách này.

*************************

Đã có lần sau khi đọc một tác phẩm nói về triết lý của đạo Lão, Lão Tử cho rằng: hãy để vạn vật tự nó diễn ra một cách tự nhiên. Và qua thời gian chiêm nghiệm cuộc sống, tôi nhận thấy, cơ may đã tự đến với tôi, còn sự quyết định thì cũng chỉ ít thôi. Song song đó, viết lách đến một chừng mực nào đó, tôi có cảm giác mình chỉ nhắc lại những gì nhân loại đã biết và đã viết. Cũng như ý nghĩa của câu nói Lão Tử bên trên có cái gì đó mang hình dung của một tư tưởng triết lý định mệnh. Con người ta, hễ có điều kiện tốt thì sẽ thành công. Nếu có sẵn tiền của thì đẻ ra thêm nhiều tiền. Nếu có quyền thế thì sinh ra nhiều danh vọng. Và nếu có gió, thì con diều sẽ cất cao cánh bay. Nhưng tôi tin rằng : "cuộc sống có quy luật". Trong cuộc sống có nhiều cách nhìn nhận một vấn đề từ nhiều khía cạnh khác nhau. Chỉ đối với vấn đề luận bàn về thành công có hằng vạn ý kiến khác nhau. Có nhiều người cho rằng có ý tưởng là đã có 50% cơ hội thành công. Lại có người cho rằng có ý tưởng không chưa đủ, bởi nếu anh không nghĩ ra ý tưởng đó, thì cũng sẽ có người khác nghĩ ra. Cho nên, sự hành động cho  ý tưởng mới là quyết định. Có nghĩa là hành động thực tế mới mang lại sự thành công. Ủng hộ cho ý kiến này có câu nói bất hủ: nếu bạn dám tham gia thì bạn đã chiếm được 50% cơ hội. Hay có người bàn sâu hơn cho rằng: nếu bạn tham gia vào một công việc thì bạn mới mong có được 50% cơ hội thành công, còn không tham gia vào một hoạt động nào đó, cơ hội thành công là 0%. Lại có người khác luận bàn theo một hướng khác. Họ cho rằng trong hàng ngũ của những người hành động có 50% người thành công lớn và 50% người thất bại thảm hại. Ủng hộ cho ý kiến này có câu: còn làm thì còn sai lầm, hay người năng rữa  bát đĩa thì mới thường làm  bể bát đĩa. Người lớn tuổi  hay khuyên  người trẻ tuổi rằng mọi cái đều nên chậm rãi: chậm mà chắc. Có câu: chầm chậm mà lượm hoa rơi, làm người có chí hơn  người trèo cao.  Mỗi người sống trong nền giáo dục và nền văn hóa nào sẽ ảnh hưởng cách thực hiện một công việc cũng như xây dựng cuộc đời mình một cách  nhanh hay chậm, gấp gáp hay cần trọng.

Hơn nữa qua quá trình xét đoán, tôi nhận thấy rằng: một quyển sách hay có giá trị rất lớn đến việc nung đúc ý chí phấn đấu, truyền cho mọi người những phương pháp cần thiết để vượt qua những vướng mắc luôn xảy ra từ cuộc đấu tranh về tư tưởng trong chính con người chúng ta hoặc sự va chạm ngoài xã hội). Nếu con người ta sống nương vào quy luật thì họ có thể dựa vào sức của thiên nhiên, cuộc sống của mình sẽ nhẹ nhàng hơn. Cũng chính triết lý của Lão Tử: lấy nhu chế cương. Con người biết ứng dụng các nguồn lực của thiên nhiên để làm ra năng lượng phục vụ cuộc sống của chúng ta. Đó là một cách ứng dụng quy luật tự nhiên để làm cho cuộc sống chung quanh chúng ta tiện lợi hơn. Vậy tại sao, chúng ta không biết ứng dụng quy luật trong chính con người chúng ta để làm cho cuộc sống của mình đạt hiệu quả cao nhất. Hay, đó chính là khơi dậy tiềm năng sẵn có của mỗi con người, tự hoàn thiện mình và là cội nguồn của mọi của cải trong xã hội. Bởi vì, để xã hội ngày một phát triển, điều quan trọng bậc nhất là mỗi tế bào của xã hội phải thực sự năng động, đạt nhiều thành quả hơn trong cuộc sống.

Cuốn sách này sẽ bàn nhiều về một đời người, những sự quan hệ qua lại giữa tư duy, nhận thức, niềm tin, tôn giáo. Nhưng điều quan trọng nhất, cần nhìn nhận cuộc sống này thật sự đơn giản để từng bước giải quyết những gút mắc, khó khăn của đời người và hướng tới sự hạnh phúc viên mãn. Tôi mong muốn viết một cuốn sách tránh tình trạng chung chung, giống như sấm truyền, dễ làm cho người ta nhầm lẫn. Tôi mong muốn tạo ra một tác phẩm không đơn điệu, đề cập rất nhiều vấn đề của một kiếp người, nhưng không quá cầu kỳ, phải thật sự dễ hiểu, phổ cập cho tất cả mọi người.

Nếu nó là quy luật của cuộc sống thì nó phải là cái duy nhất, không thể có cùng lúc hai quy luật khác nhau*. Và ai cũng có thể nhận thức quy luật. Làm sao để cuộc sống không còn tình trạng: nhiều quy luật đối chọi nhau, mâu thuẫn liên tục phát sinh. Tôi muốn lý giải vấn đề một cách logic nhất để quy luật cuộc sống được giải quyết cũng như quy luật của toán học. Phải giải quyết mọi vấn đề một cách tận gốc và triệt để không còn mơ hồ. Để giải quyết vấn đề nhận thức quy luật, chúng ta phải bắt đầu từ những tiền đề*. Giống như trong toán học, muốn chứng minh một vấn đề gì, trước tiên, chúng ta phải cần có những tiền đề, những quy luật gốc*. Ví dụ, Ba điểm bất kỳ không thẳng hàng (hay không nằm trên một đường thẳng) xác định một và chỉ duy nhất một mặt phẳng.

Từ tiền đề này, chúng ta sẽ có định hướng chứng minh cho những bài toán hình học: chẳng hạn muốn xác định một mặt phẳng, chúng ta chỉ cần xác định 3 điểm nằm trên mặt phẳng đó. Hoặc chứng minh một điểm có phải nằm trên một mặt phẳng nào đó, chỉ cần chứng mình điểm ấy nằm trên một đường thẳng  trực thuộc mặt phẳng đó. Người ta có thể vận dụng những tiền đề nhỏ nhưng căn bản để chứng minh, và lập luận đi đến sáng tỏ những vấn đề phức tạp khác của hình học nói riêng, toán học nói chung. **Trong cuộc sống thì chưa hề có những tiên đề như thế, nó chính là nguyên nhân cũng như kết quả làm cho cuộc sống này còn quá mong lung và mọi thứ đều tương đối, hay cuộc sống là phù phiếm\*.** Hoặc ở một xu hướng ngược lại, những tiên đề của cuộc sống hình như được đưa ra nhiều, nhưng nhìn chung không được công nhận, hay một số lại được mặc nhiên thừa nhận mà không cần xem xét\*. Lại có tiên đề được nhiều người công nhận thì nó không mang lại lợi ích thiết thực cho đời sống. Nếu chúng ta tin vào tiên đề chẳng hạn: vật chất vận động không ngừng, thì hệ quả đưa lại là: về mặt bản chất, vật chất đã tự vận động rồi, chúng ta cần gì vận động. **Hoặc, mọi quy luật đều tương đối, chỉ có quy luật tương đối là tuyệt đối, thì hệ quả mang lại là: làm việc gì cũng chả đúng vậy làm để làm gì?**

Trong hoạt động đọc, học, điều quan trọng nhất là phải nắm bắt thật cặn kẽ ý nghĩa của từng câu nói. Điều đó phản ánh tư duy sâu sắc của một học giả về một vấn đề nào đó. Chính điều đó, tôi xin mạn phép nhắc lại điều đã nói ở trên. Hầu hết thanh niên ngày nay nói chung và loài người nói riêng hay dùng câu: ôi cái gì cũng là tương đối cả làm câu cửa miệng. Nhưng họ có biết đâu, sự mặc nhiên thừa nhận câu nói này càng làm cho cuộc sống của chúng ta càng lúc càng trở nên mê muội, không biết tin vào điều gì. Chính điều đó, có khi cuốn sách có những đoạn lý giải chi li, thậm chí đến những điều như ai ai cũng biết. Tuy nhiên, một tiên đề toán học có khi ai cũng hiểu, ai cũng biết, nhưng muốn chứng minh một bài toán phức tạp, chúng ta cần những tiên đề nhưng đơn giản, được đặt trên nền tảng căn bản. Để vận dụng tốt tiên đề, điều cốt yếu là chúng ta phải giải thích được tiên đề, chứng minh được nó, và thấu hiểu nó. Tôi lấy ví dụ về những tiên đề trong cuộc sống: xưa nay, ông bà ta thường bảo: có chí thì nên.

Vậy người có chí là người như thế nào. Hoặc "nhất nghệ tinh, nhất thân vinh"-phải hiểu nó như thế nào để không còn tranh cãi. Bởi vì cuộc sống ngày nay có đầy dẫy những sự mâu thuẫn. Có người lại bảo: thạo một nghề, biết nhiều nghề. **Cho nên: đừng bao giờ bỏ qua những việc tưởng chừng quá đơn giản, nhưng nó có thể giúp chúng ta tìm ra chân lý.**

Mọi vấn đề phải thực sự rõ ràng, cho nên tôi rất thích những câu mang tính chất biểu trưng hơn là nhưng câu nói rặt ri lý thuyết. Ví dụ, thay vì nói: nhất nghệ tinh, nhất thân vinh, thì người Anh có câu: một hòn đá lăn thì không bao giờ đóng rông rêu. Thay vì nói: phải kiên trì nhẫn nại, thì bảo: nước chảy đá mòn, có công mài sắt có ngày nên kim.

Xét về mặt lý thuyết, thông thường xảy ra tình trạng, ông nói vầy, bà nói khác. Chẳng hạn, trường phái triết lý phương đông cho rằng để phát triển cuộc sống tốt đẹp, con người cần phải diệt dục, còn trường phái phương tây thì: phải nuôi dưỡng lòng mong muốn của mình*. Có ông bảo hãy hành động đi, có ông lại bảo: chờ đợi là một sự hạnh phúc. Nói chung tất cả nhưng câu ấy đều có giá trị của nó, thế nhưng chúng ta không biết được giá trị của nó ở chỗ nào, nằm ở tầng nấc nào trong hệ thống triết lý của nhân loại, đâm ra hoang mang, choáng váng, thậm chí cho rằng, thế gian là phù phiếm, không thể hiểu được hết, hoặc mọi cái đều tương đối…

Còn một mục đích quan trọng nữa là tôi muốn ứng dụng những lý thuyết chúng ta học được vào cuộc sống, chứ không chỉ lý thuyết suông. Làm sao để mỗi người xem đây làm một lý thuyết mang tính thực tiễn nhất, tự ứng dụng để xây dựng cho mình một cuộc đời thật sự sung sướng hạnh phúc, vượt qua mọi nỗi lo. Thật sự ca cẩm quá phải không! Chỉ xin thêm ít phút nữa thôi sẽ đi vào cụ thể. Nó có lợi cho cả tiến trình để người viết và người đọc có thể hiểu nhau.

**Quả tình, từ lúc nhỏ, tôi luôn luôn mơ ước tìm kiếm ra được con đường đi đúng đắn nhất cho mình. Hay nói đúng hơn, tôi có hai mơ ước lớn là tìm ra quy luật chi phối vũ trụ (đầu tiên biết được chúng ta là ai, chúng ta từ đâu đến, chúng ta sẽ đi về đâu, sự hình thành của vật chất, những quy luật của vật chất) và tìm ra quy luật của xã hội. Hẳn nhiên quy luật đầu có lẽ khó mà đạt thành. Còn quy luật sau thì hôm nay (sau 15 năm theo nghiệp này), tôi có thể tự tin nói rằng: mình đã vượt qua được một chặng đầu gian khổ và đã đặt ra một nền móng vững chắc để có được niềm tin cầm bút viết ra những dòng này.**

**Ở đây tôi muốn nhấn mạnh một vấn đề quan trọng: trong lúc các ngành học đều có được những quy luật tiền đề. Còn chúng ta khi đi luận bàn về cuộc sống lại không thống nhất được những tiền đề tránh sao khỏi tranh cãi. Cái tiền đề là cái mà ai cũng phải thừa nhận, chứ không thể nói "đây là vấn đề còn tranh cãi". Với mục đích trên, tôi mạng phép đưa ra một số tiền đề của cuộc sống, từ đó rút ra những quy luật, mà người ta có thể vận dụng nó để**

chứng minh những nguyên tắc quan trọng hơn, nhằm hiểu thấu đáo cuộc sống và vận dụng tốt nhất cho những nguyên tắc sống của mình. Khác với những điều bạn đã được đọc, tôi muốn trình bày một cách sáng tỏ rằng: tại sao bạn phải làm như thế này(?). Bởi vì, một số tác phẩm tôi đã được đọc qua thường không giải thích được tại sao, cho nên sẽ đi vào hình thức kinh nghiệm cá nhân, thiếu tính khoa học.

Đây là lần đầu tiên bạn được ăn một món ăn, cùng một chất liệu bạn đã từng được ăn. Nhưng tác giả có cách pha chế khác đi, cách đột phá  theo những cách thức mới hoàn toàn. Những phương pháp làm việc hoàn toàn khác, những kết quả rút ra hoàn toàn cụ thể, ứng dụng được ngay vào cuộc sống, phù hợp với mọi lứa tuổi, mọi trình độ học vấn, mọi thành phần. Bạn sẽ tìm thấy một quy luật mổ xẻ cuộc sống với tất cả mọi góc độ và nó phù hợp với mọi cách suy nghĩ, ứng dụng từ trước của bạn,  nó tâm sự trò chuyện và giải thích cho bạn biết tại sao bạn phải làm như thế.

Hơn thế nữa, nó vừa hoạt hóa các mối dây suy tư của bạn, vừa cung cấp cho bạn một phương thức vươn ra thực tiễn. Lý thuyết sẽ đi trực tiếp đến thực tế và bao trùm mọi hoạt động trong cuộc đời bạn.

Theo tôi nghĩ, sự khác nhau giữa quyển sách này và những quyển sách khác là ở chỗ nó lý giải cuộc đời này một cách khoa học nhất, nó nhìn cuộc đời từ một tiền đề, hay một quy luật gốc tuyệt đối đúng, không thể chối cãi. Nó khác những cuốn sách nói về danh ngôn đơn thuần bởi vì nó biết được điều gì là quan trọng nhất trong cuộc sống. Nó khác xa đối với nhiều quyển sách khác ở chỗ, nó giải quyết được căn nguyên của chữ "khổ" trên thế gian này. Một người đọc mà biết ứng dụng thì một người hết khổ và biến thành người có ích xã hội và cộng đồng. Nếu tôi có va chạm đến điều thiêng liêng nào cũng kính mong đọc giả suy xét bằng lý trí và bỏ qua nếu điều tôi nói là đúng. Mục đích cuối cùng tôi cũng chỉ muốn chỉ ra đâu là quy luật tuyệt đối trong cuộc sống. Nội dung cuốn sách này bao gồm:

THỬ SẮP XẾP LẠI TRẬT TỰ NHỮNG CÂU DANH NGÔN.
Hay
CHÂN LÝ GÓI GỌN TRONG MỘT CÂU NÓI.
Hay
GIÁ TRỊ CỦA NGÔN NGỮ.

Hay

DUY BẤT BIẾN, ỨNG VẠN BIẾN.

Hay

 CON ĐƯỜNG DẪN ĐẾN CÕI PHÚC, CÁCH CHIẾN THẮNG MỌI NỖI LO.

Hay

**QUY LUẬT TUYỆT ĐỐI.**

## PHẦN MỘT: SỨC KHOẺ LÀ VÀNG

*Một quy luật hết sức đơn giản , ai cũng biết, nhưng không ai nắm được nguyên lý và cách giữ gìn sức khỏe tốt nhất.  Bạn có khi nào nghĩ rằng thế giới sẽ tiến đến mức không cần bác sĩ riêng, nếu có thì cũng chỉ cần người tư vấn chứ không đến nỗi phải cần người chữa trị.*

*Tại sao  tôi  đưa ra chương này và mổ xẻ một vấn đề mà nhân loại đã biết  đến từ hằng mấy nghìn năm* nay?. Tại vì tôi nhận thấy, chưa cần bàn đến sức khỏe là vàng hay kim cương gì cả, mà chỉ cần có sức khỏe thì con người đã hạnh phúc, đã có sự công bằng, có bình đẳng, bát ái.

Bạn có để ý không, khi bạn mạnh khỏe thông thường bạn khoang dung rộng lượng hơn, gặp đứa trẻ hỗn ẩu bạn từ tốn hơn trong chỉ bảo, gặp người già khó khăn bạn hay giúp đỡ, gặp chuyện bất bình bạn sẵn lòng đứng ra tương trợ. Còn ngược lại, lúc bạn bệnh hoạn thì mọi cánh cửa như khép lại trước mắt mình và mình cư xử có vẻ như thiếu công bằng với mọi người. Kể cả đối với con của bạn hay thậm chí đối với chính mình cũng vậy

Đối với một người mạnh khỏe, dẫu cho anh ta có giàu hay nghèo, anh ta đều có thể tận hưởng được cuộc sống. Có nghĩa là, người giàu và người nghèo không có gì khác nhau cả nếu như cả hai đều có sức khỏe. Bởi vậy người Trung Hoa thường bảo: tiền bạc là vật ngoài thân, hay của cải, vinh hoa đều phù phiếm, chẳng có nghĩa gì. Điều đó là đúng, nhưng chỉ trong điều kiện mọi người đều có đầy đủ sức khỏe và năng lực. Người ta chỉ khác nhau khi ốm đau, bệnh hoạn mà thôi. Người giàu dĩ nhiên là được chăm sóc tốt hơn. Mặc dù cả hai khi bệnh hoạn thì sự đau đớn hành xác là như nhau, nhưng tiện nghi của người giàu xem ra lớn hơn  người nghèo. Người giàu cũng có nhiều sự lựa chọn hơn người nghèo. Tuy nhiên, giữa một người giàu mà bệnh hoạn và một người nghèo mà khỏe mạnh thì dĩ nhiên, sự sung sướng đã thuộc về người nghèo. Cho nên, người ta xưa nói: khổ nhất ở đời là bệnh hoạn. Hay : người có sức khỏe muốn tất cả, còn người bệnh hoạn chỉ muốn có một điều, đó chính là : sức khỏe.

Nếu  tất cả mọi người đều có sức khỏe thì cuộc sống này thật sự là công bằng. Vì ai cũng như ai, không ai thiếu thốn và không ai đau khổ. Cho  dù tôi  có ít tiền hơn anh, song nếu xét cho  cùng, anh chỉ có võ bọc bên ngoài hơn tôi thôi. Tiền là vật ngoài thân mà!. Chính vì vậy, tôi đi đến việc giải quyết vấn đề sức khỏe cho nhân loại đầu tiên là như thế .

## Chương I: NHÂN LOẠI ĐÃ ĐI TÌM CHÂN LÝ.

Trong tác phẩm này, tôi chỉ quan tâm đến những điều đã được nhân loại xem trọng và thừa nhận ở một mức độ nào đó. Do vậy, nó hoàn toàn đứng trên quan điểm khoa học. Tôi không quan tâm đến chính trị, bởi lẽ chính trị thì đôi lúc còn có sự ngụy tạo, thiếu tính *trung thực của khoa học. Trong tác phẩm này, có trích dẫn ý kiến của nhiều con người vĩ đại, nhưng hoàn toàn không có ý thân thiện để đề cao một ai, tất cả đều mang tính lý luận khoa học.*

*Lại thêm nữa, tại sao có lúc tôi gọi câu nói này là quy luật, lại có lúc tôi gọi là tiên đề. Thật ra, hai khái niệm này cũng không có gì khác nhau. Bởi vì, tiên đề cũng là quy luật mà là một quy luật hiển nhiên, được chứng minh trong hằng trăm triệu lần xảy ra trong lịch sử loài người. Nghĩa là nó được chứng minh bằng cách quy nạp và trở nên một điều gần như là hiển nhiên đúng. Tuy nhiên, vẫn còn một vấn đề khác: những quy luật trong xã hội, kể cả trong tự nhiên đa phần là những quy luật mang tính tương đối. Nghĩa là có nhiều quy luật chỉ đúng nhưng không phải trong tất cả các trường hợp. Hoặc nó chỉ đúng trong một số điều kiện cụ thể. Cho nên trong cuộc sống con người, dứt khoát phải có hai loại quy luật là tuyệt đối đúng và tương đối đúng. Trong đó, cái tuyệt đối đúng chỉ là một và duy nhất một. Điều quan trọng là tôi đi xem xét các quy luật ấy và để cuối cùng tìm ra một quy luật có tính đúng đắn nhất. Có chăng thì cũng chỉ là những hình thức thể hiện khác nhưng đồng dạng.*

Sáng tạo lớn nhất của loài người, đó chính là sáng tạo ra ngôn ngữ. Như vậy mỗi quốc gia đều có sự tuyệt vời riêng của mình. Ngôn ngữ ngoài vai trò là hệ thống tính hiệu thứ hai, theo tôi, nó còn tham gia tích cực và trực tiếp vào cuộc tìm kiếm liên tục của loài người để phát hiện những quy luật vũ trụ, quy luật của muôn loài, quy luật chi phối xã hội, chi phối sự hoạt động của chủ thể. Và cao hơn hết, nó hình thành một mối dây thông tin liên lạc-làm chức năng là hệ thống thần kinh trong cơ thể xã hội.

Mọi sinh vật có xu hướng tập hợp, tổ chức và hình thành nên những chỉnh thể mới có quy mô to lớn hơn và khả năng hoạt động phức tạp hơn. Ví dụ, nhiều cơ thể đơn bào tập hợp lại hình thành nên cơ thể đa bào. Các tế bào đơn lẻ này muốn tập hợp lại cần phải có một hệ thống tín hiệu để liên hệ với nhau trong hoạt động thống nhất, đó là hệ thống thần kinh sơ khai. Và ngôn ngữ trong xã hội loài người đóng vai trò là hệ thống tính hiệu trong "hệ thần kinh" của "cơ thể xã hội". Nói tóm lại, trong một cơ thể sinh vật, trung ương thần kinh chịu trách nhiệm điều khiển mọi hoạt động của cơ thể thông qua các đường dẫn truyền và lan toả thần kinh ( từ nơ-ron này đến nơ-ron khác), theo tuần tự một cung phản sạ mà nhà bác học Nga V.Paplốp đã thiết lập. Trong khi đó, trong xã hội, con người được ví như một tế bào của một "cơ thể sinh vật" có sự liên kết với nhau thông qua hệ thống ngôn ngữ.

Thực ra trên đây, tôi nêu lên một cách nhìn nhận vai trò ngôn ngữ, như một tất yếu của quy luật khách quan. Tuy nhiên, trong quyển sách này, tôi chỉ bốc ra một vai trò mà tôi cho là quan trọng nhất của ngôn ngữ. Đó là vai trò tham gia vào việc tìm kiếm những quy luật chi phối con người, xã hội và vũ trụ. Thực vậy, mỗi bậc vĩ nhân đều để lại trong kho tàng nhân loại một quy luật vĩ đại. Các-Mác để lại cho chúng ta những quy luật như: vật chất vận động không ngừng; nơi nào có áp bức, nơi đó có đấu tranh; hạnh phúc là đấu tranh; không có gì thuộc về con người mà xa lạ với mình. Lão Tử có câu: sống phải hoà hợp với thiên nhiên. Lênin thì có câu: học, học nữa, học mãi. Khổng Tử có câu: đừng làm việc gì cho người mà mình không muốn. Bác Hồ có câu: không có gì quý hơn độc lập tự do; không có việc gì khó, chỉ sợ lòng không bền, đào núi và lấp biển, quyết chí, ắt làm nên; nhân vô thập toàn.

Trong quyển nhật ký vào giai đoạn tìm đường cứu nước, Bác đã nói: bây giờ tư tưởng, chân lý thì nhiều… Đại ý muốn nói với thế hệ chúng ta, con đường tìm ra chân lý phải hết sức cam go, gian khổ. **Bởi lẽ, chân lý thì chỉ có một, mà hiện thực thì bao giờ cũng diễn ra rất phức tạp, rối mù. Điều này thật sự đúng về mặt nguyên lý: con đường đi tìm chân lý bao giờ cũng cam go vất vả, có khi đi chệch đường, sai lối cũng nên. Bởi ai cũng cho mình là chân lý, thì lúc nào đó, nếu chúng ta không kiên định tìm kiếm, thì chúng ta sẽ chấp nhận một chân lý nào đó mà chúng ta xem là có lý nhất. Xét về phân tâm học, hay thôi miên học, đó còn có nghĩa là ta bị tự kỷ ám thị vào một ý tưởng nào đó. Một ý nghĩa nào đó, khắc sâu vào đầu chúng ta lâu ngày, dài tháng sẽ biến thành ý thức chủ đạo của chúng ta một cách vô ý thức.** Ngoài ra, Bác Hồ còn để lại cho chúng ta những nhân cách sống: gạo đem vào giã bao đau đớn, gạo giã xong rồi trắng tựa bông, sống ở trên đời người cũng vậy, gian nan rèn luyện mới thành công.

Ngoài ra, các bậc vĩ nhân còn mang lại một tình yêu bao la đối với toàn nhân loại. Ví dụ như những câu: chỉ có tình yêu mới hoá giải tất cả ( Victo Huygo), hãy suy nghĩ như người khác suy nghĩ, hãy đặt mình vào hoàn cảnh của người. Hoặc hãy xem kẻ thù là người bạn ( một vị tổng thống Mỹ). Tiến xa hơn một bước, có người cho rằng: nếu đặt chúng ta vào hoàn cảnh của người ta, chắc chúng ta cũng xử sự như vậy, có khi còn tệ hơn thế nữa.

Ở đâu đó tôi bắt gặp một ý tưởng: trong cái dở vẫn còn cái hay và ngược lại. Cũng từ tư tưởng này, ngày nay nhân loại bắt đầu thẩm thấu nhau, nghiên cứu nhau, tìm hiểu truyền thống văn hoá của nhau. Kể cả những dân tộc trước nay vì một lý do hiềm khích nào đó cũng bắt đầu xích lại gần nhau để tìm hiểu cái hay của nhau(Tất nhiên, con người vẫn còn nhiều mục đích khác khi tìm hiểu nền văn hóa của nhau). Người ta cũng tìm hiểu nguyên nhân thành công của Napôlêôn và Hitler. Con đường đi đến những chiến thắng của Thành Cát Tư Hãn, Tào Tháo. Gạn đục, lóng trong, bỏ qua những yếu tố bạo tàn của họ, người ta vẫn có thể tìm thấy ở đó những điều cần tham khảo. Ở Hitler, người ta tìm hiểu về nghệ thuật tuyên truyền. Bằng nhiều hình thức tuyên truyền đa dạng ông ta đã khắc sâu vào tư tưởng người Đức thời bấy giờ một ý thức. Ông ta tuyên truyền thuyết ưu sinh của dân tộc Đức. Tuyên truyền mãi, người Đức cũng buộc phải tin tưởng rằng họ là một dân tộc siêu đẳng nhất trên thế giới. Chính tư tưởng này đã giúp Hitler gây ra cuộc thế chiến thứ hai nhằm "hủy diệt", gây tang tóc , đau thương cho hằng trăm vạn người dân vô tội, hay đúng hơn chỉ vì cái tội họ không phải là dân tộc Đức " vĩ đại". Như thế mới thấy vai trò của ngôn ngữ, tác dụng của tuyên truyền như con dao hai lưỡi.

Ở đây tôi muốn chứng minh về vai trò của ngôn ngữ_ vai trò tìm kiếm ra chân lý sống. Xét cho cùng nhân loại hoàn toàn có lý khi cất công tìm kiếm những triết lý cho cuộc sống. Nhưng điều mà tôi quan tâm là có người cực đoan cho rằng: tuy người ta suốt đời tổng kết một hai câu, nhưng nói chung chung, không có ý nghĩa ứng dụng trực tiếp vào đời sống với những lo toan thực tế. Chẳng hạn, câu "vật chất vận động không ngừng" có nghĩa gì khi chúng ta còn bao nỗi lo toan không biết phải làm gì để sống, ăn gì để sống. Biết bao nỗi lo toan cơm áo, gạo tiền và thế là suốt cả cuộc đời, người ta không thể nào liên kết được những tư tưởng của các bậc vĩ nhân đem ứng dụng vào đời thường. Đến độ hầu như con người sống một cách tự nhiên, để mặc cho những quy luật của xã hội, quy luật của số đông, quy luật của kinh nghiệm, quy luật của bản năng và quy luật tổng hoà của các mối dây liên hệ trên chi phối.

Trái lại, Người "đắc đạo"(ở đây tôi xin mượn một thuật ngữ của Đạo Phật để chỉ ra những ai hiểu rõ về cuộc đời) chính là người đã hoàn toàn làm chủ được mọi hoạt động của chính mình, tức là ý thức làm chủ được vô thức (Hẳn nhiên, trong xã hội loài người điều này khó thực hiện hoặc mới đang dần đi vào quỹ đạo, bởi vì, Dale Carnegie đã từng nói: dù sao trái tim vẫn thắng. Nhưng nếu nắm vững quy luật chi phối vũ trụ và cuộc đời, thì chúng ta có thể đạt được kết quả rất lớn trong việc , làm chủ hoạt động của mình, làm chủ chính mình, để tự hoàn thiện chính mình, tiến tới việc đưa tương lai nhân loại đến bờ bến của sự thịnh vượng)*. Con người ta có thể giải thích được mọi hoạt động của mình. Nhân loại đã biết đến câu: chiến thắng nào khó khăn bằng chiến thắng chính mình. Và con người đạt được trạng thái chiến thắng này khi con người gắn kết được giữa lý thuyết và thực tiễn thành một khối, ý thức đã làm chủ được hành vi của mình. Đó cũng chính là trạng thái "đắc đạo" vậy*. Theo ý kiến riêng của tôi, muốn đạt được trạng thái đó, người ta cần tìm cho mình một chỗ dựa cho tinh thần. Đó chính là một quy luật được diễn đạt bằng ngôn ngữ một cách ngắn gọn, đủ sức khái quát cuộc sống. Vậy, tác dụng của các câu nói trên là ở chỗ nào ?.

Chương II: PHƯƠNG PHÁP TÌM KIẾM RA QUY LUẬT.

Trước khi đi tìm kiếm một quy luật, để lấy đó làm điểm tựa cho cuộc sống lâu dài của chúng ta, tôi cũng xin nêu lên phương pháp tìm quy luật như thế nào. Đó là các phương pháp diễn dịch và quy nạp*. Diễn dịch là dùng những quy luật sẵn có để chứng minh cho một luận điểm nào đó. Còn quy nạp chính là gom góp những hiện tượng cùng một kết quả để rút ra kết luận chung nhất*. Ví dụ quy luật toán học: qua hai điểm chỉ có thể vẽ được một đường thẳng. Quy luật vũ trụ: các thiên thể trong vũ trụ thường vận động theo một hướng nhất định, mà các nhà thiên văn học gọi đó là hướng thiên văn. Trong xã hội có quy luật: để một đất nước phát triển thì phải mở cửa, tăng cường giao lưu hàng hoá, tăng cường chống tham nhũng*.

Suy cho cùng, biện pháp để tìm ra quy luật cũng từ quy nạp mà ra. Vì rằng, muốn suy lý, ít nhất người ta phải có hai quy luật quy nạp để làm luận cứ, có nghĩa là đến thời điểm hiện tại tôi không trông thấy một quy luật nào của con người được rút ra mà không từ thực tiễn đúc kết. Có nghĩa là, bất kỳ một lý thuyết nào cũng đều được đặt trên nền tảng của thực tế. Chỉ có quy nạp mới là quy luật được rút ra từ thực tế và là nền tảng cơ sở cho những lý luận mang tính khái quát hóa và lý thuyết hóa cao hơn*. Đó chính là những trường hợp mà những tiên đề trong toán học đóng vai trò là những quy luật quy nạp dùng để chứng minh cho những định luật và những bài toán khó hơn, mang tính khái quát hóa hơn*.

Phương pháp quy nạp có nhiều cách gọi, tựu trung lại đó là thử và sai. Những câu nói muốn trở thành danh ngôn cũng được đúc kết hằng trăm, hằng vạn lần ngoài cuộc sống và cuối cùng được một danh nhân tô điểm gọt giũa để cuộc đời có thêm một triết lý sống. Nhiều khi người ta bắt đầu chứng minh một quy luật bằng suy lý, nhưng kiểm chứng bằng thực tế, hay cũng từ phương pháp quy nạp. Cho nên muốn tìm kiếm một quy luật nhất thiết phải chiêm nghiệm rất lâu. Nói lên điều đó tôi chợt nhớ một phương pháp tìm kiếm quy luật của Đạo Phật. Đó chính là phương pháp của phái Thiền Tông. Cả cuộc đời người ta có khi chỉ đặt ra cho mình một tiêu phải vươn tới là làm sao giải thích sáng tỏ một vấn đề gút mắc. Ví dụ, tại sao, trong Phật Pháp nói phải thường xuyên niệm Phật, xướng danh Đức Phật chí tôn?. Cũng như Cơ Đốc giáo có câu: " Vạn vật khi lên cao đều đồng quy"(?). Đó chính là những công án, mà mỗi người tu theo phái này có thể chọn lựa cho mình để suy nghĩ *.( Phải chăng câu này ý muốn nói: lẽ tất nhiên trên thế gian này có quy luật ?. Và những tư tưởng lớn chính là những quy luật ?).

Cũng giống như con đường tìm kiếm quy luật đã được một triết gia Hy Lạp cổ phát biểu: những người bạn AI, CÁI GÌ, Ở ĐÂU, TẠI SAO, NHƯ THẾ NÀO đã giúp cho ông hiểu biết về vạn vật. Trong suốt thời gian qua và có lẽ cả cuộc đời này, tôi chỉ đi tìm và trả lời câu hỏi: tại sao?. Đối với vạn vật, tôi chỉ việc đặt cho mình câu hỏi: tại sao nó xảy ra như vậy?. Ví dụ: tại sao người xưa đã nói: " Nhất nghệ tinh, nhất thân vinh"?. Hãy trả lời xong điều đó bằng việc chiêm nghiệm thực tế, bằng việc học hỏi người đi trước, bằng việc thu thập số liệu. Đến lúc nào đó bạn sáng tỏ được điều ấy, hiểu được quy luật này một cách sâu sa, nó đúng ở đâu, nó hạn chế chỗ nào để có thể trả lời cho chính mình và những người xung quanh, những hậu bối của mình, Chính lúc đó bạn đã đạt được một thành tựu trong cuộc sống – một thành tựu trong nhận thức. Điều đó giống như bạn làm một bài luận văn một cách nghiêm túc với đề bài là câu hỏi trên, nó phải là một bài luận văn hay, được viết nên bởi một người hoàn toàn am hiểu chứ không phải phát biểu một cách tùy tiện.

Chương III: ỨNG DỤNG CÁC PHƯƠNG PHÁP TRÊN ĐỂ TÌM RA CHÂN LÝ.

Có nhiều điều để làm sáng tỏ tôi đã bị ám ảnh và theo đuổi suy nghĩ rất nhiều năm. Ví dụ câu "nhất nghệ tinh nhất thân vinh", đã là nguyên tắc sống của tôi trong nhiều năm tuổi trẻ. Qua tìm hiểu thì rất hợp với thực tế, nhưng nếu phân tích kỹ vẫn có cái gì đó chưa thành quy luật. Đầu tiên chúng ta phải định nghĩa cho được thế nào là nghề. Có phải mọi công việc kiếm được tiền là nghề. Có một số nghề bất lương, nhưng trong giới của họ, họ vẫn cho là nghề (?). Và một câu hỏi khác, tại sao có những người suốt đời theo đuổi một ngành nghề nào đó, mà vẫn không thành công. Ngược lại, có những người chuyển nghề liên tục vẫn phát triển.

Nếu phân tích cho kỹ, rõ ràng trong mỗi câu nói luôn có mặt đúng và mặt không đúng. Và đa số tất cả quy luật mà con người từng phát biểu đều có bản chất như thế. Và tôi thì ngược lại đang đi tìm một quy luật mà không có mặt trái, nghĩa là nó đúng trong mọi trường hợp. Nên cũng buồn cười khi có ý kiến : Nhân loại thì ham phát biểu, thi uy ý kiến của mình, cho rằng người khác sai, nên cứ cãi cọ. Nếu phân tích kỹ thì nó cũng đúng (tuy nhiên, việc đúng sai, tôi chưa nêu ra ở đây, mà chỉ nêu những vấn đề đã từng tranh cãi trong nhân gian. Bởi vì đã là quy luật thì chỉ có một chứ làm gì có quá nhiều trong cuộc sống. Nếu thực sự có quá nhiều quy luật thì biết nghe ai, biết tin ai. Nói tóm lại, trong thế giới ngày nay, 99% các câu nói dù vô tình hay hữu ý, dù là chưa đủ độ chín, hay nói hoặc viết theo đơn đặt hàng, dù lời nói đó phát ra ở vĩa hè vô thường, vô phạt hay trên vũ đài chính trị nhằm đại diện cho một giai cấp nào đó đều có mặt trái của nó. Trong chính một câu nói đã có mâu thuẫn thì trách sao thế giới này không lộn xộn.

Thế nhưng có một câu nói của Phật Giáo đã giúp làm động lực cho tôi tìm kiếm quy luật, đó là: Phủ định, phủ định đến bao giờ hết phủ định, đó chính là khẳng định. Có nghĩa là: nếu câu nói này có tính tương đối thì chúng ta hãy bỏ qua và tìm kiếm câu nói khác. **Mỗi một câu nói là một sự chiêm nghiệm lâu dài, được đem ra so sánh đối chiếu trên cơ sở thu thập dữ liệu, tìm hiểu xem chúng đúng và sai chỗ nào, cũng như đã nói, làm cả một bài luận văn về nó, vừa bình luận, vừa chứng minh vừa giải thích, vừa bênh vực nó, vừa phản biện nó để hiểu rõ về nó.**

**Tất nhiên, sau cùng thì cũng vẫn câu ấy: tất cả đều là phù phiếm, rỗng tuếch, hư ảo, tất cả đều tương đối. Nhưng đừng nản, hãy tiếp tục và tiếp tục liên tục. Sau cùng chúng ta cũng tìm thấy bến bờ, là một câu nói mà đúng hoàn toàn với thực tế. Đó chính là câu. Hì hì. Khoan đã, từ từ hãy nói vì như thế mới có giá trị và ai cũng được diễn giải đến khả năng chấp nhận hoàn toàn\***

Trên đây tôi mạn phép nói đôi chút về phương pháp tìm kiếm quy luật. Cũng trong nội dung này, chúng ta nói thêm về ý nghĩa của lý thuyết và thực hành. Có một ý kiến cho rằng: các nước phương tây thì hướng tới thực hành, thí nghiệm, kiểm chứng, sau khi có kết quả, rồi sau đó tới bước chứng minh bằng lý thuyết. Còn các nước phương đông thường dùng lý lẽ để chứng minh thực tế rồi rút ra được kết luận, dùng kết luận đó làm kim chỉ nam cho hoạt động của mình. Có nghĩa là họ dựa trên những kiến thức, những kinh nghiệm lâu đời rút ra từ cuộc sống, những giáo điều đã ăn sâu vào tiềm thức để nhận thức một sự vật hay hiện tượng tương tự diễn ra trong cuộc sống, và rút ra kết luận cho hành động của họ. Hay nói rõ hơn, các nước phương tây đi từ thực tiễn tới việc rút ra kết luận lý thuyết, còn các nước phương đông đi từ lý thuyết mới ra hành động thực tiễn. Ý kiến đó chỉ có ý nghĩa mô tả thực tế của nền triết lý phương đông và phương tây bằng cách so sánh, vì xét cho cùng, giữa lý thuyết và thực tiễn giống như câu chuyện về cái trứng và con gà, cái nào có trước, cái nào có sau vậy. Nếu đứng trên quan điểm khoa học thì tất nhiên con gà phải có trước. Vì ban đầu, làm gì có gà, cũng làm gì có trứng. Qua quá trình tiến hóa, một ngày kia một con vật nào đó sinh ra một con vật có gen di truyền biến dị giống như con gà và thế là có mẹ gà. Khi có mẹ gà thì tự nhiên sẽ có trứng gà. Cũng theo trình tự logic đó thì đầu tiên phải là thực tiễn mới sản sinh ra việc đúc kết nên lý thuyết, hay ngôn ngữ ra đời để chuyên chở những kiến thức đó. Lý thuyết sau khi ra đời, được mã hóa bằng ký hiệu ngôn ngữ, trở thành công cụ giúp cho con người nhận thức thực tiễn thông qua quá trình so sánh, đo đạt, đối chiếu giữa thực tế với những gì đã được đúc kết thành kho tàng tài liệu. và toàn bộ quá trình đó mau chóng được rút ra thành phương thức hành động để đối phó hay giải quyết một tình huống. Và con người không ngừng nhận thức thế giới để bổ sung vào kho tàng kiến thức sẵn có của mình, giúp cho con người ngày càng nhận thức rộng hơn, sâu hơn về thế giới chung quanh mà họ đang sống. Để có một nền lý thuyết ứng dụng vào cuộc sống như mấy nghìn năm nay, thì người Phương Đông đã trải qua quá trình đúc kết từ thực tiễn đấu tranh với thiên nhiên khắc nghiệt, lao động sản xuất, kháng chiến chống giặc rất lâu dài. Song nếu chúng ta không ngừng kiểm chứng lý thuyết có sẵn với thực tế diễn ra ngoài cuộc sống, những lý thuyết càng ngày sẽ càng lạc hậu, những sự vật mà chúng ta nhận thức được trước kia chỉ là những sự vật tương tự với những sự vật hiện nay. Những cuộc chiến tranh thuở xa xưa về bản chất cũng là những tranh chấp, nhưng nguyên nhân tranh chấp ngày càng rõ nét. Ngày xưa có thể vì quyền lợi, vì chính kiến, nhưng có khi cũng vì những hiềm khích nhỏ, vì gái, vì ganh đua, hơn thua của những ông hoàng, bà chúa cũng có thể phát động cuộc chiến. Còn ngày nay, mục đích rõ ràng hơn. Tựu trung lại, các nước lớn phát động cuộc chiến chủ yếu vì lợi ích, bực tức, thù hằn, thị uy. Các nước nhỏ phát động chiến tranh chủ yếu là vì mục đích trả thù, chính kiến, nhận thức, tôn giáo. Hình thức, diễn biến, phương tiện sử dụng trong cuộc chiến xưa và nay càng khác nhau rõ nét. Như vậy, việc sử dụng binh pháp tôn tử cũng cần suy gẫm và chiêm nghiệm nhiều hơn để có được sự phù hợp trong điều kiện tốc chiến, tốc thắng như hiện nay. Trước đây, người ta có thể đánh du kích, lợi dụng địa hình. Còn ngày nay, giao thông đã thuận lợi tận hang cùng ngõ hẹp, thì việc sử dụng du kích quân xem như khó khăn lắm.

Nếu chúng ta không ngừng nghiên cứu nắm vững điều kiện hiện thực đang xảy ra thì lý thuyết cho dù đúng đến đâu một ngày nào đó cũng sẽ rời xa thực tế. *Tuy nhiên, nhận định này là kiến thức cũ, ai cũng biết nhận định này. Tôi xin giới thiệu thêm một cách nhìn mới nữa, đó là hướng tới một quy luật tuyệt đối:*

Ở đây chúng ta cũng cần làm rõ một vấn đề: tất cả mọi quy luật đều nằm trong một chuyên ngành nào đó và chủ yếu ứng dụng vào lĩnh vực chuyên ngành của nó. Nhưng vẫn có những kiến thức còn được gọi là kiến thức khung thì có thể ứng dụng trong nhiều trường hợp, trong nhiều thời đại, trong cả một đời người. Điều đó là vấn đề mới trong cuốn sách này. Một trong những nhà triết học thực nghiệm nổi bật thế kỷ 20 phải kể đến là ông Dale Carnegie, người đã nắm vững tâm lý con người ứng dụng vào thực tế cuộc sống. Cung cách sống do ông sáng lập ra được hằng triệu người ứng dụng và dần dần biến thành một lối sống, một nhân sinh quan. Thật ra, đối với với Âu Mỹ thì xem những kiến thức này là mới. Còn những người Phương Đông thì xem kiến thức này là một kiến thức dễ chấp nhận vì nó quen thuộc nếu không nói là cũ trong một số chiều. Không biết trong lịch sử của các nước châu Âu, châu Mỹ nhưng kẻ xu nịnh đóng vai trò gì, nhưng trong xã hội Phương Đông, nhất là nền phong kiến Phương Đông, những kẻ xu nịnh có điều kiện phất lên, thậm chí nắm giữ nhiều vị trí quan trọng trong xã hội.

Tựu trung lý thuyết của ông Dale Carnegie là làm thế nào hợp với lòng người. Và một nhận định rất đúng của ông: người thành công không phải là người giỏi nhất (giỏi chuyên môn nghiệp vụ) mà là người nắm vững được cơ hội, tranh thủ được sự ủng hộ của mọi người. Từ lý thuyết này, thế hệ trẻ ngày nay đang phát triển lên một triết lý sống khá lệch lạc. Họ cố gắng đạt được thành tích bằng miệng lưỡi. Họ mong muốn đạt được sự thành công không cần đổ mồ hôi và nước mắt. Và nhiều thần tượng đối với họ là những người thành công, đứng trên vạn người mà không cần lao tâm, lao lực, có chăng chỉ là sự lao tâm, lao lực cho việc làm sao cho mọi người tin mình. Đấy chính là một cách hiểu sai Dale Carnegie. Mục đích của ông cuối cùng giúp người ta có động lực mạnh mẽ trong việc giao tiếp, thuyết phục, thuyết trình trước đám đông – con đường dẫn đến thành công. Mục đích của ông còn là việc tạo nên một nền văn hóa giao tiếp, ở đó con người biết quý trọng, tôn trọng lẫn nhau, tìm kiếm điểm mạnh hay giá trị của nhau. Thế nhưng, người ta ứng dụng những nguyên tắc của ông để đạt được mục đích nhanh nhất, có khi là bất chấp thủ đoạn, có khi là sự nịnh nọt sống sượng. Tất cả sẵn sàng dẫm đạp lên nhau để đạt được sự thành công. Và điều quan trọng nhất có liên quan đến ông mà tôi muốn nói là ông đã từng khẳng định: sau 10 năm, ông đọc lại lý thuyết của mình và thấy có nhiều cái đã lạc hậu và cần chỉnh sửa.

Đấy như nói ở trên là một nhân sinh quan đã cũ. Nhưng nó đúng trong những chuyên ngành hẹp. Ví dụ: ngành của ông là ngành tâm lý, và còn nhiều ngành khác trong nền khoa học của loài người như: hóa học, vật lý học, toán học, ... xã hội học, nhân trắc học, địa chất, vũ trụ học.... Tất cả những ngành đó đều đúng trong ngành của mình, đều ứng dụng tốt trong ngành của mình, và đều có tính tương đối.

Và tôi không thích sự sai lầm. Tôi đưa ra nền triết lý tuyệt đối đúng. Nền triết lý đó phủ định tất cả những giá trị mang tính tương đối. Phủ định ở đây không phải là loại bỏ mà phủ định là phương pháp để tìm ra quy luật cuối cùng không thể phủ định ( như nói trong chương này). Xét cho cùng, tất cả những quy luật trong những chuyên ngành như kể trên có tác dụng phục vụ cho quy luật mà tôi sắp kết ra.

Nói tóm lại, tất cả mọi nền văn minh nhân loại đều phải đi theo một vòng: từ quy nạp đến suy lý, kết quả của suy lý sẽ quay lại phục vụ cho thực tế cuộc sống. Hay nói cách khác, như luận đề của Mác đã nói: lao động sản sinh ra tất cả. Từ thực tế, con người tìm ra quy luật. Từ quy luật con người ứng dụng vào để chinh phục thực tế. Nói tóm lại, lý thuyết chính là con đẻ của cuộc sống và nó có trách nhiệm quay lại nuôi dưỡng cuộc sống. Như vậy, tổng kết thực tiễn là một việc làm luôn luôn cần thiết để định hướng cho hoạt động sắp tới của mình.

Nhưng đó chính là những lý thuyết mang tính tương đối. Chúng ta cũng cần tìm ra cho mình một quy luật định hướng đầy đủ nhất để mỗi khi gặp phải bất trắc chúng ta có thể soi rọi lại và có một hướng đi rõ ràng hơn. Đó chính là sự tổng kết, khái quát hóa thực tiễn biến thành lý thuyết cao nhất mà tôi sắp nêu ra đây.

## Chương IV: SỰ "VÔ THƯỜNG" CỦA CUỘC SỐNG

Trên đây tôi đang nói đến tầm quan trọng của ngôn ngữ. Tuy nhiên, đến giờ phút này, rất nhiều người vẫn còn ngờ rằng, ngôn ngữ không có đủ khả năng chuyển tải hiện thực. Lý do hết sức đơn giản là không ai có đủ khả năng nói lên được những điều đủ sức thuyết phục đến độ không thể chối cãi. Và đó chính là sự tương đối của vũ trụ. Sự tương đối đó thể hiện ở tất cả mọi nơi. Như đã nói ở trên, nó thể hiện trong từng câu nói. Đến độ, trong xã hội loài người, người ta nói rất nhiều về sự tương đối của vật chất. Chẳng hạn, vật đổi sao dời; vật chất vận động không ngừng, nhân vô thập toàn, bãi biển hoá nương dâu.... Từ trước đến nay, con người chỉ có đủ sức chiêm nghiệm về lượng của vật chất. Đó là: định luật bảo toàn năng lượng về các chất. Trong quy luật đó, các nhà khoa học cho rằng, trong bất kỳ phản ứng vật lý, hóa học nào, tổng năng lượng và khối lượng các chất trước khi tham gia vào phản ứng sẽ bằng với với tổng năng lượng và khối lượng của các chất tạo thành. Hay vật chất không tự sinh ra, cũng không tự mất đi, mà chỉ chuyển từ dạng này sang dạng khác. Nhưng gần đây, một lý thuyết mới cho rằng sau mỗi phản ứng nhiệt hạch, vật chất có xu hướng tăng lên thêm một khối lượng dù cho rất nhỏ. Chúng ta hãy tiếp tục tìm hiểu về sự vô thường mà đức Phật đã nhắc đến cách đây hơn 2.500 năm (!).

Sự tương đối quá mức phổ biến đến độ, nhà bác học vật lý lượng tử Ambe Anhstanh, tác giả thuyết tương đối đã thốt ra trong khi đi tìm kiếm quy luật của vật chất: mọi quy luật điều tương đối, chỉ có quy luật tương đối là tuyệt đối.

Một trong những nhà triết lý thực hành xuất sắc, người Mỹ, ông Dale Carnegie cũng phải thốt lên: những gì mà ông viết ra ngày hôm nay, mười năm sau chưa chắc gì ông đã hài lòng. Có khá nhiều trường phái, trong đó đáng nói nhất là trường phái " bất khả tri" cho rằng trí tuệ của con người không thể vươn tới được quy luật tuyệt đối. Đạo Phật thì cho rằng, đời là dâu bể, nhiễu nhương, phù phiếm, vô thường. Phát triển cao nhất ở tinh thần Đạt-Ma Sư Tổ cho rằng: ngôn ngữ của con người không thể truyền tải hết được tư tưởng giáo hoá huyền vi của Phật Pháp. Cho nên, ông đã tu luyện bằng cách ngồi thiền quay mặt vào tường, không tiếp chuyện với bất cứ ai, chỉ chiêm nghiệm cuộc đời suốt tám năm. Đạo Phật truyền vào Việt Nam cũng có một vị đại sư chiêm nghiệm tinh thần này lập ra phái "vô tự", với nội dung tu luyện là không cần dùng ngôn ngữ.

Trên thực tế vẫn chia ra làm hai loại người: một loại người thích làm hơn thích nói, một loại người lại thích nói hơn thích làm. Tất nhiên loại người nào cũng đều thành công được. Và quan điểm khác nhau, nên họ thường xuyên có sự bất đồng ý kiến lẫn nhau. Có người tự hào: tôi chỉ làm chứ không thích nói nhiều. Thường là những người đã thành công hay nói câu đó (bởi vì, họ cũng không biết tại sao họ thành công, có khi là nhờ của phụ ấm chẳng hạn. Điều mà họ nói vẫn đúng, nhưng chỉ đúng ở một mức đô nào đó của cuộc đời).

Nói chung là sự tương đối tồn tại ở khắp mọi nơi. Ở loại sách dạy làm người, chúng ta có thể thấy được sự tương đối ở hầu hết mọi câu. Ví dụ trên tay tôi đang cầm một quyển như vậy. Tôi lật ngay vào một chương nào đó và có ngay. Người ta dạy bảy cách để giúp tâm hồn thanh thản và tinh thần được phấn khởi. Ngay mục đích của bài giảng này đã có vấn đề. Các nhà khoa học ngày nay đã chứng minh, sự lo lắng cũng là một liệu pháp tâm lý quan trọng giúp người ta vượt qua những khó khăn không kém sự bình tĩnh tự tin. Tuy nhiên, để xem:

1)	Cách thứ nhất: "tư tưởng phải lạc quan, bình tĩnh và dũng cảm". Khoa học ngày nay đã chứng minh được bi quan có khi là một căn bệnh cố hữu của một số văn nghệ sĩ. Cho nên muốn lạc quan cũng chả phải dễ dàng gì. Tuy nhiên làm gì để "lạc quan" là điều khó, chứ chỉ nói "lạc quan" thì ai chả nói được.

2)	"Tự tìm hiểu và sống theo ý mình, đừng bắt chước người nào khác". Suy cho cùng bắt chước cũng không có gì là dở lắm khi mà mình không biết cách làm một điều gì đó. Hơn nữa, học tập cũng chính là một loại " bắt chước" có chọn lọc. Thực tế đã chứng minh: các loại mẫu mã hàng hoá trên thị trường cũng bị nhái thô thiển, nhưng có khi mang lại hiệu quả rất lớn. Người ta cũng hay bắt chước một thần tượng có sẵn để có mục tiêu phấn đấu

3)    "Định mạng đã sắn cho chúng ta thứ gì thì nên sử dụng những thứ ấy". Câu này đúng chỉ ở khía cạnh tự an ủi. Thái độ sống của con người là phải không ngừng vươn tới. Nếu không phải như vậy thì tại sao người Pháp lại có câu: " muốn là được", ý là khẳng định vai trò của nhu cầu, khẳng định "thất tình, lục dục" là một động lực giúp con người cầu tiến.

...

Ở đây tôi không phải đặt ra vấn đề để phản bác, nhưng tôi chỉ muốn nêu lên sự đa nghĩa của ngôn ngữ cũng thể hiện sự đa nghĩa của cuộc sống. Thậm chí có trường hợp, một người Pháp đã trở nên nổi tiếng khi nói ngược lại các câu danh ngôn, nhưng người ta vẫn phải thừa nhận là đúng. Nói như vậy để thấy rằng nhân gian mâu thuẫn không ngừng. Tuy nhiên con người có thể xoá bỏ được mâu thuẫn không?.

Đó là câu hỏi đặt ra có lẽ là trong suốt đời tôi. Thực ra, tôi biết là tôi không có đủ khả năng phát hiện ra một quy luật nào cả, mà chỉ có thể nhờ sự trợ giúp của các bậc tiền bối. Đó chính là sách vở, những ý tứ được tích lũy từ bao đời nay. Tôi đã ngồi suy ngẫm hằng trăm câu danh ngôn và thực hiện bằng phương pháp ứng dụng ngoài thực tế, rồi từng bước loại suy, để cuối cùng tìm ra một câu. Xin nhắc lại lần nữa, chính ông Dale Carnegie đã phát biểu một luận điểm mà tôi cho là đúng: những gì mà ông viết ra ngày hôm nay, mười năm sau chưa chắc gì ông đã hài lòng. Và đúng vậy, trong nhiều điều tôi viết ra cách nay 15 năm, tôi nhận thấy nhiều vấn đề không còn hợp thời nữa. Nhưng chỉ một vấn đề cốt lõi thì nó đi theo tôi suốt chặng đường, như một kinh nghiệm sống.

Chương V: QUY LUẬT KHÔNG MẶT TRÁI.

Có nhiều người đặt ra cho tôi câu hỏi, con người của tôi tại sao thay đổi đến mức lạ lẫm. Từ một con người nhút nhát cực kỳ, bệnh hoạn ốm yếu liên miên, hai lần ngất xỉu trong khi học, phải bỏ ngành y về quê trong cảnh nghèo túng. Vậy mà chỉ sau một thời gian, sức khoẻ tôi đã thực sự phục hồi. Tôi tốt nghiệp xong một đại học ở địa phương và thi tuyển vào một công sở, làm một đối tượng công việc khá phức tạp. Thuở xưa, tôi làm việc trí óc rất nhiều nên luôn căng thẳng. Còn nay thì mọi chuyện đã hoàn toàn khác.

Tất cả mọi chuyện như hiển hiện trước mắt tôi. Tôi đã sống nhờ vào một chân lý ánh sáng của những người xưa. Tác giả của câu nói đó chính là nhà y học cổ truyền Lê Hữu Trác, mà nhân gian truyền tụng là Hải Thượng Lãn Ông. Sau này tôi tra cứu còn một danh y khác cũng từ trước đó đã truyền tụng điều này, đó là Tuệ Tỉnh. Xin bạn đừng cho tôi là một người tự đề cao mình quá, bởi vì trong phần một này tôi đi vòng quanh chủ đề sức khỏe và triết lý sống. Nên mọi chuyện gắn liền với cuộc sống của tôi. Tôi cho rằng câu nói này là hay hơn vạn câu nói tôi đã từng được học. Đó là: " LƯU THUỶ BẤT SINH HỦ".

Dịch nghĩa nó ra là: một dòng nước lưu thông thì không sinh ra hôi thối. Câu nói này tôi đã được đọc trong quyển sách dạy tập dưỡng sinh của hai đồng tác giả: Nguyễn Văn Hưởng và Nguyễn Khắc Viện. Tôi chẳng hiểu câu nói này có tác động như thế nào đến cuộc đời của hai tác giả này, nhưng rõ ràng họ rất tâm đắc nền tư tưởng, triết lý dân tộc. Tôi cũng có tìm hiểu qua về cuộc đời của hai Bác Sĩ này. Họ là những bác sĩ theo tây học nhưng rất có hứng thú nghiên cứu nền y học cổ truyền. Ông Nguyễn Khắc Viện thuở nhỏ học ở trường Y của Pháp. Sau ông bị bệnh lao phổi. Thời đó chưa có chương trình kháng lao như bây giờ nên bệnh viện phải giải phẫu cắt mất một lá phổi mới cứu được mạng sống cho ông. Thời gian đầu, sau khi điều trị xong, sức khoẻ ông rất kém. Nhưng nhờ chuyên tâm nghiên cứu các phương pháp tập luyện dưỡng sinh và quyết tâm theo đuổi nên sức khoẻ ông đã phục hồi, ông vượt qua số phận và đã cống hiến cho đời nhiều công lao, đảm trách nhiều chức vụ quan trọng của ngành Y. Ông sống đến chín mươi mốt tuổi, sống vui, sống khoẻ và hoàn toàn có ích cho nhân loại. Ông đã từng kinh qua nhiều chức vụ lớn trong chính phủ như thứ trưởng bộ y tế.

Còn bác sĩ Nguyễn Văn Hưởng, vào dạo những năm cuối thập niên 70, của thế kỷ trước, ông phát bạo bệnh tai biến mạch máu não, liệt nữa thân người, và hơn nữa, thời gian sau đó, ông bị đến 8 lần tai biến. Bằng sự quyết tâm vượt qua số phận, ông đã bỏ công tìm hiểu các biện pháp tập dưỡng sinh được lưu truyền lại từ xa xưa và đã thành công, trở thành người khoẻ mạnh, quay lại công tác.

Quay lại nói về quy luật này, tôi cho rằng: một quy luật phải đảm bảo tính:

1)  Xác thực, chính xác, không thể chối.

2)	Không quá dài dòng, mang tính hình tượng, phải dễ nhớ, dễ hiểu.

3)	Mang tính đắc dụng. Nghĩa là không phải là một câu nói suông, mà phải gợi cho người ta một hành động nào đó.

4)	Và quy luật "Lưu thuỷ bất sinh hủ" đã đạt được các yêu cầu trên.

Câu nói giúp chúng ta có một cái nhìn thật sự khoáng đạt và mô tả chính xác về cuộc sống. Nó nói cho người ta biết một điều, tuy rằng vật đổi sao dời, nhưng đó là một điều thực sự cần thiết cho chúng ta.

Hãy tưởng tượng một dòng kênh. Nếu bạn đắp bí hai đầu thì tất nhiên dòng kênh đó sẽ " bất lưu thông", nghĩa là bị tù hãm. Lúc đó chuyện gì sẽ xảy ra chắc bạn đã biết. Một cái ao tù, nước dần bị xanh, đóng rong rêu, hôi thối, bồi lắng để cuối cùng biến mất (chuyển sang một dạng khác). Song một cái ao tù, người ta bắt đầu cho nước lưu thông rửa sạch đi những rong rêu bụi bậm, rác rưởi, thì chẳng mấy chốc cái ao ấy sẽ trong veo trở lại. Các sự sống muốn phát triển trong thế giới này đương nhiên đều cần thiết có sự lưu thông. Kể cả con người cũng được ví như một chiếc ao. Nếu không được lưu thông, làm sạch thường xuyên thì ắt hẳn sẽ bị dơ. Lấy ví dụ, bạn ngồi chồm hổm, hai chân co quắp, chỉ một thời gian sau hai chân bị tắc nghẽn máu và sẽ bị đau nhức ngay. Đau nhức chính là dấu hiệu bất lưu thông. Cho nên trong giới Đông y, người ta còn một câu khác cũng cùng ý nghĩa trên nhưng không đủ sức khái quát hoá cuộc sống: " Thông bất thống, thống bất thông" có nghĩa là, nếu máu huyết lưu thông thì không bị đau nhức và ngược lại, nếu bị đau nhức tức là không lưu thông. Câu này cũng có một ý nghĩa ở chỗ: phần định lý đảo (đoạn sau) khẳng định: mọi đau bệnh đều xuất phát từ sự bất lưu thông. Còn nếu thật sự tắc nghẽn thì khả năng tử vong là gần như tuyệt đối.

Ngày xưa, có một lần tình cờ tôi nghe một cuộc trao đổi của thầy thuốc Đông y với bệnh nhân. Điều ông ta nói  xem ra thô thiển, nhưng hàm xúc một ý nghĩa rất lớn. Ông ta bảo, con người thật ra như một cái ống cống vậy. Ống cống bị nghẹt, ứ động sẽ gây ra hôi thối, còn lưu thông thì sẽ được sạch sẽ. Ở Vĩnh Long có một dòng kênh tên là công- xi- heo. Ngày xưa mọi rác rưởi, dơ bẩn do các hộ mầm heo bán đều đổ xuống đây. Sau này vì là vùng nội ô nên các trại giết mổ được dời đi nơi khác. Nhưng dòng kênh theo thông lệ cũ, vẫn là nơi đổ rác của hằng trăm hộ sống trong khu vực. Thế nhưng, buổi sáng thì dơ, buổi chiều được rửa sạch. Dòng kênh vẫn chiến đấu suốt hai thế kỹ với tình trạng ô nhiễm mà vẫn sống kiên gan. Đó là nhờ điều gì. Là nhờ nó biết vận động, trao đổi chất (mặc dù sự vận động này là bẩm sinh- tự có sẵn).

Tôi yêu quý quy luật này bởi vì, bản thân nó rất đơn giản, nhưng nó có khả năng phản ánh được tất cả mọi hoạt động của sự vật từ đơn giản, đến sự vật phức tạp.

Ở góc độ con người, rõ ràng, người nào vận động tốt, thường xuyên tập luyện thể dục, thể thao, thì người đó luôn luôn khoẻ mạnh. Ở góc độ xã hội, rõ ràng một quốc gia nào tăng cường được xuất nhập, trao đổi hàng hóa thì sẽ mau chóng phát triển, còn ngược lại " bế quan, toả cản", quốc gia đó sẽ bị suy vi, diệt vong. Cho nên, Nhà Nước ta đã không ngừng tìm kiếm ra những phương pháp nhằm đẩy mạnh trao đổi hàng hoá với các nước, tạo ra thế lưu thông, giao lưu.

Các bạn hãy tự phân tích xem, trong trường hợp này, có giống như các câu khác hay không?. Các bạn hãy tự phản biện?.

Câu này nói rằng: lưu thông là tốt. Từ nhận thức này, bạn có thể phát triển lên đến mức tối đa. Và bạn có thể ứng dụng nó để làm mọi việc bạn muốn. Bạn sẽ biết rằng, ta có thể vượt qua tất cả chỉ cần trong cuộc đời ta hướng tới sự lưu thông. Bởi vì, điều quan trọng nhất là bạn sẽ vượt qua được bệnh hoạn, vượt qua tất cả mọi chông gai.

Hãy sang những phần kế tiếp chúng ta tiếp tục phản biện nhé!

Chương VI: MỘT SỐ CÂU HỎI.

Trong chương này, tôi đi chứng minh bằng suy lý, quy luật này hoàn toàn phù hợp với tất cả những quy luật khác, và nó bổ sung một cách toàn vẹn, không hề có sự mâu thuẫn nào. Điều quan trọng nhất là hãy xem, có những hiện tượng nào "lưu thông" mà gây ra bất lợi, cũng như "lưu thông" thái quá thì sao?

Vấn đề đầu tiên là có những hiện tượng đòi hỏi sự bất lưu thông. Có câu: đại phú do thiên, tiểu phú do cần. Cần ở đây là cần cù, cần kiệm. Như vậy, muốn giàu có, Thứ nhất là phải tích lũy tiền. Ở đây chúng ta thấy có sự bất lưu thông về tiền tệ. Bởi lẽ ai không muốn giàu, mà giàu thì phải có tiền, mà muốn có tiền trước tiên phải tích góp. Với suy luân này, rõ ràng, nó đi ngược lại với quy luật "lưu thủy". Nếu lúc nào cũng "lưu thông" tiền tệ, có bao nhiêu xài bấy nhiêu, thì không thể tích góp được để xây dựng gia đình, và mua vật dụng. Trả lời vấn để nay: **Quả thật việc tích lũy tiền, tiết kiệm tiền, chẳng qua là một bước đệm, bước tạm thời của việc lưu thông tiền tệ.** Giống như việc xây dựng đập thuỷ điện để tích nước vào hồ chứa. Từ đó mới tạo thành áp lực mạnh đạp cho tua- bin điện quay, phát điện, tạo ra nguồn năng lượng cho chúng ta sử dụng. Như vậy việc tích lũy chẳng qua là nhằm vào việc gom góp nguồn lực. Chứ thực chất tích lũy cũng dùng vào việc tiêu xài, tức là phục vụ cho việc lưu thông tiền tệ. Bởi vậy, chúng ta cũng đừng ngạc nhiên khi ở Mỹ, người ta quan niệm, những chiến lược kích cầu đối với người tiêu dùng chính là động lực phát triển kinh tế-xã hội, chứ không phải sự tích lũy. Tuy nhiên, ở mức độ kinh tế còn yếu kém như chúng ta, tích lũy vẫn đóng vai trò quan trọng, như đã nói ở trên là nhằm để tạo ra nguồn lực.

Vấn đề thứ hai cũng được nhiều người tìm hiểu là đối với các vấn đề cấm ky, mà nhân gian hay gọi là "tứ đổ tường" thì sao ?. Tứ đổ tường là gì. Đó là cờ bạc, hút sách, nhậu nhẹt, gái ghiết. Đó là những yếu tố tạo nên sự lưu thông mau chóng, nhất là lưu thông về tiền bạc. Nhưng như nói ở trên, lưu thông đến độ không còn gì để lưu thông là thì chủ thể cũng lưu thông theo cát bụi, chừa lại một lon gạo cho những người còn sống.

Vấn đề còn lại là cần phải ứng dụng quy luật này như thế nào?. Qua thời gian dài suy nghiệm, tôi rút ra một điều, đúng là tất cả mọi hoạt động, tập luyện đều có tác dụng lưu thông máu huyết. Một động tác đơn giản cũng có hiệu quả, đó là tập "Dịch cân kinh". Biện pháp về căn bản là: đứng đánh tay từ trước lại sau. Còn động tác đơn giản hơn hết, đó là tập hơi thở.

Nhớ lại hồi xưa vật lộn với đèn sách đến độ tôi bị bệnh nặng tưởng chừng vô phương cứu chữa. Quanh năm suốt tháng đầu tôi nhức như bưng. Thân hình thì gầy còm. Ngày khám sức khoẻ vào đại học, cân nặng chỉ có 43 ký lô. Bị hen suyễn kinh niên theo từng đợt khí hậu. Rối loạn tiêu hóa, ăn uống không được. Tay chân lúc nào cũng lạnh. Đầu lúc nào cũng choáng váng. Chẩn trị bệnh thuộc vào loại suy nhược cơ thể, kéo theo suy nhược thần kinh. Nghĩ học về nhà dưỡng bệnh một năm, tôi hết sức buồn, quyết tâm tìm kiếm xem có phương thuốc gia truyền nào có thể trị hết bệnh mình không. Quả thực, bệnh gì đến độ gia đình cũng không biết chạy chữa đường nào. Giống như chiếc thuyền bể, hễ trám chỗ này xong, chỗ khác lại bị xì. Tiền của gia đình thì không nhiều. Còn bao nhiêu thứ chi dùng cho nên bệnh ngày một nặng. Sau khi phát hiện quy luật " Lưu thủy bất sinh hử", cảm giác của tôi lúc đó thật lạ, như mình tìm thấy một điều gì thật sự tin tưởng được, chứ không phải những điều khác mà mình đã được đọc qua. Nói ra cảm giác ấy các bạn không hiểu đâu, nó như giải ra một bài toán khó, một đề tài mà bao nhiêu năm nay mình cứ đi tìm kiếm mà không gặp, lật bao nhiêu trang sách cũng không tìm thấy. Nó chỉ vỏn vẹn có mấy từ, nhưng chứa đựng tất cả. Nó có mối liên hệ với tất cả mọi mối liên hệ trong cuộc sống, và nó quan trọng nhất là giải quyết được sức khỏe cho con người. Bao nhiêu năm nay tôi đọc được nhiều tác phẩm nói về việc khai mở năng lực tiềm tàng của mỗi người. Thì đây chính là cánh cửa để mở các năng lực ấy. Bởi lẽ, đa phần người chết vì máu huyết không lưu thông, tuần hoàn, chứ không phải chết vì thiếu thôn. Một xã hội tồn tại hai không là do nó có lưu thông hàng hóa không, lưu thông thông tin không, lưu thông tư tưởng không, chứ không phải do sự thiếu thốn của xã hội ấy. Những năm 91-92, lúa mì ở Liên Xô (cũ) chín vàng đồng, nhưng người ta vẫn đói kém. Đó chính là sự bất lưu thông về tư tưởng, gây ra sự xáo trộn về chính trị và xã hội. Một khối tiền tệ lớn nằm trong tay các nhà tư bản tích lũy, hoặc trong tay những quan ham cũng chính là biểu hiện của bất lưu thông về tiền tệ. Nếu tất cả đều lưu thông thì cơ thể ắt sẽ mạnh lên, một hệ thống ắt sẽ mạnh lên. Đó là những nhận thức ban đầu của tôi về quy luật này. Và điều quan trọng nhất, nếu con người nhận thức trọn vẹn quy luật này thì sức khỏe sẽ thật bền vững (chỉ trừ có những hình thức làm cho nó bất lưu thông như bị đánh đập, tra tấn, bị đuối nước, bị đứt mạch máu...). Và ngày nay, người ta đã chứng minh được, nếu có một bài tập thích hợp thì sức chịu đựng của con người sẽ tăng lên gấp nhiều lần so với những gì mà chúng ta biết. Tôi vừa có thông tin, một ngôi chùa ở Kalifonia đã đưa ra phương pháp tập cho những người bệnh có thể nhịn đói đến mấy tuần lễ. Vậy mà các cụ ông, cụ bà bị tiểu đường, liệt thân người đã đứng dậy đi được sau mấy tuần tập luyện và nhịn ăn này. Bình thường bạn nghe qua thì thật khó hiểu. Nhưng nếu ứng dụng quy luật này thì không có gì khó hiểu cả. Tất cả là lưu thông. Bình thường ta cứ bồi bổ vào cơ thể nhiều dưỡng chất vào mà không biết rằng trong cơ thể đã tắt nghẽn ở nhiều nơi. Bồi bổ như vậy đâu cần thiết gì vì nó không chuyên chở thức ăn tới đâu cả, mà nó còn đầu độc cơ thể. Việc nhịn ăn đã tạo cho cơ thể đào thảy đi tất cả những chất độc mà ta đưa vào đó, cùng với những chất độc mà cơ thể ta tự sản sinh. Thế là tiêu trừ bệnh tật. Tất nhiền, xét về cơ chế sinh học thì còn nhiều quá trình phức tạp hơn đòi hỏi nghiên cứu và mô tả nhiều hơn, nhưng đại để là như thế. Lại nữa, việc ngồi thiền cũng có tác dụng chữa bệnh. Cô Hồ Thị Thu, người Bình Định, hiện nay là phó chủ tịch hội tâm đức tỉnh Đắc Lắc đã sử dụng phương pháp thiền khai mở luân xa để trị mọi chứng bệnh mà tây y đã bó tay, như ung thư, AiDS/HIV. Nếu bình thường chúng ta thật sự khó tin là có thật, cho đó là chuyện thần bí, thiếu căn cứ khoa học, thậm chí có người hay bảo, y học hiện đại mà còn bó tay thì lấy gì mà trị. Nhưng với quy luật "lưu thủy bất sinh hử", chúng ta hoàn toàn có thể. Nếu như một căn bệnh nào đó còn có thể "khai thông" được thì còn có thể chữa trị được. Còn khi mạch máu (nói ví von một cách dễ hiểu như ống cống) đã tắt hết thì trời cứu. Ứng dụng quy luật này bạn có thể hiểu được: tại sao cạo gió, giác hơi các tác dụng chữa trị bệnh. Phía tây y chỉ nghĩ rằng thiếu thì đưa thuốc vào, dư thì mổ lấy ra. Còn đông y thì khai thông từ từ, mỗi ngày đều khai thông không cho nó nghẹt thì sợ gì đến bệnh hoạn.

Nhưng ứng dụng quy luật như thế nào?.

Sau đó tôi đọc được một bài viết về Bác Sĩ Nguyễn Khắc Viện. Rõ ràng, "Tâm pháp", thì được truyền dạy, nhưng "bí quyết chân truyền" thì ít người chịu truyền dạy trực tiếp. Ông cho rằng: "đi, đứng, nằm ngồi đều tập hơi thở". Sau này, tôi có nghiên cứu Phật giáo, kết hợp lại tôi nhận thấy điều đó rất đúng với nguyên lý thiền định, gọi đơn giản là sổ tức công, tức là đếm hơi thở. Nghĩa là tập trung vào một điều, không suy nghĩ những việc khác làm đầu óc tán loạn để trị bệnh **tâm**. Hơn nữa, tập hơi thở thì thật sự là một động tác nhẹ, không ảnh hưởng đến việc quá sức, để trị **thân thể**. Tâm sinh ra bệnh cho thân thể thì trị tâm, thân thể sinh ra bệnh cho tâm thì trị thân thể. Rõ ràng hơi thở là một sự kết hợp hoàn hảo để chữa trị tất cả mọi chừm bệnh cho con người. Nhưng cũng sợ lắm, như sách của Kim Dung toàn dọa, nếu tập nội công không đúng sẽ bị "tẩu hỏa, nhập ma". Tuy điều này nói như đùa, nhưng "tẩu hỏa, nhập ma" chẳng qua là một hình thức tập quá sức gây ra loạn tâm thôi.

Như vậy là vào một đêm, khi cơn hen suyễn quay về hành hạ cơ thể, tôi quyết định tập thở sâu đến sáng (mỗi hơi thở hít thêm một ít). Tôi đã hạ quyết tâm một sống thì sống thật tốt, hai là chết, chứ thực sự bệnh hen suyễn gây cho con người sự đau khổ quá lớn. Bởi vì, hàng đêm, hàng đêm bị cơn hen trở lại, người ta có cảm tưởng nếu có chết đi còn sướng hơn thế nữa. Một khung cảnh tối ôm, đầu óc cũng tối ôm ôm. Hơi thở và sự sống chỉ còn lại một nữa. Rồi giảm xuống còn 1/4. Người ta có cảm giác như đang bị chôn sống, đang nằm sâu dưới đáy huyệt. Nó cứ giảm dần, giảm dần, đến một lúc nào đó hơi thở gần như đứt. Mẹ tôi kê gối cho tôi nằm dốc đứng. Rồi mang cả chiếc võng vào mùng cho tôi nằm như ngồi. Thế mà nhiều lần đến ba- bốn giờ khuya phải chở đi cấp cứu. Sau một đêm bị vật vã như vậy, đến sáng đầu óc như rối bời bời, thân thể mềm nhũng ra, uể oải. Mà một đợt kéo dài mấy đêm liên tục. Một tháng cầm chắc hai con nước thì bị hai đợt, thêm đợt khí hậu thay đổi, thêm ăn trúng gì cũng bị. Bây giờ mà nhớ lại cảm giác đó, thật chẳng khác nào địa ngục trần gian.

Cho nên lòng quyết tâm của tôi mới thực sự cao đô đến như thế. Năm 92, tôi bắt đầu bước vào tập luyện quyết liệt. Mỗi ngày tôi tập mười hai, đến mười bốn giờ. Lúc mới tập, cũng xảy ra những phản ứng phụ, như: buồn ngủ, có khi buồn nôn, choáng váng. Nhưng bù lại, hơi thở ngày một sâu hơn, bệnh táo bón giảm dần đến hết, ăn uống nâng dần lên. Lúc trước, đầu như bị "một vòng kim cô" bao quanh, thì nay giảm dần dần, đến dứt hẳn. Một hiện tượng lạ là cơ thể tăng cường bài tiết. Trước, có khi không đổ một giọt mồ hôi, còn nay làm việc một chút đã đổ mồ hôi. Khắp cả lưng và đầu bắt đầu mọc nhiều mụn, nhọt. Nhưng chỉ một thời gian là khỏi hẳn. Theo tôi đoán, chất độc tích tụ nhiều năm đã được từng bước đẩy dần ra mọi đường bài tiết. Sau ba tháng tập luyện, hơi thở đã được giải quyết khá dứt điểm, nghĩa là nó đã sâu hơn hẳn. Trước đây, bên tây y chẩn đoán là thiếu không khí trong phổi. Họ chỉ cho uống thuốc này kia. Còn nay hơi thở đã sâu hơn nhiều. Sau một năm bệnh hen suyễn đã được trị dứt. Cân nặng ngày một tăng, từ 43 ký, lên 45, rồi năm mươi ký. Sau mười năm tôi cân lại đã đạt được sáu mươi ký. Và mấy năm sau luôn luôn ổn định với mức 63-65 ký theo thể hình của tôi. Điều hết sức vui sướng là trong suốt 10 năm qua hầu như tôi không tốn tiền mua một viên thuốc.

Người ta nói : sức khoẻ là vàng, hay "không đau giàu biết mấy". Quả thực vậy, điều mong muốn bao đời của nhân loại là thoát khỏi sự oan nghiệt của những nỗi đau dằn vặt. Có biết bao nhiêu người, cả tiền tài và sự nghiệp phải tan biến như một cơn ác mộng. Và nếu bạn không bị đau yếu, thì sự lo lắng canh cánh cho số phận của mình trong tương lai, đặc biệt là tình trạng sức khoẻ cũng cứ ám ảnh, và dằn vặt mỗi số phận. Nếu không phải vậy, tại sao câu chúc đầu tiên vào dịp đầu năm, người ta thường chúc nhau sức khoẻ là hàng đầu. Tuy nhiên, bằng nhiều mối lo toan khác trong cuộc sống, người ta có khi quên biến đi việc chăm sóc sức khoẻ. Nhưng có khi nữa đêm giật mình nhớ lại, mà lo lắng không an. Nhưng người ta có biết phải làm sao cho sức khoẻ được lâu bền?.

Sau này, tôi chỉ cho một số người, nhiều người đã ứng dụng nguyên tắc này và đã lấy được sức khỏe. Mẹ tôi ứng dụng biện pháp này năm nay đã gần 90 mà sức khỏe vẫn toàn vẹn, mặc dù tiền sử bà mắc rất nhiều chứng bệnh như sỏi mật, viêm gan, nhồi máu cơ tim. Tất nhiên, phục dược cũng có tác dụng nhiều. Nhưng phục dược cũng chính là "lưu thủy" bởi cũng là một biện pháp trao đổi chất. Nhưng nếu phục dược không đúng sẽ càng nguy hại. Cơ thể tự tập luyện, tự điều hòa là điều tốt nhất.

Quả thực, kèm theo sức khoẻ là những giá trị vật chất mà tôi tự lực làm ra. Một người không có sức khỏe chính là một người xuất phát từ một số âm. Từ một cuộc sống vô cùng nặng nề, nếu không có một niềm tin vào một quy luật có thể vực dậy được cuộc sống bế tắt của mình, thì bạn không bao giờ thoát. Nếu tôi chỉ nói bạn, hãy tập luyện đi, trong khi thì có khi bạn chịu tập, cũng khi bạn không chịu tập. Nhưng nếu bạn hiểu được nguyên lý này thì lập tức bạn sẽ tập. Đó chính của giá trị của sự nhìn nhận đúng quy luật để ứng dụng vào đời sống của chúng ta.

Các chương sau tôi sẽ đề cập đến sự liên kết của quy luật "Lưu thủy" với các quy luật khác trong cuộc sống và bàn sâu hơn, tại sao bạn chưa chịu tập, tại sao ta còn nghi ngờ và chưa vứt bỏ được cục lười.

Chương VII: SỰ LIÊN HỆ GIỮA QUY LUẬT "LƯU THỦY" VỚI CÁC QUY LUẬT KHÁC TRONG CUỘC SỐNG.

Bây giờ chúng ta đều thừa nhận một điều: dân giàu, nước mới mạnh. Có nghĩa là, nếu con người tự hoàn thiện mình, thì xã hội sẽ được hoàn thiện. Điều đó đã được Lép Tônstôi, đại văn hào Nga phát hiện và không ngừng phát triển tư tưởng này trong những tác phẩm vĩ đại của ông. Có nghĩa là chúng ta hãy bắt đầu từ hạt nhân là con người. Ở đây tôi có một câu chuyện kể cho bạn. Năm vừa rồi, trong một buổi nhàn đàm với anh em bạn ở một tiệc vui đầu năm, sau khi vào ít chung rượu, anh em bắt đầu bắt chuyện đến vấn đề quốc gia. Thú thiệt, một vài anh em làm nông sản nên có ý trách Chính phủ chưa có những kế hoạch chính xác cho việc điều chỉnh quy hoạch vùng sản xuất cho thật sự hợp lý và có đầu ra ổn định cho nông dân. Một số anh cho rằng Nhà nước chưa làm tốt công tác dự đoán, dự báo. Có người lại bảo, chúng ta phát triển kinh tế còn nhiều khi mất tính bảo mật. Làm thế nào để người ta không đoán được dụng ý của mình thì mình mới thắng. Và những "tham luận" ấy cứ lan tràn. Tôi vẫn cứ nghe họ nói. Nhưng tôi có một cảm giác, con người thường thiếu đi cái gốc để tranh luận. Ai ai cũng cho là mình đúng cả, nhưng muốn cho mình đúng trước tiên phải xác định được tiêu chí nào là đúng. Cuối cùng, trước khi ra về, tôi cũng có tài khôn tham gia một ít ý kiến (thật sự cũng chỉ là phiếm bàn thôi):

_Tôi xin phép có chút ý kiến, thật ra, tất cả những gì chúng ta bàn bạc từ nãy giờ hình như thiếu đi cơ sở để thẩm định. Muốn thẩm định một vấn đề nào đó nhất thiết, chúng ta phải có một quy luật gốc để lấy đó làm hệ quy chiếu. Tôi lấy ví dụ việc dự đoán, dự báo về khả năng phát triển kinh tế của toàn quốc, khả năng phát triển của ngành này, ngành nọ là hoàn toàn khó có thể thực hiện được. Về nguyên tắc, dựa trên những gì "đã biết" để dự đoán cho những gì "sắp diễn biến" vẫn được, nhưng không bao giờ cho một kết quả chính xác, thậm chí nó còn nhiều độ lệch, biến động rất lớn. Quả thực bạn quan tâm nhiều đến tình hình thế giới, tình hình quốc gia thì tốt, nhưng chúng ta không nên quen thói chỉ trích. Tôi xin đặt ra cho các bạn một câu hỏi: bạn chỉ trích cái lớn, vậy chứ, chính con người bạn, bạn đã quản lý và làm chủ được nó chưa. Cái sờ sờ ngày trước mắt mà chưa nắm giữ được thì cái ở xa vời vợi càng thêm khó nắm giữ. Và theo tôi, người ta có khả năng điều khiển nó. Và khi hiểu rõ được nó, bạn mới nghĩ đến việc trị quốc thế nào cho phải. Bởi thế, không phải vô cớ, Đức Khổng Tử đã nêu lên câu: "tu thân, tề gia, trị quốc, bình thiên hạ". Câu này ngụ ý phải bắt đầu từ chính con người mình. Mình hãy tự hoàn thiện con người mình, thì xã hội sẽ từng bước được hoàn thiện. Mình tự nhận thức được mình thì từ từ mình sẽ nhận thức được các quy luật của xã hội.

Nói đến vấn đề này, chúng ta hãy đi xem xét mối quan hệ của ba quy luật tiền đề: CON NGƯỜI LÀ MỘT TIỂU VŨ TRỤ, CON NGƯỜI LÀ MỘT TẾ BÀO CỦA XÃ HỘI , và LƯU THỦY BẤT SINH HỦ.

Quả thực, Đức Phật thuở xa xưa đã ngồi dưới gốc cây bồ đề để chiêm nghiệm ra những triết lý cuộc sống hết sức vi diệu (chẳng hạn quy luật: tự kỷ ám thị, hay tụng niệm, quy luật "nhân quả"). Điều đó, theo quan điểm Mác, là một quá trình suy nghĩ, tạo ra những mối dây liên kết tư tưởng, những quá trình kinh nghiệm, tu tập, học vấn mà Đức Phật thu thập được trong cuộc chu du hành đạo của mình: con người là tổng hòa của các mối quan hệ xã hội. Tư duy cần môi trường yên tĩnh để phát huy sáng tạo, để đầu óc tập trung được, những tư tưởng mới thực sự thăng hoa. Còn Đạo Phật gọi đó là ngồi thiền, để cho lục căn thanh tịnh, để quán tưởng, phán xét mọi việc trong trời đất, để tu tập phán xét mình có làm đúng những điều giáo lý hay không. Chỗ này tôi muốn giải thích một chút tiền đề "con người là một tiểu vũ trụ". Chính nhờ con người là một hệ thống chất chứa mọi vấn đề xảy ra trong đời sống xã hội và vũ trụ, cho nên, người ta có thể dựa vào những kiến thức hiểu biết về nó để soi rọi những biến động bên ngoài của xã hội.

Vấn đề thứ hai, con người là tế bào của xã hội. Thực ra một con người là do cấu tạo của hằng chục vạn tỷ tế bào được chuyên môn hoá tạo nên. Những tế bào thần kinh thì đảm nhận trách nhiệm lãnh chỉ đạo. Còn các tế bào dạng cơ bắp thì chịu trách nhiệm giải quyết những vấn đề về lực. Trong xã hội cũng có sự phân công lao động và chuyên môn hóa. Tuy việc hình thành "một cơ thể" của xã hội còn ở mức sơ khai, nghĩa là việc phân công lao động còn chưa hoàn hảo. Một người vừa có thể làm việc chân tay, vừa có thể làm việc trí óc. Một người được đào tạo làm công việc này, nhưng khi bước ra xã hội có thể làm một công việc khác. Tuy vậy, xã hội và con người vẫn có một sự tương đồng. Xã hội là một sự tập hợp các thực thể vật chất cao cấp (con người) để tạo thành một cơ thể cộng sinh ở mức sơ khai. Còn cơ thể con người đã được tập hợp các tế bào ở dạng hoàn chỉnh và chuyên môn hóa nhất, được phân công lao động hợp lẻ tự nhiên nhất để trở thành một chỉnh thể thống nhất cao độ. Một dân tộc có khả năng hiểu biết lẫn nhau thông qua ngôn ngữ và ngôn ngữ chính là bằng chứng rõ nét về sự liên kết. Cũng như các tế bào liên kết với nhau thành một cơ thể sống, bước đầu cũng đòi hỏi có hệ thống thần kinh để thông tin cho nhau.

Bởi vậy, Khổng Tử có câu: " tu thân, tề gia, trị quốc, bình thiên hạ". Ở đây, tôi chỉ rút ra hai vấn đề: tu thân và trị quốc. Có nghĩa là con người phải bắt đầu bằng việc tu thân đã, mới có thể trị quốc. Tu thân là phải biết mình, trị quốc là phải biết xã hội. Khổng Tử lại có câu: đừng làm những gì cho người mà mình không muốn. Câu này ngụ ý sâu xa là: đã là con người thì ai cũng có những nhu cầu, tình cảm tương đồng với nhau.

Thấy rõ ràng một điều, quy luật " LƯU THỦY BẤT SINH HỦ" có tác dụng trên con người. Đó là, hễ bạn chịu khó tập luyện thể dục, thể thao, hoặc chí ít là tập hơi thở (tuy là "chí ít", nhưng hiệu quả thật sự to lớn), thì sức khoẻ bạn sẽ một ngày một tiến triển. Sức khoẻ có tiến triển thì kinh tế cũng tiến triển theo. Nếu xét lý thuyết trên, thì rõ ràng quy luật "LƯU THỦY BẤT SINH HỦ" cũng có tác dụng trên toàn xã hội. Nghĩa là quy luật này tác động lên tiểu vũ trụ cũng tác động lên đại vũ trụ. Tuy nhiên, đó là lý thuyết. Chúng ta phải đưa ra ngoài thực tế để tìm hiểu. Thực tế đã chứng minh lý thuyết đó là đúng đắn. Trong xã hội, bất kỳ điều gì cũng phải "LƯU THÔNG". Như đã nói ở phần trên, tiền tệ phải "LƯU THÔNG", hàng hóa phải lưu thông, thông tin phải lưu thông, tư tưởng phải lưu thông. Tuy nhiên, ứng với từng loại vật chất, người ta có cách gọi riêng: lưu thông phân phối hàng hóa, đả thông tư tưởng, khai thông, nạo vét kênh rạch, trao đổi thông tin.

Chúng ta tạm rút ra hệ quả cho đoạn này là: hãy lấy quy luật Lưu thủy làm thước đo cho sự phát triển của cơ thể và sự tiến bộ của xã hội. Tuy nhiên, như ở phần nói đầu, phải hiểu vấn đề tường tận mới tránh khỏi sai lầm tin vào một vấn đề quá trớn. Hãy đọc tiếp, bạn sẽ hiểu thế nào là hiểu tường tận.

## Chương VIII: ỨNG DỤNG QUY LUẬT "LƯU THUỶ BẤT SINH HỦ"

Muốn ứng dụng quy luật "lưu thủy bất sinh hủ", người ta có thể thực hiện bằng hai cách: thứ nhất là đừng bao giờ thực hiện điều gì tạo ra sự bất lưu thông, nơi nào bị tắc nghẽn thì tiến hành tạo ra sự lưu thông. Thứ nhì là vận động để tạo ra sự lưu thông liên tục và thường xuyên. Tuy nhiên, phải nhớ một nguyên tắc: vận động là sự cần thiết tuyệt đối, nhưng đừng quá sức. Sự buông lỏng nghĩ ngơi xen giữa những sự vận động là cũng hết sức cần thiết (đây không phải là phản quy luật, phần sau tôi sẽ chứng minh: quy luật lưu thruy là tuyệt đối, tạm ngưng chỉ là tương đối). Người ta gọi đó là nghĩ dưỡng sức hay thư giãn, hay tích góp năng lượng trở lại. Sự vận động để khai thông. Ví dụ, khai thông dòng nước. Khai đến khi nước đã thông thì phải dừng chứ khai nữa vừa vô ích, vừa mất sức, vừa có hại, cho dù đó là sự vật hiện tượng nào.

Cũng cần nói thêm, trong việc tập luyện hơi thở, mỗi hơi, hít thêm một ít, sẽ không vượt quá khả năng. Còn đối với những biện pháp luyện tập khác, nếu cố quá sức sẽ làm cho cơ thể uể oải, hại cho sức khoẻ. Trong những sách truyện Trung Quốc, người ta tạm hiểu trường hợp tập luyện quá mức là " tẩu hoả nhập ma". Nghĩa là, khả năng không cho phép chúng ta vượt qua ngưỡng đó được.

Chúng ta cũng cần nghiên cứu thêm một chút về lý thuyết cân bằng âm dương mà người xưa đã để lại. Trong mọi sự vật đều có tính âm dương. Một chiếc lá phải có mặt phải, mặt trái. Một chu kỳ quay của mặt trời phải có một ngày và một đêm. Sự vật sống thường có tính đực và cái. Đó là hai mặt của một vấn đề. Cũng như Mác đã từng nói: đó là hai mặt đối lập của một thể thống nhất. Ở đây chúng ta cần nghiên cứu đến cái động và cái tĩnh. Cái ý thức và cái vô thức. Lúc chúng ta có ý thức, chúng ta dùng ý thức để lãnh đạo cơ thể chúng ta vận động( do thần kinh trung ương chỉ đạo). Lúc đó, chúng ta điều khiển cơ thể vận động để " khai thông" huyết mạch. Lúc khai thông đủ rồi, thì để cho máu huyết tự lưu thông. Ở đây cần nghiên cứu một triết lý về cái tĩnh, cái thư giản. Trong cái tĩnh vẫn có cái động, đó là cái động do hệ thần kinh thực vật điều khiển. Có nghĩa là lúc chúng ta không có ý thức về sự vận động thì cơ thể chúng ta cũng phải tự vận động. Điều này thể hiện ở chỗ, nếu các bạn không đọc qua lý thuyết này, cơ thể bạn cũng tự vận động một cách tự nhiên. Đó là cơ chế tự tồn tại ( hay còn gọi là hoạt động bản năng). Cho nên có người khoẻ mạnh, người yếu đuối đều do tự nhiên.

Người theo thuyết định mệnh sẽ không chịu nghe những điều tôi nói. Bởi vì họ cho rằng không cần vận động, ông trời kêu ai nấy dạ, ông trời cho sức khoẻ thì khoẻ, bằng ngược lại thì yếu đuối. Lại có một loại người vị kỷ, thành kiến quá nhiều, không chịu tiếp thu cái mới sẽ phủ nhận những điều tôi nói ra.

Ở đây, chúng ta ứng dụng thuyết cân bằng âm dương để giải quyết vấn đề ý thức và vô thức. Người ta sẽ đặt ra câu hỏi: liệu bạn tập luyện bao nhiêu là đủ?. Sự tác động của ý thức và vô thức phải là 5:5. Có nghĩa là một ngày một đêm, người ta vận động có ý thức vừa sức khoảng 12 giờ ( ở đây cần khẳng định là vừa sức, chứ không quá sức), còn lại thì mặc kệ để cho vô thức tuỳ nghi quyết định. Bởi vì qua 12 giờ bạn hỗ trợ cơ thể " khai thông huyết mạch" là quá đủ ( bạn đã tự vượt qua số phận của mình không để cho sự may rủi quyết định, bởi vì bạn đã can thiệp vào đời sống). Còn lại 12 giờ để cho máu huyết tự lực "lưu thông". Đó là trường hợp đối với vận động liên tục của cơ thể, hay vận động hít thở. Còn các vận động khác thì phải tuỳ theo thể trạng mỗi người.

Chương IX:RÚT RA KẾT LUẬN TỪ VIỆC TÁC ĐỘNG CÓ Ý THỨC VÀO VÔ THỨC.

Có một điều, qua lý luận trên đây đối với việc tập luyện hơi thở, hoặc các biện pháp tập luyện thể dục, thể thao khác, tôi muốn rút ra một kết luận sự tác động đến cơ thể để tạo ra sức khoẻ có những đặc trưng:

_ Không vội vã, hấp tấp. Dục tốc bất đạt.

_ Thông thường chủ thể, hay trung ương thần kinh không thể hiểu biết hết cơ chế vận hành của cơ thể sau khi được tác động. Điều này theo tôi là có ý nghĩa. Cũng như trong công tác quản lý xã hội, nếu can thiệp quá sâu vào từng cơ chế hoạt động của các cơ quan là ảnh hưởng đến công việc của nó. Hãy tạo ra một cơ chế phóng khoáng và tự động. Ví dụ, tôi hít thở làm cho máu huyết lưu thông, nhưng tôi không biết được phổi làm việc như thế nào, tim đập làm sao, cách trị bệnh, điều hoà cơ thể của nó như thế nào. Có nghĩa là, tác động vào cơ thể tạo ra sự lưu thông, nhưng không can thiệp vào công việc của nó. Có chăng thì chúng ta chỉ có thể điều khiển hai cánh tay " đắc lực" của mình mà thôi.

_ Trong quá trình vận động tập luyện "cơ thể", cần thiết nhất là chúng ta phải tập trung vào những hoạt động thường xuyên, thiết yếu nhất của nó. Đó là những hoạt động mà nếu không có chúng, cơ thể sẽ gặp khó khăn. Ví dụ như hoạt động hơi thở là hoạt động cung cấp năng lượng. Nếu ngưng trệ hoạt động này lâu dài thì các hoạt động khác sẽ ngưng theo. Xã hội có các hoạt động cung cấp năng lượng điện, xăng, dầu, lĩnh vực giao thông vận tải. Với những cơ thể yếu ớt, thì đừng cố ôm đồm cùng một lúc làm nhiều việc. Vừa muốn tập hơi thở, vừa muốn tập cơ, vừa tập bụng để chống táo bón... là không đủ sức lực và thời gian. Nên nhớ, bất kỳ hoạt động nào cũng tạo ra sự lưu thông. Đừng quá ôm đồm, bao biện.

Miễn là có vận động, tác động vào một lĩnh vực cần thiết nhất là đã tạo ra sự lưu thông. Bởi vì, Mác có nói: vạn vật đều có sự liên hệ chặt chẽ với nhau. Nếu chúng ta tác động vào bộ phận này, thì bộ phận khác gián tiếp cũng được tác động. Bởi vậy, gần đây, một số khóa học của Thụy Điển mở ra ở Việt Nam giúp chúng ta về công tác quản lý kinh tế đã đưa ra một số nhân định: tỷ lệ của thành phần kinh tế nhà nước chỉ ở mức vừa phải là tốt nhất. Và kinh nghiệm cho thấy, sự tập trung quyền lực, cũng như tình trạng quan liêu bao cấp trước kia mà trong dân gian quen gọi là "bao biện" sẽ tạo ra sự chậm tiến. Chậm tiến là vì: một người không đủ sức cùng lúc làm quá nhiều công việc (chỉ có thể hoặc là làm chuyện trí óc, hoặc là làm chuyện chân tay), thứ hai là không phát huy được sức mạnh của tập thể. Người tài giỏi là người biết xem việc phân chia quyền lực là một quy luật tất yếu và vì vậy phải luôn tìm cách điều hành, tổ chức, giao quyền cho những người thuộc quyền. Thời gian qua, Đảng và Nhà Nước đã quan tâm thực hiện việc phân cấp quản lý, là một bước chuyển hết sức quan trọng, cởi trói cho các lĩnh vực, thành phần kinh tế phát triển.

_ Tăng cường mạng lưới thông tin để kịp thời phát hiện những bất ổn. Trong cơ thể nơi nào báo đau, thì nơi đó bất ổn, bất lưu thông. Lúc đó áp dụng câu: " thông bất thống, thống bất thông". Phải làm sao cho lưu thông liên tục.

Rõ ràng, qua một quá trình tập luyện, "cơ thể" sẽ tự nhiên mạnh dần lên, sức đề kháng cũng mạnh lên, lúc đó không phải lúc nào cũng ngày đêm nôm nốp, lo bệnh, lo hoạn, lo vi khuẩn, vi trùng xâm phạm (tất nhiên cũng phải tránh né những chỗ nguy hiểm, những điều thấy trước là bất lợi (ví dụ như: thấy bụi mà vẫn hít thở), vì nếu tự tin hoàn toàn vào biện pháp tập luyện, chúng ta cùng lúc phạm hai quy luật: trở nên phiến diện và duy tâm, thứ nhì là phạm quy luật dục tốc bất đạt).

Tôi chợt nhớ đến một ý tưởng khác. Con người ta thường quan tâm đến việc làm giàu mà quên quan tâm đến một điều quan trọng hơn thế nữa. Đó chính là sự tồn tại của chính mình. Phải tồn tại trước đã, rồi mới đến giàu có, thành công. Tồn tại bắt nguồn từ quy luật "lưu thủy bất sinh hủ", còn thành công có khi cũng bắt nguồn từ quy luật này, mà có khi cũng đi ngược lại với quy luật này, nhưng nó phải đến sau "sự tồn tại, tồn vong". Cũng cần nói thêm, qua quan sát xã hội, sự giàu có, thành công có khi cũng hết sức ngẫu nhiên, cho nên đừng quan tâm nhiều đến sự hơn thua. Chúng ta có sức khoẻ, chúng ta tồn tại , chúng ta biết tích lũy từng bước (quả thật qua quan sát thấy, sự tích lũy là sự giàu có bền vững nhất, như ông bà ta đã từng nói: nếu bạo phát thì sẽ bạo tàn), chúng ta biết đầu tư những đồng tiền tích lũy của chúng ta vào những công việc hữu ích, tác động vào xã hội, tạo ra sự lưu thông tiền tệ, thì chắc hẳn sự giàu có sẽ quay về với chúng ta.

Đến đây tôi xin rút ra một hệ quả từ quy luật "lưu thủy bất sinh hủ":

-Ai giữ được hơi thở, người đó giữ được cuộc sống của mình.

-Sự tạm ngưng, gián đoạn cũng rất cần thiết, nhưng đó chỉ là sự tương đối, chỉ có sự vận động tạo ra lưu thông mới là tuyệt đối.

## PHẦN HAI: VAI TRÒ CỦA NGÔN NGỮ ĐỐI VỚI SỰ THÀNH CÔNG.

### Chương X: LUẬN BÀN VỀ HẠNH PHÚC CỦA NHÂN LOẠI.

Trong nhiều quyển sách, tôi đã tham khảo qua, cho thấy một điều tư tưởng của một nhà tỷ phú khác với tư tưởng của một người bình thường. Điều khác đó được các tác giả mô tả với nội dung tượng tự nhau: anh muốn giàu có anh phải có một khát vọng cháy bỏng làm giàu.

Trước khi đi tìm hiểu thực hư của câu nói trên, chúng ta hãy luận bàn một chút về quan niệm "hạnh phúc" của nhân loại. Chẳng hạn như trong gia đình tôi, tôi là người giàu chất" tưng tưng" nhất. Từ nhỏ tới lớn tôi mãi đi tìm. Tôi tự cho mình cái quyền đi tìm giá trị của sự hạnh phúc. Nhiều bài học cho rằng hạnh phúc chưa hẳn là sự giàu có. Hoặc tiền của là vật ngoài thân, tính mạng mới là điều quan trọng. Hoặc hạnh phúc nằm trong lòng chúng ta. Có nhiều bài bình luận về hạnh phúc rất hay, chẳng hạn một bài đăng trên báo KH&ĐS luận bàn về hạnh phúc.Tác giả ngay ở đầu bài cho rằng, hạnh phúc là một thứ cảm giác vui sướng và tuỳ thuộc vào quan niệm của từng người. Và cuối cùng kết thúc cho rằng hạnh phúc là những gì do tự thân chúng ta làm ra, là những gì nằm trong tầm tay chúng ta. Có nhiều tác giả lý luận: không phải người giàu có lắm tiền của là đã có hạnh phúc; hạnh phúc gì mà cảm thấy họ không được vui, công việc cứ bù đầu, lúc nào cũng cứ băng hăng bó hó. Đi sâu vào mới biết "người giàu cũng khóc". Lại có một quan niệm khác, hạnh phúc chính là một sự đánh đổi. Còn quan niệm về hạnh phúc của tôn giáo là lánh xa thế tục, tránh xa những điều dục vọng. Tư tưởng của Mác chỉ gói gọn trong mấy từ: hạnh phúc là đấu tranh. Qua nhìn nhận hầu hết các nền triết lý đông-tây, tôi thiết nghĩ, ai cũng mong tìm kiếm cho nhân loại một nền hạnh phúc trọn vẹn nhất, tựu trung lại: hạnh phúc chính là thoát khỏi mọi sự lo lắng một cách triệt để nhất. Tuy nhiên có trường phái thụ động, lại có trường phái chủ động. Phái thụ động có khi quan niệm hạnh phúc là một cái gì rất trừu tượng, mang tính tinh thần. Nhìn chung, nếu, người ta biết rằng phải chấp nhận cuộc sống, biết rằng như thế là đủ, thì đã đủ, đừng đòi hỏi nhiều quá, ta sẽ tìm thấy được sự hạnh phúc, thanh thản trong tâm hồn. Còn phái chủ động thì chủ trương hạnh phúc là những giá trị vật chất là hiện thực, là tiện nghi, là những gì đáp ứng nhu cầu cho con người. Cũng như quan niệm của một anh bạn cũng vừa vui vui, nhưng cũng đáng suy gẫm về kiếp nhân sinh và ý nghĩa trần trụi của sự hạnh phúc: anh ta thừa nhận quan niệm hạnh phúc của tôi và thêm một ý nhỏ: được hưởng thụ một cách chính đáng.

Quay sang Mỹ, người ta thực dụng hơn chúng ta và định nghĩa: hạnh phúc và bất hạnh chỉ cách nhau có 0,2. Bởi vì hạnh phúc là làm ra được 10 đồng xài hết 9,9 đồng, còn bất hạnh là làm ra 10 đồng mà xài hết 10,1 đồng.


Chương XI: HẠNH PHÚC ĐÍCH THỰC.

Chúng ta đừng nghĩ hạnh phúc là một điều gì đó quá xa vời. Hạnh phúc, trên thực tế, đã được nâng từ mức bình dân lên tầm triết lý của nhân loại. Ở đây nêu lên nhiều quan niệm hạnh phúc để bạn trẻ có một tầm nhìn khái quát về hạnh phúc, đồng thời muốn chứng minh một điều: nhân loại còn mong lung lắm về sự hạnh phúc.

Vậy chúng ta cần phải quan niệm như thế nào về một hạnh phúc đích thực?. Tôi tin rằng bạn cụng cho rằng tôi cũng như nhiều người khó có thể nói lên được điều đó. Vậy thì chúng ta hãy từ từ đi khảo sát.

Để dễ hiểu tôi xin dẫn chứng về một cuộc đàm luận trong một bàn trà nước. Tất nhiên đây là một tiệc trà rất đơn giản gần đây giữa những người bạn trong đó có tôi. Nó cũng như bao nhiêu tiệc nước mà bạn đã từng được tham dự, nhưng có điều khác là chúng bạn cùng tham gia ý kiến đóng góp về sự hạnh phúc đích thực. Có rất nhiều ý kiến để đưa ra về sự hạnh phúc.

Một anh bạn: - Tôi ước gì được một số tiền lớn. Tôi sẽ mua một hòn đảo của riêng tôi. Trong đó tôi xây dựng một lâu đài, những công trình tham quan du lịch.

Y tưởng này tôi chợt nhớ đến một người đã từng thực hiện. Đó là một người được mệnh danh là "đạo dừa". Ong này tên thật là N.T.N. ông tốt nghiệp một trường nào đó ở Tây. Sau đó về nước. Vì bản thân xuất phát từ một gia đình giàu có, nên ông có điều kiện mua hẳn cho mình một cù lao nhỏ nằm giữa sông Tiền, thuộc tỉnh Bến Tre. Trên hòn đảo của mình, ông xây dựng một cả một giang san cho chính mình, với một ý tưởng xây dựng một nước Việt Nam thu nhỏ, mà ở đó ông là vua một cõi. Đời sống của ông kể ra như một ông hoàng. Nhưng người ta không hiểu sao ông không lập gia đình mà lại lập ra một tôn giáo. Ông có cả một "phi thuyền" để đưa ông lên "thuyền bát nhã". Ông lại có cả một đội quân phụ nữ để phục dịch cho ông đủ mọi sinh hoạt. Có một đặc điểm của đạo giáo của ông là chỉ ăn dừa để sống. Thậm chí có truyền thuyết kể rằng, ông ăn cả ếch, những ếch cũng phải được nuôi trong trái dừa (!). Có thời còn dưới chế độ cũ, ông chơi ngông còn ra tranh cử chức tổng thống với Nguyễn Văn Thiệu. Nhưng thôi, đây là những chuyện linh tinh, kể ra cũng chỉ gợi trí tò mò của bạn đọc thôi. Thế những sau ngày Miền Nam hoàn toàn giải phóng, ông cũng chẳng còn gì. Thế nên, người ta mới nói: bãy biển cũng biến thành nương dâu. Sự hạnh phúc dẫu đến đâu cũng không phải là sự tuyệt đối.

Một anh bạn khác: - Tôi cho rằng, nếu tôi có trong tay khoảng vài tỷ bạc. Tôi đem gửi ngân hàng. Hằng tháng lấy về mười mấy hai mươi triệu đồng tiêu xài. Thế là sướng nhất trần khỏi cần phải lo nghĩ.

Vâng, thế là ích nước lợi nhà. Nhưng sự đời đâu như chúng ta nghĩ. Xã hội càng phát triển, lãi suất ngân hàng càng giảm. Trong bài toán kinh tế, không có chi là bền vững. Cũng như trường hợp ở Mỹ, tôi đã từng được xem những chương trình trên ti-vi. Rất nhiều người, đến cuối đời có một số lượng lớn cổ phiếu của một công ty lớn tưởng là an hưởng tuổi già. Nhưng chỉ qua một cuộc biến động kể như mất đến hơn một nửa số vốn đầu tư ban đầu.

Có nhiều ý kiến cho rằng, hạnh phúc nhất là có tiền, mua nhà lầu xe hơi. Chiều chiều đi dạo mát với ý trung nhân. Hoặc giả, nếu có tiền nhiều, chúng ta làm công tác từ thiện, giúp đỡ bạn bè. Tôi đã từng mục kích những trường hợp tương tự như thế, nhưng hạnh phúc ấy chỉ được trong chốc lát rồi trôi qua như một cơn gió thoảng. Ít năm về trước, lớp học chúng tôi có một anh bạn thành đạt. Anh ta ở tận thành phố lớn. Trong dịp nghỉ phép, anh ta đánh xe du lịch về thăm quê, tập hợp bạn bè lại và cùng nhau chè chén. Trên gương mặt anh ta lộ vẻ rất mãn nguyện. Bởi vì, anh ta được mọi người trầm trồ khen ngợi về sự thành công quá to tát. Thế nhưng, tiệc nào rồi cũng tan. Chỉ sau đó ít lâu, chúng tôi hay tin anh ta đã bị bắt trong một vụ bê bối gì đó. Lúc nằm nghĩ ở "nhà mát", anh có còn nghĩ về tiệc vui hôm đó không?. Chắc chắn một điều, anh cảm thấy, hạnh phúc thật sự là một điều hết sức phù phiếm. Cũng như, chúng ta cũng có thể cảm nhận được cảm giác đó. Lúc chúng ta đãi tiệc bạn bè, chúng ta rất hạnh phúc mãn nguyện vì được bạn bè chúc tụng. Thế nhưng tàn tiệc rồi thì mọi việc lại quay về chỗ cũ, có khi còn tệ hơn thế nữa.

Nói qua tất cả những điều như thế này để chúng ta thấy được, nếu chúng ta không chịu nhận chân ra, điều gì mới thực sự là hạnh phúc, thì lẽ tất yếu hạnh phúc là một hiện tượng rất dễ mất đi, và tan biến. Thực ra, quan niệm hạnh phúc chỉ đơn thuần là "sự hưởng thụ", thì nó chẳng hơn chẳng kém là "một cảm giác thoải mái" nhất thời. Mà con người chúng ta, sau những tiệc vui, bình tâm nghĩ lại, chúng ta liệu có thể chấp nhận được một thứ hạnh phúc mát dịu và ròn tan, như viên kẹo hảo hạng mau chóng biến mất trong miệng hay không. Tất nhiên là không rồi. Hạnh phúc không thể là thứ gì chóng đến rồi lại chóng đi, chỉ đáp ứng những nhu cầu đơn thuần về mặt vật chất. Hạnh phúc càng không thể là cái gì đó mà bạn đang bị thiếu thốn, bỗng dưng được ai đó mang đến để lấp đầy sự thiếu thốn ấy. Những cảm giác, tuy được nuông chiều, nhưng nó cũng rất chóng phai, bởi vì, khi bạn cảm thấy không còn bị thiếu thốn, đã cảm thấy bị thừa mứa, thì có khi sự hạnh phúc ấy sẽ biến thành sự bất hạnh và quay lại đầu độc bạn. Tình cảm dư thừa có tốt đâu, ăn uống dư thừa có tốt đâu. Căn nhà dầu có đẹp, chiếc xe dầu có lộng lẫy, nhưng nó chỉ có giá trị khi bạn chưa có, khi đã có, thì cảm giác sung sướng chỉ đi theo bạn trong chốc lát sau đó rồi vụt tan. Bởi vì hạnh phúc của bạn, cái chính là muốn có nó, và khi đã có nó thì xong.

Vậy hạnh phúc là gì ?.

Theo tôi và cũng theo nhiều ý kiến mà tôi đã tham khảo: hạnh phúc đó chính là sự ổn định, mà đầu tiên là ổn định về sức khỏe. Điều này, tôi đã nói rất nhiều ở phần một. Từ sức khoẻ ổn định sẽ sinh ra một số thu nhập ổn định. Từ sự ổn định này sẽ sinh ra sự ổn định về tâm sinh lý, chúng ta cũng chi suất ổn định. Tuy nhiên, nếu chỉ bằng lòng với sự ổn định này thì cũng chưa đủ, mà con người cũng còn cần thiết phải có chí cầu tiến. Chí cầu tiến này sẽ giúp chúng ta có một sự tăng tốc về mặt tích luỹ, tạo thành một nguồn lực to lớn, để tạo ra sự ổn định một cách chắc chắn nhất. Bởi vì, chúng ta đã ổn định về kinh tế, nhưng luôn luôn bị các thế lực bên ngoài đe doạ về sự hoà bình, thì sự ổn định đó xem ra cũng còn tạm thời. Tất cả những điều để vươn tới một hạnh phúc toàn diện nhất, như tôi kể trên, chúng ta hoàn toàn có thể thực hiện được. Mời bạn đọc tiếp để bước sang giai đoạn tăng tốc của cuộc đời mình.

Chương XII: TỰ KỶ, ÁM THỊ - CÔNG CỤ ĐỂ TĂNG TỐC.

Trong nhà trường, bạn trẻ được giáo dục bởi một nền kỷ luật khá gắt gao, giáo dục bắt đầu từ nội quy, quy chế. Nội quy, quy chế là cái gì nếu không nói là ngôn ngữ. Điều một: bạn trẻ phải đi học trước 15 phút để truy bài, điều hai: phải ăn mặc chỉnh tề, đúng theo đồng phục mà nhà trường quy định…. Mặt phải của ngôn ngữ là mang đến cho người ta sự chính xác, quy củ. Nhưng mặt trái, đối với những vấn đề phức tạp mang tính triết lý và xã hội, thì những điều quy tắc thường đối chọi nhau, tư tưởng này đối lại với tư tưởng kia, chính kiến này đối lại với chính kiến kia. Bằng thói quen quy phục những nguyên tắc trong nhà trường, khi người ta rơi vào một môi trường nào đó, trong một quảng thời gian dài, người ta cũng bị tác động và quy phục những giáo điều của môi trường đó. Cho nên có những cuộc đấu tranh tư tưởng day dứt trong chính một con người. Cách nay ít tháng, trên báo văn nghệ, tôi có đọc một truyện ngắn tựa đề " Trên chuyến xe tốc hành" thể hiện sự day dứt về tư tưởng tình cảm của một nhân vật như thế. Anh ta cứ muốn mở miệng để bắt chuyện và trêu chọc một cô gái như bao người con trai khác. Nhưng cứ mỗi lần định mở miệng thì như có một lực cản nào đó kéo anh ta lại. Mặc dù cô gái cứ mở lời như gởi trao tất cả, nhưng trong tâm thức người con trai cứ lởn vởn những điều giáo huấn của một vị sư già. Phần sau tôi không đọc vì công việc gián đoạn, nhưng tôi đoán chắc với một tư tưởng nước đôi như vậy, người đối diện với mình sẽ chẳng hiểu mình nghĩ những gì và mối tình ấy chắc sẽ tang biến vào mây gió.

Cái chất "tưng tửng" trong đời sống của tôi cũng thể hiện qua điều đó. Đúng là " đa thư loạn tâm". Thực tế là tôi cứ đi tìm và tôi rất muốn tìm thấy điều gì đó. Kỳ thực tôi có một khát vọng rất cháy bỏng, nhưng tôi không biết tôi muốn điều gì. Muốn có nhiều tiền thì sợ bị sai lầm. Nhưng rào cản ấy đã qua khi tôi có gia đình, đối mặt với muôn vàn thứ nhu cầu, rồi đứa con đầu lòng ra đời. Tôi kịp bừng tỉnh. Vã lại, Chính Phủ còn khuyến khích làm giàu chính đáng nữa cơ mà. Tỉnh dậy sau cơn mê thì vụt cái đã ngoài ba mươi. Tuy nhiên tôi vốn là một người cần kiệm nên việc chi xuất không đến nổi. Thế nhưng cơ hội làm giàu đã qua đi hay nói đúng hơn là không chịu ghé lại.

Tất nhiên, trong cuộc đời, nhiều người thấm nhuần tư tưởng làm giàu đến mức không cần phân biệt phải trái, mà người xưa sử dụng một cụm từ để ám chỉ hiện tượng này: đạt được mục đích, bất chấp thủ đoạn. Có người lấy vợ, lấy chồng chỉ cần mỗi một tiêu chuẩn là giàu có, không cần hợp nhau, hoặc có xấu tí cũng được, miễn là " đảm bảo hạnh phúc lâu dài". Lại có người dù sống, dù chết cũng phải vô được một chân ở Bưu điện, Du Lịch, hay học bỏm bẻn vài chữ tài chánh tranh thủ chú ba, thím bảy xin vào Ngân hàng. Lại có người bằng mọi giá, bất chấp, luồng lách thế nào để cô chiêu, cậu ấm của mình vào được ngành Y, hoặc kẹt lắm thì nhét vào quân y, để sau này hốt bạc. Nếu tôi có tư tưởng này từ xưa, thì có lẽ bằng mọi giá tôi phải theo học ngành Y (bởi vì tôi thi đậu vào y khoa mà ly), chứ không bỏ dở để quay về tìm kiếm những điều tôi cho là đáng tìm.

Như vậy, ở đây tôi muốn khẳng định một vấn đề là: muốn làm điều gì phải dứt khoái tư tưởng. Tôi lấy một ví dụ để làm bài tập về sự dứt khoác tư tưởng. Đó là bài tập bỏ thuốc hút. Tôi muốn bỏ thuốc hút rất lâu, nhưng kẹt mỗi khi bỏ được một ngày những chuyện khó xử, buồn bực lại kéo đến. Dẫu cho mình có ý thức biết rằng thuốc hút là có hại cho sức khoẻ, dẫu hút thuốc là bị viêm họngtruyền miên, hút thuốc mỗi ngày tốn từ 2-5 ngàn đồng, lại tốn thời gian đi mua. Nhưng bỏ thuốc lại có mấy cái sợ: sợ không có chỗ để giải quyết những khó xử, sợ không có cái để giải khây, sợ gia đình dễ xích mích, va chạm do bỏ thuốc bị bằng tính. Dẫu sao thì cũng phải có cái để mà giải toả tâm lý chứ. Đã bao lần chịu hết nổi khói thuốc, nhưng không làm sao bỏ hẳn được. Cứ nghĩ đôi ba ngày, bạn bè đưa nữa, "năng lực từ chối" lại phản bội lời hứa hẹn với chính mình. Tôi đã thử biết bao nhiêu phương pháp, nhưng không hiệu quả. Có một cách mà tôi thử ứng dụng nhưng đâu cũng hoàn đó. Đó là phương pháp nhủ thầm. Nói như ông Bengiamin- nhà ngoại giao nổi tiếng của Hoa Kỳ là phải sửa mình, bằng cách thấy mình có khuyết điểm nào, thì nhảy xổ vào, xoá sổ ngay khuyết điểm đó. Nhưng mỗi khi tôi tự nhủ với mình phải bỏ thuốc hút thì hằng trăm chuyện nằm trong mối quan tâm của tôi lại vụt hiện. Như phải viết xong một cuốn sách, làm xong một bài báo, thậm chí phải hoàn thành một việc lặt vặt nhưng quan trọng, kể cả những việc gia đình. Thật là thô thiển, nhưng đầu óc con người bao giờ cũng bộn bề muôn vạn thứ như vậy.

Nhưng đến một hôm tôi sực nhớ ra. Muốn làm điều gì phải tập trung vào điều đó dứt khoác, rồi mới tới công việc khác, chứ con người không thể hoàn thành cùng một lúc nhiều công việc. Thậm chí tư tưởng cũng không thể chia ra cùng một lúc nhiều vấn đề. Thế là ngay hôm sau, tôi dậy thật sớm "đọc kinh". Những câu kinh " tôi bỏ thuốc hút" thấm nhuần đầu óc của tôi. Tôi đọc mãi, đọc mãi suốt cả ngày hôm ấy. Tôi bỏ được một ngày. Đến ngày thứ hai cũng đọc và bỏ được như thế. Đến ngày thứ ba thì khỏi cần đọc nữa. Vì tôi đã quen rồi. Tư tưởng đó đã thấm nhuần tôi rồi. Rõ ràng, một khi công việc nào trở thành thói quen, thì làm không còn tốn sức. Nôn na, vật lý học gọi là đã vào trạng thái siêu dẫn, chạy không cần tải, hay chạy theo quán tính. Như vậy rút ra một điều, chúng ta đừng sợ mất thời gian cho một việc gì. Bởi vì, sau một thời gian, chúng ta sẽ quen đi và làm việc đó sẽ trở nên dễ dàng hơn nhiều. Chẳng hạn việc tập hơi thở, ban đầu rất khó khăn. Ai cũng sợ bị "tẩu hoả nhập ma". Nhưng đây là đối tượng tập luyện tự nhiên nhất của cơ thể.

Qua sự việc bỏ thuốc chúng ta rút ra được điều gì:

_ Việc tự kỷ ãm thị phải tách rời ra, không nhập chung cùng một lúc nhiều vấn đề, nhiều nội dung. Tư tưởng thấm nhuần một nội dung sẽ tạo ra một thói quen. Khi thành thói quen, chúng ta có thể để cho cơ chế tự động làm việc. Chúng ta hướng tới một mục tiêu mới.

_ Việc tập tư tưởng "tự kỷ ám thị" có một tác dụng chính đó là nhắc nhở chúng ta. Có nhiều việc trong đời, chúng ta quyết tâm rất nhiều, nhưng khi va vào, chúng ta lại quên biến đi và để cho mình sa đà. Thực tế, việc hút thuốc đã trở thành thói quen. Khi người khác mời bạn hãy để ý mà xem, chỉ trong cái giây tít tắc bạn thò tay lấy điếu thuốc, chính là cái giây bạn dễ quên nhất. Khi bạn đưa được lên môi, thì mọi tư tưởng thoả hiệp đã quay trở lại: "thôi thì làm thêm điếu nữa có sao đâu". Nên nhớ, đối với những điều gây nghiện, một lần va chạm thì chưa thấy thoả mãn, mà ngược lại là có cảm giác "bàn tay đã vấy bẩn". Cho nên cứ việc làm tới.

_ Hai điều trên sẽ được nói tựu trung ở điều thứ ba: đó là việc liên tục tự nhắc nhở nhằm tạo thành một sự kiểm tra, giám sát thường trực của hệ thần kinh đối với mục đích chúng ta cần hướng tới. Bản thân việc bỏ thuốc hút phải xuất phát từ ý chí quyết tâm mà ra.

Bây giờ dùng bài tập về bỏ thuốc hút để ứng dụng vào bài "làm giàu". Ở đây chúng tôi xin lập lại vấn đề đặt ra ở đầu chương này. Rõ ràng trong suy nghĩ của người giàu có cái gì đó khác với người bình thường. Đó là luôn luôn có tư tưởng mong muốn làm giàu, mà phải là tư tưởng đam mê mãnh liệt, liên tục cầu tiến mới giúp người ta giàu có được. Tôi đã chứng kiến, nhiều anh bợm nhậu dám tuyên bố giữa bữa tiệc: "Thằng này không chịu thua bất cứ thằng nào". Hỏi kỹ ra, tôi mới biết ông ta vừa làm ăn thất bại và cay cú đối với một anh bạn cùng xóm, tay lấm chân bùn, xuất thân bần cùng hơn anh ta, nhưng nay đã có của ăn của để. Như vậy rõ ràng nội dung ăn thua ở đây không phải là ăn thua về "tiền", mà ăn thua về "rượu", hay chỉ đơn thuần là sự tự thoả mãn về bản ngã kiểu "AQ chính truyện".

Sự phát biểu ấy xét cho cùng cũng là một sự tự kỷ ám thị (tự mình nhủ thầm, nhắc nhở mình). Cũng như bạn, người đang đối diện, đã biết bao nhiêu lần bạn tự nhủ " mình phải thành công". Nhưng không có hiệu nghiệm, bạn đã không còn tin nữa. Như vậy lần này tôi đề nghị bạn cùng tôi bỏ chút công sức, nghiêm túc nghiên cứu vai trò tự kỷ ám thị của ngôn ngữ.

Bây giờ chúng ta đi tìm chân lý cũng bằng cách loại suy. Chúng ta phải trả lời cho được câu hỏi: tại sao người uống rượu lúc nãy và chúng ta tự kỷ không đạt hiệu quả?.

Trước khi trả lời câu hỏi này, chúng ta hãy làm sáng tỏ một vấn đề khác có liên quan đến vấn đề được đặt ra từ đầu. Thực ra, khát vọng thành công chỉ có ở con người, một sinh vật có ý thức. Có nghĩa là, chúng ta chưa bao giờ bắt gặp ở một loài vật nào khác ngoài con người có nhu cầu về sự giàu sang. Một người khát vọng giàu sang phải sống trong một môi trường nào đó, ví dụ hằng ngày phải chứng kiến sự giàu sang vinh hiển mà mình không có, hoặc phải sống trong một sự đau đớn dằn vặt của tinh thần khi xuất thân trong một gia đình cao sang, nhưng gặp phải chuyện rủi ro, nên gia sản tiêu tang, bạn mong muốn khôi phục lại những gì mà mình đã mất. Hoặc một người xuất thân trong cảnh bần hàn nhưng luôn có chí cầu tiến…. Tuy nằm trong hoàn cảnh nào đi nữa nó cũng xuất phát từ việc thu nhận thông tin, cụ thể là thông qua hệ thống ngôn ngữ trong hoàn cảnh sống chúng ta mà ra. Vì vậy, để gầy dựng lại những thông tin " mong muốn sự giàu có" mà bạn chưa có đủ, bạn phải dùng ngôn ngữ để tự kỷ ám thị nhằm mang lại niềm tin và sự khát vọng của mình. Cũng như người Đức đã sử dụng thông tin tuyên truyền để gieo vào tâm khảm dân tộc mình một tư tưởng_ dân tộc hùng mạnh và thống trị.

Bài học rút ra từ bài tập bỏ thuốc hút cho chúng ta thấy, cái rào cản lớn nhất trong tư tưởng của chúng ta đó chính là sự nhiễu sóng. Trong cuộc sống hằng ngày của chúng ta có muôn vàn tư tưởng cùng xuất phát một lúc. Nếu chúng ta không biết khống chế chúng, chúng sẽ trở thành muôn ngàn làn gió phụp phùng ngọn lửa trong tâm chúng ta. Bị một thất bại, bị thủ trưởng quở phạt đã là một sự hụt hẫng trong tâm thức chúng ta. Bị liên tiếp nhiều thất bại cùng một lúc, ta sẽ bị tự kỷ, ám thị với nội dung tiêu cực: ta là người vô dụng. Đây đó có những tiệc vui, công việc chưa xong nhưng ta không vượt qua được sự cám vỗ, lao vào ăn nhậu thâu đêm suốt sáng. Thấy việc tích lũy lâu quá, mỗi tháng chỉ được một vài trăm ngàn, đâm ra ngán ngẩm, thôi thì chơi xả láng cho rồi, biết sống nay chết mai mà tích lũy chi cho uổng công. Họ không biết rằng, "không tích cốc phòng cơ", thì lúc cần xài đến sẽ rất hối hận. Cứ lo: "sống nay, chết nay", nhưng ngược lại, cứ sống hoài, đâm ra khổ. Cũng như sự kiện đồn đại năm 2000 tận thế. Nhiều người quá nông cạn đến độ vun hết tiền của ăn chơi xả láng, đến lúc không tận thế lại hết tiền, sống chuỗi ngày còn lại một cách thê thảm. Đó là chưa kể đến, sau khi chúng ta chết, con cháu chúng ta lại tiếp gánh lấy số phận hẩm hiu như chúng ta.

Nguyên nhân thứ hai là do tạp niệm gây ra. Tạp niệm là những suy nghĩ trong chính con người chúng ta. Lúc chúng ta suy nghĩ vấn đề này, thì cùng lúc nhiều ý tưởng khác ùa vào đầu ta, ngăn cản làm cho ta kém tập trung. Rõ ràng muôn vàn thứ cứ đua nhau kéo chúng ta đi xa dần quỹ đạo của sự thành công. Như vậy muốn tập cho tư tưởng thoát khỏi những thất tình, lục dục (nói như vậy mới đầy đủ ý), chúng ta hãy thực hiện như trường hợp bỏ thuốc hút. Nghĩa là, có một kế hoạch tập luyện, sửa chữa lại tư tưởng của mình. Hãy bỏ mặc tất cả sự bộn bề khác, mỗi buổi sáng sớm chịu khó niệm mãi ý tưởng "tôi phải thành công". Ngày xưa khi còn nhỏ, tôi đã phát hiện ra quy luật này thông qua hai câu chuyện của Wale Disney về nàng Lọ Lem và câu chuyện " Người đàn bà mà tôi ruồng bỏ" của tác giả Nhật Bản. Nàng Lọ Lem trong phim hoạt họa của Wale Disney đã được các con vật dạy cho một điều "Hãy luôn tin tưởng Hạnh Phúc và những điều tốt lành sẽ đến với bạn, thì những điều đó sẽ dần dần biến thành hiện thực". Và trong câu chuyện " Người đàn bà mà tôi ruồng bỏ", nhân vật chính là một chàng trai quyết tâm vươn tới sự thành công, hằng ngày vào mỗi buổi sáng đều đứng trước gương để niệm một lý tưởng mà mình tự đặt ra. Đó là: "tôi quyết tâm phải thành công". Còn trong quyển sách " Quẳng gánh lo đi và vui sống" của ông Dale Carnegie tác giả rất ca ngợi cung cách làm chủ tinh thần bằng cách niệm những câu đại loại: " Hôm nay tôi thực sự thoải mái, tôi sống từng ngày, tôi hoàn thành trách nhiệm cho mỗi ngày…".

Rõ ràng tác dụng của tụng niệm vô cùng quan trọng. Nếu không phải thế tại sao tất cả các tôn giáo trên thế giới đều xem đây là một biện pháp để tu tập. Để làm chủ tư tưởng, không gì khác hơn là phải thường xuyên làm chủ ngôn ngữ của mình.

Lúc trẻ tôi đặt ra những câu hỏi: vì sao phải thường xuyên tụng niệm những ý tưởng. Bởi vì làm như vậy sẽ mất thời gian. Vả lại tụng niệm cùng một ý tưởng sẽ gây nhàm chán, mà liệu có đem lại kết quả gì không?. Công việc này đối với những kẻ hay nói dối càng thêm phức tạp, bởi vì họ thì thường nói một đàn, làm một nẻo. Tuy nhiên nên nhớ, tâm niệm trong đầu mỗi người, đó chính là tư tưởng chỉ đạo hành động của con người. Cho nên việc "Tâm niệm" mang những ý nghĩa:

_ Giúp cho người ta luôn luôn ghi nhớ về đều mình cần làm. Như tôi ví dụ trong trường hợp " bỏ thuốc hút" ở trên, con người ta rất dễ quên đi ý tưởng, lập trường mình mới vừa nêu ra.

_ Khi lý tưởng đó trở thành một tư tưởng chỉ đạo được cũng cố một cách hoàn bị trong mỗi con người, thì con người sẽ làm việc một cách mạnh mẽ theo tinh thần này. Lúc đó, người ta làm việc bằng một thói quen, một tập quán, không còn vướng mắc bởi những thành kiến, sự nhiễu sóng, hay tạp niệm nữa.

Cho nên điều cần nhấn mạnh: muốn thành công trước tiên phải có một tinh thần quyết tâm vươn tới thành công.

Một vấn đề thứ hai đặt ra cho người mới tập luyện tự kỷ ám thị với nội dung tích cực: " thành công" có gây cho người ta tập mất thời gian hay không. Chẳng lẻ lúc nào cũng niệm câu: " thành công". Nhất là những lúc cần suy nghĩ, tư duy, một tư tưởng thường trực (lúc nào cũng tụng niệm: thành công) sẽ cản trở việc suy nghĩ của chúng ta. Nhưng nên nhớ, giai đoạn đầu, chúng ta cần cố gắng bỏ ra một thời gian thực hiện để trở thành thói quen, thành trung tâm điều khiển con người chúng ta. Lúc đó mọi cơ chế đã trở nên tự động, chúng ta không còn mất sức. Có một điều tôi muốn nói với bạn: Tôi chưa thấy người ta muốn hoàn thành điều gì, mà không chịu chú tâm vào điều đó. Mà "hành động chú tâm" chí ít là nhắc nhở mình thực hiện điều đó. Ở đây, chính là công việc gây dựng cơ nghiệp. Thở xưa, Lê Lợi đã từng nhắc nhở mình phải đánh đuổi giặc Minh, xây dựng nền độc lập chủ quyền cho toàn dân tộc bằng cách " nằm gai, nếm mật" suốt mười tám năm liền. Còn chúng ta, khi phát hiện ra quy luật "tự kỷ ám thị", tại sao chúng ta không sử dụng nó. Muốn THÀNH CÔNG, mà chỉ việc nhắc đến thành công đã mỏi mệt, chán ngán thì làm sao THÀNH CÔNG được. Cũng như quy luật: ai giữ được hơi thở, người đó giữ được cuộc sống, ở đây tôi rút ra một hệ quả: ai nhắc lại tư tưởng mình muốn thành công nhiều nhất, người đó sẽ thành công cao nhất. (hẳn nhiên, bạn còn nhớ và tránh tư tưởng duy tâm mà tôi đã nêu lên ở phần mở đầu).

Những cách thức khi thực hiện quy luật " tự kỷ, ám thị" là:

_ Phải thực hiện thường xuyên để trở thành một phản xạ có điều kiện.

_ Đối với một ý tự kỷ ám thị, phải thật sự sút tích, ngắn gọn, dễ hiểu. Tuy nhiên sự ngắn gọn dễ hiểu đó phải được định nghĩa rõ ràng, rành mạch. Nghĩa là, chúng ta phải hiểu chính xác ý chúng ta nói, điều chúng ta muốn làm. Có như vậy, chúng ta mới dứt khoái được tư tưởng, nhắm vào trọng tâm cái đích mà mình phải đi tới. Ví dụ, khi chúng ta muốn thành công, nhưng như phần luận đầu đề của chương này, chúng ta không biết thành công là như thế nào, thì điều chúng ta nói lên trong tâm cũng còn mong lung lắm. Ở đây, chúng tôi muốn chúng ta làm rõ khái niệm về "sự thành công". Có rất nhiều khái niệm về sự thành công. Có người chỉ quan niệm đơn thuần thành công là có được thật nhiều tiền. Nhưng qua thực tế có được nhiều tiền để làm gì mới thành công. Vì xét cho cùng, tiền mới chỉ là phương tiện, dẫu cho là phương tiện tốt nhất để thành công. Thực tế, có nhiều người được nhiều tiền, nhưng vẫn thất bại lớn trong đường gia đình, hạnh phúc. Có nhiều người cho rằng: thắng lợi là thành công. Nhưng thắng lợi là giành được một cái gì đó, liệu có giữ được bền vững hay không mới gọi là thành công đích thực. Thành công đích thực theo tôi là: chúng ta làm được điều gì vừa có lợi chung, vừa có lợi cho cá nhân chúng ta và mang đến một cảm giác hạnh phúc lâu dài, bền vững. Như vậy mỗi khi chúng ta xướng lên trong tâm của mình câu: "thành công", chúng ta phải thực sự hiểu rõ ý nghĩa của nó. Cũng như trong đạo Phật khi xướng lên sáu chữ trong tâm chúng ta: " Nam mô a di đà Phật", người Phật tử phải hiểu: Phật là gì ?. Đó là một đấng toàn năng, toàn mỹ, một người đáng được cho chúng ta suy tôn bởi đức độ và tài năng của ông ta. Một người mà luôn luôn hiện hữu trong tâm chúng ta, giúp chúng ta đi đúng hướng, giúp chúng ta vươn tới sự thành công về mặt tinh thần cũng như vật chất (tin tưởng thành công ở vật chất thường thấy ở giới thương buôn). Một người giúp chúng ta hoàn toàn bình tĩnh, tìm ra phương cách để giải thoát mình khỏi những tai ương. Tuy rằng Đức Phật khác với Chúa Trời, bởi vì Ngài quan niệm mình xuất thân từ chúng sanh mà ra, rồi nhờ tu luyện, giữ gìn đạo giới nên đắc thành chánh quả. Nhưng dẫu sao, trong thâm tâm của các tín đồ, Phật hay Chúa là đứng tối cao, có thể giúp chúng sanh thoát khổ và đặc biệt là hướng tới sự thành công và hạnh phúc. Dẫu cho cõi Phúc đó nằm ở một nơi không người phàm nào có thể biết được, chứng minh được, nhưng những điều giới luật của tôn giáo thì rất thật, rất "người" . Những giới luật như: cấm trộm cắp, cấm nói dối, cấm tà dâm, cấm uống rượu… rất gần với trần thế, hình như nó viết ra chỉ nhằm hướng người ta đến sự hạnh phúc, bình an ở cõi dương trần. Cho nên xét cho cùng, tin tưởng vào tôn giáo là một cách tự kỷ, ám thị tốt. Song song với việc niệm ý nguyện đó, như phần lý thuyết về bỏ thuốc hút, chúng ta     hãy     có     ý     chí     hành     động     theo     ý     nguyện     đó.

Thật ra, bất kỳ sự thành công nào cũng đều có sự trả giá. Nếu bạn có một mong muốn quá to lớn thì tất nhiên bạn phải trả giá lớn. Chỉ có không mong muốn bất kỳ điều gì mới không có trả giá. Điều này hoàn toàn phù hợp với quy luật nhân quả và quy luật đánh đổi. Và ngoài thực tế chúng ta cũng chứng kiến, bất kỳ sự mưu cầu to tát nào cũng đều hết sức khó khăn. Mà mưu cầu càng to tát thì càng lâu dài, bởi vì chúng ta nếu không có gì để trả, chúng ta chỉ có thể trả bằng chính thời gian và công sức của mình. Đã là con người, ai chẳng ham muốn, nên, sự ham muốn thường rất là cao vợi, và nó dần biến thành tham vọng. Nhưng tham vọng càng cao thì đánh đổi càng lớn. Có nhiều người tham vọng lớn quá, nhưng không biết đến quy luật đánh đổi, cho nên, họ chưa chạm đến sự thành công đã lìa khỏi cõi đời. Và có nhiều người trên đường đi tới, thấy mục đích cuộc sống của mình đã mù tơi tích tắp, nên vội bỏ cuộc. Và thế là sự thành công không đến với họ. Ở đây chúng ta quay trở lại vấn đề tự kỷ ám thị. Hầu hết đối với những người có ăn học đến nơi đến chốn đều có những tham vọng rất lớn. Và nhờ có kiến thức, họ tin rằng họ thực hiện được. Thế nhưng không ai có thể thực hiện đến mục tiêu mà mình đặt ra. Bởi vì, họ luôn luôn đặt ra cho mình những mục tiêu quá lớn. Ở đây, chúng ta cũng giải thích được tại vì sao, ông bà ta thường khuyên nhủ con cháu nên tham vọng ít ít thôi. Hơn nữa, chúng ta cũng có thể giải thích được hiện tượng tại sao nhiều người đặt ra cho mình một tham vọng quá to lớn: là họ nhất định phải thành công, được mọi người biết đến và kính trọng. Thế nhưng, tham vọng chưa đến, họ đã ngất xỉu ở giữa đường. Lại có người chỉ mong muốn như thế, nhưng không biết là làm gì để thành công. Tất cả những điều này không phải do "tự kỷ ám thị" không có tác dụng, mà tất cả chỉ do tham vọng của con người lớn quá nên hầu như chưa đạt được mục tiêu, họ đã bỏ cuộc.
Cho nên, để khắc phục những tình trạng sử dụng tự kỷ ám thị chưa đạt hiệu quả, chúng ta cần lưu ý đến nhiều vấn đề để tránh đi những tranh cãi không cần thiết. Tôi ví dụ, có hai câu hỏi đặt ra mà nhiều người không giải toả được:
1) Thứ nhất: tại sao tôi cứ tự kỷ ám thị mãi nhưng chưa có hiệu quả.
2) Thứ nhì: thường có những cuộc cãi cọ giữa thế hệ trẻ và những người lớn tuổi. Người lớn thường khuyên: thôi đừng có mơ mộng viển vong. Hoặc có nhiều người ảnh hưởng theo nền nho học xưa, hoặc

nền Phật giáo một cách thiếu khoa học, thì khuyên con: thôi đừng ham muốn    . Tôi đã giải thích được rỏ rằng người ta thì nhất thiết phải mong muốn thành công (ở chương X). Bởi vì, nếu bạn muốn, bạn mới có thể được.

Chúng ta quay lại giải thích vấn đề thứ nhất. Vấn đề thứ nhất: bạn không thành công là bạn thiếu sự kiên trì. Bạn nên nhớ, muốn mưu cầu một ý định gì to tát, người ta phải mất phải trên 10 năm là ít. Lê Lợi thuở xưa để làm xong cuộc đại thắng nhà Minh để lập ra triều Lê phải mất đến 10 năm. Tác giả Napolêon Hill viết xong cuốn sách của ông ta phải mất 25 năm. Còn tôi, viết xong cuốn sách nhỏ này phải mất đến 15 năm kể từ khi đặt ra cho mình nhiệm vụ. Bạn chỉ tự kỷ có một vài lần đã đòi thành công thì thật vô lý. Thường những người ba hoa bép xép cái miệng, mặc dù cũng có tác dụng tự kỷ ám thị, nhưng họ rất mau chán công việc khi cảm thấy công việc quá vô vọng. Nên nhớ, ông Emerson đã nói: tư tưởng của bạn như thế nào, cuộc đời bạn như thế đó. Nếu tư tưởng bạn quá vội chán nản khi bắt vào công việc, thậm chí công việc đó là: tự nhủ với mình, thì cuộc đời của bạn đã đánh mất sự kiên trì nhẫn nại, và cuộc đời bạn sẽ bị phản ánh như cục diện như vậy.

Để trả lời câu hỏi thứ hai tôi cũng chỉ viện ra về vấn đề tâm thức văn hóa. Dân tộc ta vốn ảnh hưởng rất mạnh nền nho học và nền Phật học. Và trong thực tế cũng chứng minh: càng cao danh vọng thì càng nhiều gian lao. Hoặc lớn thuyền thì lớn sóng. Hoặc trèo cao thì té đau. Cho nên, ông bà ta luôn khuyên chúng ta như thế và ông bà ta cũng thường nhắc đi nhắc lại: con không hơn ta đâu, ta từng trải, ta biết. Ông bà ta nói đúng đấy. Nhưng chỉ đúng ở khía cạnh tự rút mình vào chiếc vỏ. Làm người tất yếu phải vươn ra. Nếu không, chỉ phòng thủ đến một lúc nào đó chúng ta bị yếu về tiềm lực kinh tế, chúng ta sẽ bị những thế lực thù địch nuốt chửng. Điều này, tất nhiên, tôi đã có mâu thuẫn với một số trường phái, nhưng hãy từ từ phân giải. Tôi có giải thích ở chương xxv: trả lời cho câu hỏi: liệu tất cả mọi người đều tự kỷ: tôi muốn thành công, thì chuyện gì sẽ xảy ra?.

Cho nên, sau khi lý giải chỗ này, chúng ta rút ra được điều gì: đó chính là khi mưu cầu sự nghiệp, chúng ta cần phải có kế hoạch để thực hiện.    Tôi xin nêu ra câu này để tất cả các bạn chiêm nghiệm xem mình có khi nào rơi vào hay không. Nếu bạn đã từng đọc một tác phẩm nào đó khuyên bạn: hãy lập kế hoạch cho mình, thì bạn sẽ tự hỏi: lập kế hoạch là như thế nào. Mỗi một người có một ước muốn khác nhau, vậy thì thế nào là kế hoạch, ai học ai được?. Thực tế, kế hoạch chẳng qua là những chỉ tiêu mà chúng ta đặt ra trên đường thực hiện mục đích cuối cùng của mình. Cũng như: muốn xây cất một căn nhà đàng hoàng phải có trong tay ít nhất 10 cây vàng. Bạn cứ nói mãi trong đầu: phải cất một căn nhà. Như thế vẫn được, nhưng bạn thiếu đi những bước đi. Bạn phải lập kế hoạch từng ngày phải để dành được bao nhiêu, từng tháng tích lũy được bao nhiêu và qua bao nhiêu thời gian bạn sẽ làm được điều này.

Tôi lấy một ví dụ khác để dễ hiểu. Chuyện thông thường, chúng ta thường mong muốn: chúng ta phải có được cuộc đời thật sự ấm no hạnh phúc, tiền bạc dồi dào, cơ sở vật chất tiện nghi thật sự đầy đủ. Như vậy, bạn chỉ việc tự ký ý: tôi nhất định phải thành công. Như vậy cũng được. Bởi vì kế hoạch của bạn trùng với mục tiêu của bạn. Nhưng còn lâu lắm mới đạt được mục tiêu này. Cũng như tự đặt ra mục tiêu xây dựng một xã hội thật sự công bằng là thiên đường cho nhân loại. Quả là mục tiêu lớn thì phải làm thật là lâu dài. Và thế là chúng ta phải đặt ra cho mình những kế hoạch năm năm. Từng kỳ kế hoạch phải thực hiện cho được chỉ tiêu đề ra. Chứ chúng ta chỉ hô khẩu hiệu: nhất định thành công thì xem ra xa vời quá. Sự xa vời sẽ làm cho người ta mất đi niềm tin. Cũng như ước muốn của bạn như vậy đến một ngày nào đó bạn sẽ bị mất đi niềm tin vào chính mình, chúng ta sẽ tự hỏi: liệu có thực hiện được hay không. Và có khi trong cơn tuyệt vọng chúng ta tự trả lời là không thực hiện được. Và thế là hỏng bét.

Cho nên, ý của ông bà chúng ta nói phải từ từ là chỗ đó: chúng ta phải đặt ra cho mình kế hoạch, cách thức thực hiện. Nếu chưa có kế hoạch cụ thể thì cũng đặt ra cho mình kế hoạch tương đối chung chung nhưng cũng hợp lý, hợp thực tế. Ví dụ, ngày xưa tôi còn nhớ một danh hài- nghệ sĩ Bảo Quốc trong một cuộc phỏng vấn đã nói: cuộc đời ông chia ra làm ba giai đoạn. Giai đoạn đầu tiên là diễn để lấy tiếng tâm, gây dựng hình tượng. Giai đoạn thứ hai là diễn vì gia đình: xây dựng cuộc sống riêng tư. Và giai đoạn cuối cùng là diễn cũng vì uy tín, vì sự phục vụ.

Tôi nghĩ đây cũng là một kế hoạch, cho dù nó rất chung chung, nhưng cũng khá hơn là không có gì. Tuy lời nói này trôi qua rất lâu rồi, nhưng tôi vẫn nhớ. Lý do là ở chỗ: làm người đừng quá mơ mộng hảo huyền. Cứ lúc nào cũng mong muốn thành công lớn mà quên cái hại nhỏ: cơm áo gạo tiền, sự tồn tại hằng ngày, thì khác chi là ăn cơm dưới đất mà tính chuyện trên mây. Như một lần tôi đã từng nói: hãy lấy ngắn nuôi dài. Dẫu sao chúng ta cũng cần tồn tại cái đã. Muốn gì thì muốn, tồn tại rồi mới làm giàu được, mới bay lên chín tầng mây, mới tự do mà mơ mộng. Cho nên, chúng ta rút ra ở đoạn này một vấn đề: làm việc lớn cần có kế hoạch, nhưng trong bản kế hoạch nhớ đến đoạn: ổn định kinh tế trước mắt chứ đừng quá mạo hiểm đến độ quên đi công việc hằng ngày.

Khi chưa có kế hoạch, chúng ta rút ra một câu tự kỷ tốt nhất là: liên tục thành công. Câu tự kỷ này có tác dụng nhắc nhở chúng ta, những công việc cơm áo gạo tiền ngày hôm nay cũng là tiền đề cho thành công sau này. Và nên nhớ, đừng bao giờ thái diệt hết sự mong muốn của mình.

Trong đoạn này chỉ nói tóm lại một câu: Bất kỳ điều mong muốn nào cũng đều có thể thực hiện được, nhưng nó phải có thời gian, cho nên thành công từng ngày cũng là một cách tốt.

Hãy thành công từng bước. Những công việc ngày hôm này chính là kết quả cho thành công ngày mai. Những tích lũy hôm nay là trái ngọt ngày sau. Cái ngắn hôm nay là tiền đề để tạo dựng cho cái dài ngày sau. Xây dựng nền tảng ngày hôm nay, tuy là chưa có được căn nhà nhưng đã có nền tảng vững chắc. Và nên nhớ: thà rằng có sự mong muốn trong 5 năm, 10 năm, 15 năm để thu hút những ý tưởng, phương tiện để làm nên một công trình, còn hơn không muốn gì để cả đời không được một công trình dù cho nhỏ nhất.

## Chương XIII: MỘT SỐ QUY LUẬT KHÁC CHI PHỐI ĐẾN SỰ THÀNH BẠI CỦA MỘT CON NGƯỜI.

Thật ra để thành công đòi hỏi rất nhiều yếu tố khách quan cũng như chủ quan. Yếu tố khách quan là sự tác động của "thiên thời, địa lợi, nhân hoà". Còn yếu tố chủ quan_ yếu tố mà chúng ta thực hiện được là: "phải biết tiết kiệm tích lũy tiền bạc" để tạo thành nguồn lực mạnh mẽ cho kế hoạch phát triển lâu dài. Hãy gom góp niềm vui để tạo thành những niềm vui to lớn hơn (người tây họ nói người Việt Nam làm không ra làm và chơi không ra chơi). Từ việc biết tiết kiệm làm nền tảng cho cuộc sống của mình (cũng như thế hệ cha ông của các nước tiên tiến ngày nay, cũng bắt đầu từ tiết kiệm mới có tích luỹ- tôi sẽ nói về tâm thức văn hoá của mỗi dân tộc ở các phần sau; hơn nữa, chính tiết kiệm tạo ra cho chúng ta một cuộc sống no đủ, mới có xu hướng phát triển về sau, cũng như tôi đã từng nói, hãy tồn tại đi đã rồi tính đến việc thành công), người ta bắt đầu ứng dụng các biện pháp làm giàu của nhiều đại tư sản Mỹ:

+ Thứ nhất là nguyên tắc "cục tuyết lăn". Nghĩa là, đầu tư vào một lĩnh vực kinh doanh, lấy lãi, nhập vào vốn để nguồn vốn mau chóng lớn mạnh, như cục tuyết lăn đến đâu thì dính thêm tuyết và ngày một to lớn lên thêm.

+ Thứ nhì là "có một sức khoẻ tráng kiện". Bởi vì, sức khoẻ là vàng.

+ Thứ ba là " phải có một kiến thức nhất định đối với nghề nghiệp mà mình theo đuổi". Ở đây, vai trò của nhất nghệ tinh, nhất thân vinh là rất quan trọng. Tuy nhiên, trong cuộc sống, không phải người ta bao giờ cũng gặp thuận lợi là làm việc được trong nghề nghiệp mình đã chọn ngay từ đầu. Trong tình trạng đó, người ta cần phải có sức khoẻ để đầu tư vào việc học, cố gắng bù đắp những lỗ trống trong nghề của mình. Cũng như, trong đời tôi, ban đầu tôi chỉ mê cơ khí và thích ba môn ban A là toán, lý, hóa. Nhưng sau đó, theo lời mẹ, giữa năm lớp 12, chuyển hẳn sang học ban B: Toán, hóa, Sinh. Sau đó tôi chuyển sang học đại học ngoại ngữ_ lĩnh vực mà tôi chẳng thích tí nào vì phải học thuộc lòng. Và sau cùng tôi buộc phải thi văn để được chọn vào làm nhà báo. Lĩnh vực mà tôi bị phân công là ngành nông nghiệp_ lĩnh vực mà cả đời tôi chẳng biết đến.

Nếu bạn có sự theo đuổi nghề trong một thời gian dài, chắc hẳn bạn có lợi thế hơn hẳn những người khác. Nếu một công việc gì đó bạn có chuẩn bị trước người ta một ngày thì hẳn nhiên bạn có lợi thế đáng kể so với người ta rồi. Tôi còn nhớ ngày xưa, trước khi vào lớp một, tôi được bà chị dạy bảng chữ cái tiếng Việt và bập be ráp vần vài ba chữ tí ti, vậy mà khi vào trường học hình dung lại đã biết trước người ta. Trong điều này chắc nhiều người cười vì làm sao tôi còn nhớ được chuyện cách nay hơn ba mươi năm, hơn nữa xảy ra lúc tôi còn rất bé. Nhưng ấn tượng nhất là khi tôi viết chữ y không xong, tôi còn nhớ cảm giác những cú dội ngu đau điển.

+ Thứ tư giúp người ta vươn tới là tuỳ thuộc vào tâm tính của mỗi người. Ông Dale Carnegie gọi đó là sự "đắc nhân tâm". Cái đắc nhân tâm này, ông Dale Carnegie cho rằng nhiều người do tính bẩm sinh mà có, còn ngược lại, nếu không có tính bẩm sinh, người ta hoàn toàn có khả năng tu tập. Có người gọi đó là "sự tâm đầu, ý hợp", nhưng có người gọi đó là "triết lý đạo đức giữa nhân sinh hệ lụy". Còn riêng tôi, giai đoạn đầu rất dị ứng với điều này. Tôi cho nó là sự nịnh hót. Tất cả những gì trên thế gian này đều đòi hỏi ở khả năng của mình. Nhưng qua thời gian, tôi thấy rằng, sống trên trần thế và nhất là dưới cơ chế thị trường, con người ta dù muốn, dù không cũng phải thật mềm mỏng. Tôi nói ví dụ, bạn có một món hàng. Trong nền kinh tế thị trường, người ta sẽ cũng có món hàng hóa tương tự như bạn và thông thường là tốt hơn cả bạn. Bởi vì hằng trăm, hằng vạn người cùng sản xuất một lĩnh vực, nên bạn khó có thể độc quyền như hồi còn bao cấp. Nếu bạn không biết lấy lòng khách hàng, thì bạn sẽ không bao giờ chen chân món hàng mình vào thị trường, hoặc bán được cho một ông chủ nào đó. Trong xã hội ngày nay, các mối quan hệ đối tác hết sức phức tạp. Mối quan hệ tương đối phổ biến đó là mối quan hệ giữa người sử dụng lao động và người cho thuê lao động. Người sử dụng lao động có thể là một quan chức đại diện cho một cơ quan nhà nước, hoặc chủ một hãng xưởng. Còn người cho thuê lao động là những người không cần bỏ vốn liếng, tiền mặt, cơ sở vật chất (nói chung là tư liệu sản xuất), mà chỉ cần vào một đơn vị tư nhân hoặc nhà nước làm việc trí óc hoặc chân tay dưới hình thức ký kết hợp đồng hoặc được thu vào biên chế. Chúng ta đặt ra tình huống: hai người thuộc quyền, một người biết làm vừa lòng và một người quá thẳng thắn với những người lãnh đạo của mình và trên giả thuyết, người lãnh đạo phải xử sự một cách công bằng, không tư riêng. Nhưng con người ta bao giờ cũng có tình cảm. Nói về vấn đề này, thậm chí ông Dale Carnegie có cả một chương trong cuốn "Đắc nhân tâm". Theo ông dầu sao thì " trái tim vẫn thắng". Lúc đó, chỉ cần một câu phán của lãnh đạo, cho phép anh này thực hiện công tác này, đình chỉ hoặc tạm hoãn nhiệm vụ đối với anh kia đã tạo lợi thế cho người này và gây bất lợi cho người kia. Hoặc trong toà báo của tôi người tổng biên tập có quyền quyết định về chất lượng của mỗi bài báo và lẻ dĩ nhiên, việc tập trung quyền lực vào tay một người sẽ xảy ra sự quan liêu, chủ quan, thiếu công bằng. Tuy nhiên, đây là những vấn đề hết sức tế nhị, mà phần thua, thông thường là kẻ không biết lấy lòng. Bởi vì, tình cảm bao giờ cũng thắng, con người ta ít khi vượt qua được lòng ít kỷ, vị kỷ của mình. Và khi đụng độ với cấp trên, thì cấp trên của cấp trên, khi bỏ lên bàn cân, bao giờ cũng chọn cấp trên của ta hơn là chọn ta. Bởi vì, tình cảm là cái đã được xác định, chân lý và lẻ phải thì là vấn đề phức tạp, còn phải xem xét lại. Khi đã xem xét xong thì "tên tử tù đã bị trảm". Để chiếm được tình cảm của thủ trưởng, người ta thường dùng thủ đoạn: đồng tiền đi trước đồng tiền khôn. Theo một số bản dịch các tác phẩm nước ngoài của ông Nguyễn Hiến Lê, chúng ta thường bắt gặp cụm từ: thị dục khuyển ngã. Đó là các nhu cầu to lớn của con người mà ai cũng có: nhu cầu ăn uống, nhu cầu đi lại, nhu cầu vui chơi, nhu cầu sinh lý, nhu cầu thương yêu trẻ con, nhu cầu được tôn trọng, nhu cầu giải tỏa nỗi cô đơn. Có nhiều người có những nhu cầu riêng biệt như uống rượu, tâm sự, tán gẫu, nhu cầu sưu tầm tem, nhu cầu tìm ảnh quý, nhu cầu "ngọt", thậm chí những nhu cầu rất cỏn con, rất con gái như được thường xuyên để mắt tới, quan tâm, chăm sóc, tặng những đóa hoa tươi, những món đồ trang sức, những cục xà bông thơm, nước hoa, những lượt cài, trâm giắc.… Người ta có rất nhiều thị dục khuyến ngã, nhưng theo các nhà tâm lý, tựu trung có bảy thị dục khuyến ngã chính. Nếu bạn muốn lấy lòng ai, bạn hãy đáp ứng cho người ta những nhu cầu như kể trên. Sự cảm mến đó sẽ mang lại cho bạn nhiều lợi thế về sau. Muốn kiểm chứng lại quy luật về chi phối thị dục khuyến ngã, bạn hãy tự hỏi mình mỗi khi ai đó cho mình cái gì đi. Tôi có một người bà con làm quan. Trước đây, có một anh bạn gây hiềm khích đối với anh ta. Song rất may là anh bạn này không làm chung cơ quan với người bà con của tôi. Nhưng trời xui, đất xụi như thế nào, do quá trình cắt nhập cơ quan, cuối cùng thì anh ta vẫn phải thuộc quyền của người bà con của tôi. Anh ta đã đi chiêu bài :nịnh hót trắng trợn. Ban đầu, người bà con của tôi tỏ thái độ rất bực tức và ghét ra mặt. Nhưng những món quà nhỏ lẻ nào không nhận. Và điều quan trọng là: sau một thời gian, tôi đến chơi thì người này đã trở thành bạn thân của gia đình. Bà cô tôi cũng già rồi, ngồi nói chuyện với tôi phán một câu: đúng là quà cáp, giúp người ta thay đổi cách nhìn về một con người. Ở đây, tuy người ấy vẫn hèn hạ, nhưng anh ta đã cải biến được tình cảm của thủ trưởng đối với mình-một điều hết sức cần thiết đối với quá trình thăng tiến, nhất là trong cơ chế thị trường như hiện nay. Tôi nghĩ là bạn có xem tích truyện về Võ Tắc Thiên Hoàng Đế, một truyện lịch sử Trung Hoa. Bà là người sáng lập ra nhà Chu. Để khôi phục nhà Đường, nhiều lực lượng đã nổi dậy để tiêu diệt nhà Chu, trong đó kể cả lực lượng của con bà. Nhưng tất cả mọi lực lượng đều tan rã. Chỉ có một vị tể tướng già, kẻ cận bên bà, đến cuối đời bà mới có cơ hội diệt được. Ay cũng là dĩ nhu chế cương. Trong thời kinh tế thị trường, nếu bạn chịu khó xem những thước phim do Hàn Quốc sản xuất, bạn sẽ thấy sự khắc nghiệt của các nhân vật chính trong phim. Họ phải chấp nhận cuối mọp trước những ông chủ lớn, đánh mất đi bản ngã của mình trong giây lát, chỉ mong kiếm được những hợp đồng lớn. Tôi thiết nghĩ, chính tôi là một người rất rành về thuyết : dĩ nhu chế cương, nhưng đối với những em út trong nhà, nếu đứa nào biết nhúng nhường, xin lỗi là đôi khi biết phải quấy, tôi vẫn chú ý nhiều hơn. Sự nghiệt ngã của cuộc đời là thế đó.

Tuy chúng ta biết cách để làm lung lạt lòng người, nhưng theo tôi, điều đó thật là hèn hạ. Trong tâm thức người Việt Nam, chúng ta rất căm ghét bọn nịnh nọt. Việc tìm cách đáp ứng nhu cầu của thủ trưởng sẽ dần dần tự đánh mất mình. Chúng ta không bao giờ quên được vụ án Lệ Chi Viên, kẻ thẳng thắn thường thua thiệt, kẻ nịnh nọt đớn hèn vẫn nhơn nhơ. Vụ án Bích Vân Cung của Trung Quốc cũng là một điển hình còn nằm mãi trong ấn tượng. Con người ta bản chất thế nào thì như thế đó. Rõ ràng những gì thuộc về bản chất, tâm thức, dẫu cho người ta biết là cần thiết nhưng người ta vẫn không thể thay đổi tâm tính mình được. Tuy nhiên, từ khi biết được quy luật này, tôi thấy mình xử trí vấn đề mềm dẻo hơn. Cho nên chúng ta rút ra hệ quả: việc đọc để biết, tuy chưa ứng dụng, nhưng dù sao thái độ sống của chúng ta cũng có phần đã thay đổi và nó tiến triển dần theo hướng từ tập luyện đến trở thành thói quen. Nghĩa là, đọc biết, tuy chưa ứng dụng, nhưng vẫn hơn là không biết gì. Hệ quả này tạo cho chúng ta niềm tin vào sách vở, vào câu nói của Khổng Tử: " Không thấy ai theo việc học mà không thành công bao giờ".

Ở đây, tôi chỉ nêu lên một biện pháp, mà ai ai cũng đều thừa nhận, nhưng riêng tôi thì rất ít khi thực hiện. Tôi quan niệm, nếu ai ai cũng đều thực hiện điều này, tất yếu xã hội sẽ đi xuống. Ở đời, quan trong nhất đối với một con người là cái đức và cái tài. Nếu bạn không phát huy cái thực tài của mình để đấu đá với cuộc đời, thì xã hội sẽ mất đi người tài năng để giúp ích và phát triển. Bởi vì, xét cho cùng, nói như thế, chúng ta mới chỉ là một người có tư tưởng hẹp hòi, khép kín trong một nội bộ, một tập thể. Trên thực tế, người ta phải mở cửa ra và hướng tới thị trường xuất khẩu. Người ta chung một cơ quan giống như thị trường nội địa. Nếu bạn chỉ ứng dụng những nguyên tắc đáp ứng thị dục khuyển ngã trong một cơ quan xem như bạn chưa thực sự là một người năng động và hơn nữa là thiếu ý chí. Người thực sự năng động và có chí vươn tới là người phải biết lấy ngắn nuôi dài, lấy nội địa để nuôi xuất khẩu, và luôn luôn tìm kiếm cho mình những đối tác kinh tế mới, không dựa vào bất kỳ một mối hàng nào(điều này phải được hiểu ở nghĩa rộng nhất). Ước vọng của tôi là tìm ra quy luật để viết sách, và tham gia vào thị trường trí tuệ, thị trường lớn, chứ không tập trung bon chen giành giật .

Nói rộng ra, theo nhân sinh quan thời kinh tế thị trường, hễ ai đáp ứng tốt những nhu cầu của mọi người khác, thì người đó tất yếu sẽ thành công. Có nhiều ý tưởng mới xem như rất nhỏ, nhưng đáp ứng được nhu cầu lớn của thị trường sẽ "hốt" được bạc triệu, bạc tỷ. Ví dụ trường hợp chú mèo Ketty của Nhật Bản. Người sáng kiến ra chú mèo Ketty là một người nghèo khó. Chính trong những lúc nghèo khó, ông thật cô độc và muốn tìm kiếm cho mình một chỗ dựa về tinh thần, một nơi để trò chuyện, tâm sự những điều thầm kính. Và chú mèo Ketty ra đời trong hoàn cảnh đó, với ý tưởng là một người bạn tốt để chủ nhân có thể dỗ dành, tâm sự. Chỉ ít lâu sau nước Nhật, rồi toàn thế giới biết về chú mèo Ketty và nó đã mang lại cho chủ nhân nó hằng tỷ yên mỗi năm.

Theo ông Dale, vua dầu hỏa Rockefeller và vua sắt thép Andrew Carnegie đã có sẵn đặc tính biết lấy lòng người bằng cách đáp ứng tốt nhu cầu của những người thuộc quyền. Do vậy, mặc dù họ xuất thân từ tầng lớp nghèo hèn, mặc dù họ không được bao nhiêu kiến thức trong lĩnh vực chuyên môn của mình, nhưng người khác cũng vui lòng làm việc và trao công nghệ mới cho họ.

Một khía cạnh khác, sau nhiều suy gẫm về nền triết học cổ Trung Quốc, tôi cho rằng trong ba yếu tố khách quan: thiên thời, địa lợi, nhân hòa, đối với những ai bắt đầu từ điều kiện con số không đi lên, chỉ có mỗi yếu tố nhân hòa là con người ta có thể nắm bắt được. Cho nên nhiều người chọn cách sống của mình là đáp ứng nhu cầu của người khác. Song có một điều phân biệt sự khác nhau giữa ba loại người là: một loại đáp ứng nhu cầu người khác nhằm đạt được một mục đích nào đó theo kiểu "bắt con tép nhử con tôm", một loại mong giúp quần sanh với mục đích tạo ra niềm vui, thoải mái trong tâm hồn và một loại nữa là đáp ứng nhu cầu của người khác trong một mối quan hệ trao đổi

+ Thứ năm : để đạt được những thành công trong cuộc đời này còn đòi hỏi nhiều yếu tố khác như không bị mê hoặc, cám vỗ bởi hút sách, rượu chè, cờ bạc, gái ghiếc. Bởi vì những thứ đó vừa là chất gây nghiệng, vừa làm cho người ta tốn hao rất nhiều. Chỉ mê một trong những thứ đó đã đủ làm cho người ta khánh kiệt, tán gia bại sản.

+ Thứ sáu: Ngoài ra còn một lô, một lốc những yếu biệt mà trong nhiều sách người ta thường quan tâm đến nhằm giúp người ta đi đến chỗ khá giả, như vẻ bề ngoài (quần áo, trang sức, cung cách , lời ăn tiếng nói), sự phát huy sáng kiến, cẩn thận trước khi quyết định công việc làm ăn, phải luôn lạc quan, nổ lực tập trung vào công việc, một kế hoạch tốt cho một công ty ta sắp xin vào làm việc... Mỗi ý ở đây là một đề tài lớn, có thể triển khai thành cả một một bài luận văn hay.

+ Thứ bảy: trên đây là tôi triển khai một số ý giúp chúng ta rút ngắn quảng đường đề bạt và thăng tiến của chúng ta. Tuy nhiên, nếu nói về toàn cục, không biện pháp nào bằng biện pháp: đầu tư công sức thật nhiều vào công việc. Tôi đưa ý này đến lúc chót không phải là không quan trọng, mà ngược lại nó quan trọng bậc nhất, nhưng hình như ai cũng biết nên tôi không nêu lên ngay lập tức. Trong ý này, tôi chỉ lập lại câu của một nhà tỷ phú Ý-một người xuật than từ nghèo hèn: ai làm việc được 20/24 giờ mỗi ngày, người đó nhất định thành công. Hẳn nhiên, cũng khó có người có đủ sức lực làm việc như ông ta. Người ta hỏi về bí quyết giữ sức khoẻ, ông trả lời: ông luôn bơm thuốc bổ vào động mạch của mình (!). Tôi nhận thấy quy luật này ở trong công việc của mình.

Chương XIV: VAI TRÒ CỦA NGÔN NGỮ TRONG VIỆC TỰ KỶ ÁM THỊ GIÚP CHÚNG TA THƯ GIẢN.

Qua thời gian nghiên cứu các phương pháp tập luyện, tôi nghiệm ra một điều, một trong những nguyên nhân làm cho người ta không thể theo đuổi việc tập luyện cơ thể, ấy chính là người ta không biết tổ chức, sắp xếp lại thời gian giữa tập luyện, làm việc và nghĩ ngơi thật hợp lý.

Nhiều người đã cố theo đuổi một lĩnh vực nào đó, biết rằng nó sẽ mang lại lợi ích cho mình, nhưng cuối cùng phải bỏ dở. Lý do đơn giản là họ đã làm việc quá sức đến độ không để cho cơ thể có thời gian cân bằng. Đó là trường hợp thường thấy ở người Nhật, tinh thần làm việc của họ to lớn đến mức thường xuyên xảy ra những ca đột quy. Người Việt Nam chúng ta tinh thần làm việc không đến đỗi như vậy, nhưng với ngững lý thuyết tập luyện như đã nêu lên trong bài viết-tập luyện hơi thở và việc làm việc kiên trì bền chí để vươn tới thành công, tôi nghĩ cũng cần đưa ra thêm phần này-phần luyện tập về thư giản và giữ cho giấc ngủ được điều độ. Bởi vì, làm một người bình thường, không cần cầu tiến, không cần vườn tới, thì việc ăn và ngủ rất bình thường, có khi cũng rất dễ dàng. Muốn làm một người hạnh phúc bình thường, chỉ cần bạn chịu khó tập luyện một chút là đã giữ được sức khoẻ. Còn ở đây, tôi đề cập đến việc tăng tốc để vượt trội, thì hầu như một tập quán ăn ngủ làm việc của chúng ta hầu như bị lật ngược và đảo lộn. Có nhiều người đi làm một việc gì mà bị lạ chỗ cũng không ngủ được, mặc dù biết rằng, sáng sớm hôm sau lại tiếp tục thức giấc để làm việc.

Nếu bạn chịu khó tập luyện phương pháp này, đến một ngày nào đó, việc ăn, ngủ, đối với bạn là hoàn toàn làm chủ được. Hiện tại, việc ăn ngủ của tôi đã thực sự thuộc về sự điều khiển của mình. Và ông bà chúng ta thường nói: ăn được ngủ được là tiên; ăn không được, ngủ không được, mất tiền thêm lo. Nếu tập luyện đến chừng mực này, theo tôi nghĩ cũng đã là đời sống tiên, nhất là đối với một số doanh nhân có muốn cũng không thể mơ được.

Ngày xưa, có những lần, tôi lo học đến độ quên ăn, quên ngủ. Rồi khi bước vô tập hơi thở, tôi cũng không biết bao nhiêu là vừa đủ. Thế rồi, có khi mãi miết với những suy nghĩ của mình, tôi nhiều đêm mất ngủ và trở nên mất cân bằng tâm sinh lý. Ở đây tôi chắt lọc, rút tỉa từ nhiều phương pháp và nêu lên một vài phương pháp tập tinh thần để giữ được giấc ngủ ngon. Bởi vì ban ngày bạn vận động tập hơi thở hoặc tập luyện, suy nghĩ, lao tâm, lao lực nhiều, đến tối, bạn bị ám ảnh, không ngủ được. Lúc đó con người bạn như một toa tàu chạy với tốc độ cao, bạn càng cố gắng hãm phanh thì càng khó chịu. Nếu thoả hiệp, buông xuôi tất cả thì sợ nó thức hoài không chịu ngủ. Vì vậy, bạn cứ ép mình ngủ vùi. Nhưng càng ép, như con tàu bị thắng gấp, bị cháy bố, hư phanh và việc thắng không còn hiệu nghiệm. Nếu bạn không có biện pháp thắng lại trong trường hợp này thì bạn đã mất ngủ, mà khi chiềm vào giấc ngủ cũng không được sâu, tâm trạng có khi bị suy sụp. Đây là phương pháp đã được kiểm chứng qua một số phương pháp tập dưỡng sinh và tham khảo với một số nghiên cứu về giấc ngủ, có bổ sung thông qua quá trình tập luyện của bản thân.

1)Phương pháp một thực hiện thường xuyên, bằng cách dùng ngôn ngữ để ức chế các hoạt động thần kinh, đưa chúng ta vào giấc ngủ: nằm yên, tay và chân duỗi thoải mái. Biện pháp này dùng tự kỷ ám thị, sau thời gian tập luyện sẽ có tác dụng như một phản xạ có điều kiện. Đến khi quen, mỗi khi niệm trong tâm những điều cần thiết, tự dưng cơ thể như được thông báo đến lúc nghỉ ngơi, tự dưng sẽ chìm sâu vào giấc ngủ ngay . Mắt nhắm hờ. Hít thở điều hòa khoảng 5 hơi thở (như nương theo con tàu đang chạy, vì nó đang lao tới mà bạn thắng gấp thì hỏng, động tác này thể hiện một triết lý, có khi con người ta cũng phải nương theo chiều gió). Kế đến tuần tự đọc lên trong tâm: "buông xuôi tất cả"( lúc đó có cảm giác  tay chân buông xuôi, nặng và ấm, đầu nặng, cũng như cổ không đủ sức giữ nổi nữa.). Kế tiếp, tự nhủ trong tâm: "mặc kệ tất cả"(tâm trạng như thoát khỏi mọi mối dây quan hệ với cuộc đời, thấy rằng cứ lo quá, lo mãi vẫn không giải quyết được gì. Sự vật cứ để cho tự nhiên dần xoay.). Tự nhủ trong tâm: "quên hết tất cả"( ta có cảm giác đầu óc tan biến, trống và tối, ta như tan biến vào không trung( việc tập mình như tan biến vào không trung được người Nhật phát triển lên thành một biện pháp chữa bệnh)).

Sau ba lượt nhủ thầm này, bạn dần dần chiếm sâu vào giấc ngủ. Tuy nhiên, như một triết học trung hoa cho rằng đầu óc chúng ta khi mất ngủ như một bầy bướm tung tăng chập chờn, một đàn ngựa hoang tung vó. Hết ý tưởng này, lại đến ý tưởng khác lại xuất hiện trong đầu chúng ta. Có những điều tốt, những điều xấu, những điều vừa tốt, vừa xấu, hoặc những điều vô thường, vô phạt, hoặc kể cả những vấn đề khó xử gây lúng túng cho chúng ta trong một buổi tiếp tân. Tất cả như hiện về bắt chúng ta giải quyết. Cho nên, một lượt nhủ, mà chưa thực sự quen với bài tập này, bạn hãy làm tiếp. Tuần tự ba lượt như vậy, bạn sẽ rơi vào giấc ngủ lúc nào không hay biết. Tuy nhiên, nên lưu ý: trong ba câu trên có câu: mặc kệ tất cả có một hàm ý rất quan trọng. Ngoài hàm ý giúp chúng ta vứt đi tất cả những lo lắng bộn bề (cũng nên tìm "tác phẩm quảng gánh lo đi và vui sống" do tác giả Dale Carnegie viết, tác giả Nguyễn Hiến Lê dịch, để hiểu thêm ý niệm của câu này), nó còn có một ý khác là: mặc kệ luôn cả việc cơ thể muốn ngủ hay là không ngủ. Bởi vì như nói bê trên, có khi có thể chúng ta rơi vào trạng thái kích động nào đó, chúng ta cũng khó có thể tìm thấy giấc ngủ một cách dễ dàng và ngay lập tức bằng cách luyện tập. Như nói ở trên, không nên cưỡng ép giấc ngủ. Những nhà tâm lý đi trước, chuyên nghiên cứu về các giấc ngủ, cũng đã nêu lên luận điểm này. Họ cho rằng, thà rằng ngủ một giấc ngắn, nhưng sâu còn có hiệu quả hơn là một giấc ngủ dài, nhưng chẳng đâu vào đâu. Cứ nằm đó mà lổ tay vẫn nghe ngóng là có tốt lành gì.

Trong trường hợp, biện pháp trên bạn không thể ngủ được, tôi xin giới thiệu một biện pháp khác cũng rất có hiệu quả. Đó là biện pháp đưa mình vào một hoàn cảnh giả để gây cho cơ thể thực sự thèm ngủ và rời bỏ tất cả những tạp niệm (là những ý niệm được diễn tả bên trên, như là con bướm chập chờn, con ngựa hoang tung vó). Đó là bằng cách: bạn ngồi dậy. Nhắm mắt lại. Thở khá sâu (không cố sức). Hình dung mình đang nằm trong một hoàng cảnh, chẳng hạn tham gia một đám tiệc chán ngắt, thâu đêm suốt sáng, hoặc bạn đang vào đợt ôn thi đại học, hoặc bạn đi đâu đó không có chỗ ngủ. Còn tôi thì tưởng tượng đến những ngày tháng bán quán hàng giải khát ở chợ. Những cơn buồn ngủ đến thật dử dội. Lúc đó chúng ta thèm khát một manh chiếu (buồn ngủ gặp chiếu manh). Và thế là đến khi mòn mỏi, chúng ta ngã vật ra và chìm sâu vào giấc ngủ một cách tự nhiên.

Tất nhiên, còn nhiều biện pháp giúp chúng ta ngủ, như: đi bộ vài vòng, rửa chân nước nóng... Song, dẫu sao thì chúng chỉ mới là những kinh nghiệm nhỏ, chưa thành lý thuyết, nên tôi chưa nghiên cứu tới, chỉ giới thiệu để bạn tham khảo.

Chương XV: NHÌN TRÊN TỔNG THỂ ĐỂ NẮM ĐƯỢC CÁI MẤU CHỐT VỀ KỸ THUẬT LÀM GIÀU.

Tôi đã đọc nhiều sách viết về kỹ thuật làm giàu trên thế giới và nhận thấy rằng: chúng có một tác dụng hết sức cơ bản là nung đúc cho con người sự quyết tâm vươn tới sự thành công trong cuộc sống. Nó như tác dụng của việc "tự kỷ ám thị", hoặc kinh sách về vấn đề làm giàu (áp dụng việc tụng niệm, dần dần sẽ ăn vào tâm thức chúng ta, khơi dậy ước vọng và thúc đẩy làm giàu). Thế nhưng, dù thế nào đi chăng nữa, con người ta trong thế gian này cũng phải hết sức tôn trọng quy luật "thiên thời, địa lợi, nhân hòa". Chỉ nói riêng trong lĩnh vực triết lý, thuở xưa, Khương Tử Nha tài giỏi đến mức nào cũng đến bảy mươi mấy tuổi mới trở thành quốc sư cho Tây Bá Hầu. Khổng Tư đến gần cuối đời mới thật sự nếm được mùi của sự thành đạt, mới được phong danh là "Vạn niên sư biểu". Còn vấn đề kinh doanh, làm giàu của con người thì cũng theo thời thế mà lên.

Nói rốt lại, con người trong mọi hoàn cảnh nắm giữ được điều gì. Cái giá trị lớn nhất của con người ta có lẽ chỉ một chữ. Đó là chữ "TÂM". Là người trước tiên phải xây dựng cho mình một cái tâm thật sự vững vàn. Dẫu cho cuộc đời có sóng gió ba đào vẫn vững một niềm tin: chúng ta sẽ thành công. Ở đây không phải là lạc quan tếu, hay tâm thế tự phong thành công như "AQ chính truyện". Mà nó chính là một niềm tin. Cũng như các bậc danh nhân thuở xưa, có vị đã từng là bồi bàn, có vị phải đi làm công. Tích xưa còn kể lại, nhiều vị vua lúc thất thời phải đi ăn mài. Nhưng trong lòng họ luôn luôn vững một niềm tin vào tương lai tương sáng. Chừng nào còn sống, niềm tin ấy phải ngời sáng trong tâm mỗi người.

Tất cả những điều chúng ta học được, đọc được hiểu được, đều nằm ở tầng ý thức. Ở tầng ý thức này, người ta dẫu cho có tập luyện đến mức nào, trở thành thói quen ra sao, thì con người ta vẫn còn ảnh hưởng bởi một tầng vô thức. Tầng vô thức ấy bao gồm, những bản năng sẵn có, những năng khiếu sẵn có, những yếu tố di truyền đã có sẵn bên trong mỗi người. Một số người bẩm sinh lại thông minh hơn người khác. Một số người có máu kinh doanh, một số người lại dạng dĩ hơn người khác. Lại có người bẩm sinh hung hản, khó gần, khó giao tiếp. Và tất cả những điều đó, nó như đã được sắp đặt và chìm sâu và trong tiềm thức con người ta và không ngừng động đậy chi phối hoạt động của chúng ta. Nó chỉ chực chờ là thể hiện ra khi mà ý thức không kiểm soát được. Đó là một trong những phút nong nổi, trong những con bức xúc của cuộc sống, những tâm tính ấy lại hiện về chi phối hoạt động của chúng ta. Cho nên, con người chúng ta cũng đã là một rào cản đối với chính mình, chứ đừng nói đến những rào cản của ngoại cảnh.

Nói như thế, không phải tôi triệt tiêu vai trò của sự phấn đấu của con người. Nhiều người cực đoan đến độ thốt lên: "bôn ba chẳng qua thời vận". Điều đó không thể chấp nhận được. Nhìn trên một tiến trình lâu dài, cả một dân tộc, người ta mới có một kết luận chính xác về vai trò của con người, chứ không phải điều kiện sống, hay số phận. Chẳng hạn, ở các nước có điều kiện càng khó khăn về khí hậu, đặc điểm địa lý, thì về lâu về dài, kinh tế nước đó sẽ có mức phát triển đi lên. Bởi vì con người ta có một tinh thần "tích cốc phòng cơ", vượt qua số phận. Người Nhật "trước mặt là biển cả, bảo tố, động đất, sau lưng là núi lửa". Hơn nữa, lại chẳng có tiềm năng về năng lượng khoáng sản, nhưng trong điều kiện ấy, người ta mới phấn đấu hết sức mình. Người ta bất chấp sự gian khổ hy sinh. Và tinh thần ấy đã sản sinh ra tinh thần võ sĩ đạo: hoặc là thắng, hoặc là chết. Bởi vì, nếu không lao động, không làm việc, không học tập để tìm ra tri thức mới, không tích luỹ tiền của để không ngừng vươn lên, thì cũng đồng nghĩa với cái chết. Do vậy, họ thà chết trên công xưởng còn hơn chết đói. Bộ phim "Osin" đã minh chứng cho điều tôi nói đến. Thực tế các nước Bắc Âu, Châu Âu tuy gọi là các nước thuộc vùng khí hậu ôn đới, nhưng điều kiện của họ khó khăn hơn chúng ta nhiều. Một năm họ có mấy tháng mùa đông giá rét. Nếu không có tư tưởng tích lũy lương thực từ thời cổ xưa thì mấy tháng này rất có thể chết vì đói và rét. Chuyện mà ai cũng có thể chứng kiến được ở các quán ăn: một ông Tây ăn bánh mì với món cari chẳng hạn. Đến cuối bữa ăn, ông ta phải chừa ra một mẩu bánh mì để vét. Xin lỗi nói lên điều này. Nhưng thực tế, điều này thể hiện một tâm thức ẩm thực. Người ta giàu có nhưng kỹ lưỡng trong từng chuyện chi xuất, còn chúng ta nghèo nhưng vẫn cứ xài sang. Tâm thức của người Việt Nam, một xứ sở thưa lương thực nên, cô chiêu cậu ấm vào quán thường "ăn còn thừa" mới là "sành điệu". Đó đã là thói quen cần được nhận thức và sửa chữa. Trong một đất nước có những vùng địa lý khác nhau, cũng có những nhận thức cách làm khác nhau. Thật như nhận xét của Bác Hồ về người dân ở ba miền Bắc, Trung, Nam. Câu chuyện ấy bắt đầu bằng ba câu hỏi đối với các chiến sĩ thi đua ba miền. Tôi sợ không bám được nguyên văn nên không dám kể. Nhưng nội dung cơ bản như cuộc nói chuyện của tôi với một anh bạn phía Bắc. Anh bạn này nói với tôi một câu mà tôi luôn còn thắm thía: "ở phía Bắc, lúa còn ngoài đồng là lúa của "Giời", còn bà con ở phía Nam, thì rãy lúa giống xuống đồng xong là xem như đã có ăn". Anh cắt nghĩa thêm: ở ngoài ấy điều kiện khí hậu ảnh hưởng đến mùa vụ rất lớn. Khi nào lúa về tới bồ mới chắc ăn là của mình. Còn lúa ngoài đồng là lúa còn của ông Trời. Ngoài ra ở ngoài đó, mỗi hộ chỉ vài ba sào đất, mỗi sào độ 200-250 m2. Như vậy tránh sao người phía Bắc không tằn tiện hơn phía Nam. Nhưng bù lại, trong cùng một điều kiện, thì người phía Bắc bao giờ cũng có dư giả nhiều hơn người phía Nam.

Bây giờ tôi mới phát biểu một trong những nguyên tắc phát triển làm giàu qua trọng và bền vững lâu dài của tôi. Xin mượn câu nói của người xưa: "đại phú do thiên, tiểu phú do cần".

Tôi xin dẫn ra một câu chuyện mà tôi đã từng mục kích được. Một lần tôi gặp một anh bạn bằng tuổi tôi nhưng có khác là anh đã trở thành tỷ phú. Anh kể tôi nghe về cuộc đời của anh. Anh xuất thân vốn chỉ là một anh nông dân ít đất. Hai vợ chồng ra riêng chỉ có hai công đất. Anh phải tìm ra phương cách để đảm bảo cuộc sống gia đình. Anh thì đi bán kẹo kéo. Còn chị ở nhà mở hàng bánh kẹo nhỏ, đắp đổi qua ngày. Giai đoạn đầu là giai đoạn hết sức khó khăn, mà nói vui người ta gọi là giai đoạn tích lũy tư bản. Ai vượt qua được giai đoạn này thì mới đi tiếp tục được giai đoạn kế tiếp một cách dễ dàng hơn (Bởi vậy có một người nói với tôi: anh làm mà tích lũy được đôi ba chỉ vàng là khó nhất, tích lũy được một hai cây vàng đã khá dễ dàng hơn. Từ hai ba cây vàng đẻ ra năm bảy cây vàng, thậm chí hằng chục cây vàng là điều dễ dàng hơn nhiều).

Quay lại câu chuyện của anh bạn tôi lúc nãy. Anh ta chắc mót, tằn tiện, không dám ăn, dám xài như thế suốt năm bảy năm liền. Trong thời gian này anh cố thêm được đất, làm thên ruộng. Thêm năm ba năm nữa, cuối cùng anh tích lũy được số vốn là 23 triệu đồng. Lúc này, thấy người ta mở ra trại bò vừa nuôi, vừa buôn bán bò có lời nhiều. Anh quyết định đầu tư hoàn toàn nguồn vốn này vào nghề này. Anh vừa làm chuồng trại và mua tám con bò là hết nhẵn số vốn. Sau một năm chịu khó cắt cỏ cho bò ăn, anh có lời mỗi con bò gấp đôi số vốn đầu tư ban đầu. Tổng vốn được nhân đôi. Bà con chung quanh thấy anh làm ăn có hiệu quả ai cũng trầm trồ khen ngợi. Người có vốn thì sẵn lòng đầu tư vốn nếu anh cần hỏi. Bởi vì người chí thú làm ăn thì đâu sợ mất vốn. Người có kỹ thuật thì muốn giúp anh thêm vì thấy anh ham hiểu biết. Cuối cùng một cơ hội lớn đã đến với anh. Anh có một người em rể chuyên nghề lái bò từ miệt miền Trung về. Bò ngoài đó vừa rẻ, lại thiếu cỏ nên rất dễ hoạn dưỡng. Ong em rể này cũng xuất thân nghèo như anh này đến nay thì vốn đã rất mạnh. Họ hỗ trợ nhau, người có sức, người có của. Hai năm nay thì anh bạn của tôi đã mở được trại bò lớn. Anh cho biết mỗi tháng anh bán được trên 100 con bò. Mỗi con lời từ 500.000 đồng đến một triệu bạc. Đó là chưa kể đến nguồn thu nhập do vợ anh bán bò mỗ tại chỗ. Mỗi ngày gia đình anh mỗ một con bò lời cũng bạc triệu. Gần đây anh bắt đầu mở nhà hàng chuyên bán các món thịt bò.

Qua câu chuyện trên, chúng ta thu nhận được những kiến thức gì trong cung cách làm giàu. Thứ nhất là yếu tố tích lũy ban đầu: tiểu phú do cần. Khi người ta có một cuộc sống ổn định, đời sống khá dư giã, có một nguồn vốn tích lũy kha khá, thì nếu cơ may đến với họ, ấy chính là: đại phú do thiên. Hay người trong dân gian gọi là gặp thời vận, hay biết chớp lấy thời cơ.

Tuy nhiên yếu tố đầu tiên vẫn là yếu tố hết sức quan trọng. Bởi vì nó quyết định hai vấn đề lớn của một đời người. Thứ nhất: nếu như cả cuộc đời anh không gặp thời thế, mà anh biết tích lũy như thế thì dẫu là một tên ăn mày, cuối đời hắn cũng có một số vốn kha khá để nghĩ hưu được rồi. Chúng ta hãy thử làm một bài tính nhỏ mà xem. Nếu như mỗi tháng anh chỉ dư được có 100000 đồng thì cũng đừng buồn. Bởi vì nếu theo cách này, sau một năm, anh sẽ dư được 1,2 triệu đồng. Sau mười năm anh sẽ dư được 12 triệu đồng. Sau bốn mươi năm làm việc, anh sẽ dư được 10 cây vàng. Với mười cây vàng này, anh sẽ tậu được một mãnh đất nho nhỏ, hoặc mở được một quán nước, một cơ sở làm ăn. Đó là điều tôi tính toán đến mức tệ hại nhất. Chẳng lẻ trong đời làm việc lúc nào thu nhập cũng hẻo như vậy sao. Chẳng lẻ cả cuộc đời không có một cơ hội nào hết.

Vấn đề thứ hai của yếu tố: tiểu phú do cần. Nếu như bạn không có tích lũy, không có vốn đối ứng thì liệu có ai dám làm ăn với bạn hay không. Thông thường trong dân gian hay nói: vợ chồng nó biết ky cỏm, chí thú làm ăn, tội nghiệp nên giúp đỡ. Còn thằng kia ăn xài lớn giúp cho nó bao nhiêu mà chả hết. Hoặc trong dân gian, anh có lúa, người ta mới cho mượn gạo. Trên thực tế bất kỳ sự đầu tư vào một lĩnh vực làm ăn nào cũng đều có thể đem lại cho người ta nhưng cơ hội làm ăn lớn đến mức tối đa. Tôi có một anh bạn mua một miếng đất diện tích năm công với giá 5 cây vàng. Hiện tại người ta trả 1,2 tỷ đồng anh chưa chịu bán. Và rất nhiều, rất nhiều người nằm trong trường hợp này mà đã kiếm được hằng tỷ bạc. Một anh hiện đang làm công an tỉnh Vĩnh Long. Trước đây anh có mua hai căn hộ mặt tiền ở Vũng Tàu với giá 22 cây vàng. Chị vợ sợ tốn hao vô ích nên trả lại một căn. Sau đó 10 năm, có người hỏi mua hai căn hộ đó với giá 1000 cây vàng. Hai vợ chồng vẫn còn được 500 cây vàng. Thế nhưng họ vẫn vui và sau này trở thành những người kinh doanh địa ốc khá xuất sắc. Có rất nhiều người mua đất ruộng rẻ, rồi sang lắp, phân lô bán cho những người có nhu cầu nhà ở mà giàu có lên. Tôi chỉ kể riêng ra ở lĩnh vực kinh doanh địa ốc. Còn những lĩnh vực khác cũng vẫn có những anh tài. Ý LỚN trong đoạn này tôi muốn nhấn mạnh lại là: với một số vốn ban đầu tuy nhỏ nhưng người ta hoàn toàn có thể phát triển đi lên khá giả. Nếu không có số vốn đó thì khó có thể có được bạc tỷ bạc ức sau này.

Chương XVI: ĐỪNG ĐÁNH MẤT 50%NHỮNG CƠ HỘI THUỘC VỀ MÌNH.

Bài học thứ hai chúng ta rút ra đối với mô hình của anh bạn chăn nuôi bò là: anh là một người hết sức năng động. Tôi cho rằng năng động là bản tính cần thiết đối với những người mong muốn làm giàu. Do một kiến thức không đầy đủ, giới trẻ ngày nay thường hiểu say và đặt mâu thuẫn nhau giữa hai vế của một vấn đề. Đó là vấn đề "nhất nghệ tinh, nhất thân vinh" và "vấn đề năng động". Có nhiều người quá tin tưởng vào câu "nhất nghệ tinh, nhất thân vinh" rồi đặt ra cho mình một mục tiêu. Từ đó cứ phấn đấu mãi cho mục tiêu đó mà không chịu năng động nhìn xa, trông rộng. Con người ở trong cuộc sống ví như ở giữa biển khơi. Cứ bám bíu mãi một chiếc phao mà nó đã báo hiệu là có vấn đề rò rỉ, thì đến lúc nó thật sự xẹp xuống lúc đó mới lo thì lo sao kịp. Cách đây ít năm, bà con trồng nhãn ở huyện Long Hồ, tỉnh Vĩnh Long đã chú ý đến một hiện tượng: giá nhãn khi trồi, khi sụt bất thường. Họ ra tận thị trường phía Bắc và biết rằng: mặt hàng nhãn luôn luôn phụ thuộc một đầu ra là thị trường Trung Quốc. Nhưng thấy giá còn cao, nên chẳng ai lo lắng tìm một thị trường làm ăn mới, hoặc đổi một ít diện tích sang các đối tượng cây khác. Đùn cái, thị trường Trung Quốc không ăn hàng, lượng nhãn thừa mứa, đổ trôi sông. Năng động ấy chính là phải bám làm theo một nghề, không ngừng thay đổi kiểu dáng mẫu mã trong lĩnh vực làm ăn, nhưng cũng phải có những kế hoạch dự phòng chứ đừng quá chủ quan tin rằng mình đã có ột nghề ngon lành thì chưa chắc.

Điều thứ ba là con người ta cũng cần có tí gan. Đã có lần tôi nói chuyện với một ông lão đã thành công trong đường đời. Tôi hỏi ông : cái gan trong làm ăn là như thế nào?. Bởi vì trong dân gian thường có câu có phước làm quan, có gan làm giàu. Ong trả lời- liều nhưng phải giật dây dụi. Tôi không hiểu, ông giải thích: giống như người ta giải chày vậy. Ví dụ hành động giãi chày là một hành động gan dạ, thì dẫu sao, người ta cũng cần chừa dây dụi. Nghĩa là quăng chày ra để bắt cá, nhưng phải còn một cộng dây để kéo chày lên bắt cá. Trong thực tế có rất nhiều người gan đến độ không cần giật dây dụi. Giãy chày xong rồi phải lặng xuống để tìm cái chày thì quá cực. Tôi thấy trong cuộc sống bình luận như vậy cũng khá đủ. Tuy nhiên, ở đây chúng ta cũng cần lật ngược lại vấn đề. Có rất nhiều người nhác đến độ: thấy họ nghèo quá tôi bàn đi buôn thì họ sợ lỗ vốn, bàn làm tài xế hay làm lơ xe thì sợ bị tai nạn, bàn đi xa khẩn đất thì sợ bỏ vợ con không ai trông. Mỗi người chúng ta cần phải tự xét xem mình có thể làm được việc gì. Nếu không có vốn thì làm thuê, bằng có vốn thì làm những việc độc lập hơn. Chứ rủi ro thì đầy dãi. Ở nhà co ro mãi vẫn chết như thường. Đó chính là đầu óc bảo thủ, bế quan tỏa cản. Đó chính là một sự bất lưu thông nghiêm trọng. Ở nhà riết thì không có gạo ăn cũng chết, thiếu hiểu biết thiếu thông tin, thua sút người. Chi bằng cứ lao ra làm (tất nhiên là làm những việc gì mà rủi ro ít thôi)

Nói tóm lại, con người muốn tồn tại và phát triển, một điều quan trọng nhất đó là xây dựng cho mình một ý thức thật vững vàn, một tinh thần cầu tiến. Cũng như người xưa đã từng phát biểu: "Có chí thì nên". Để chứng minh cho điều này, tôi xin nêu lên một cuộc đối thoại giữa hai người bạn về vấn đề trật tự giao thông. Có lẽ tôi là người sống trong nền triết lý phương đông cho nên tôi thường có sự liên tưởng giữa sự vật này với sự vật khác, cũng như cha ông chúng ta đã từng dùng thuật câu đối để tìm ra sự liên hệ của các sự vật.

Trở lại cuộc đối thoại trên:

_ Ong A: Con người ta đúng là có số. Ông Xuân- một người hiền hậu, chiều qua đang đi trên đường, bổng bị xe đụng chết tươi tại chỗ.

_ Ong B:Ừ tôi cũng thấy vậy. Trong một tai nạn giao thông bao giờ cũng có một bên đúng một bên sai. Bên đúng là những người chạy xe rất cẩn thận. Nhưng người bị đụng thì bao giờ cũng nặng hơn.

_A: Trời kêu ai nấy dạ vậy mà.

Ông B có vẽ trầm ngâm. Bởi vì ông cũng vốn tính cẩn thận. Sau một lúc ông cũng cho ra một câu bình luận rất hay:

_ Song có một điều cũng cần nhận thức rằng, nếu một người biết tự giữ lấy luật lệ, có ý thức cẩn trọng thì vẫn có nhiều điều kiện để giữ lấy mạng sống của mình hơn.

_ Anh nói thì cũng phải, nhưng để chứng minh điều đó cũng không phải dễ.

_ Tôi có thể chứng minh điều đó thông qua một con người, cách suy nghĩ và cách sống của mỗi người. Tôi giả sử, người ta có 50% là sự quyết định của mình, 50% là sự rủi ro. Nếu như bạn biết giữ mình thì bạn còn giữ được 50% về phần mình. Nếu bạn không biết giữ mình thì bạn mất cả 50% của mình. Nghĩa là trong một tai nạn thường thì có người đúng, người sai, nhưng có khi cả hai người cùng sai. Cho nên trong một tai nạn bao giờ cũng có người sai, nhưng có khi lại không có người đúng. Như vậy rõ ràng tỷ lệ của người sai bao giờ cũng cao hơn tỷ lệ của người đúng.

Qua cuộc đối thoại trên cho chúng ta một bài học, nếu chúng ta có ý thức cẩn trọng, biết hướng mình vào con đường cầu tiến thì bao giờ cũng có lợi hơn là buông thả. Con người ta có thể có 50% số phận là do ngoại cảnh quyết định, 50% số phận là do mình quyết định. Nếu chúng ta bỏ luôn 50% do mình quyết định thì xem như chúng ta đã mất trắng cuộc đời cho số phận định đoạt. Lúc đó chúng ta không còn là con người nữa, mà chúng ta là một sinh vật nào đó bất kỳ.

Cũng cần nói thêm, con người sở dĩ khác hơn ở con vật là do chúng ta luôn luôn điều chỉnh mình. Việc điều chỉnh mình thông qua sự xét đoán đúng sai. Sự tự suy xét và điều chỉnh mình, đó là ý thức.

Tuy nhiên khi con người rèn luyện một ý thức, một ý chí mới cho mình (bằng phương pháp tự kỷ ám thị như tôi đã nói), thì sẽ xuất hiện một mâu thuẫn. Bởi vì theo lý luận chung, túi tiền của nhân loại chỉ bao nhiêu đó. Nếu tất cả mọi người đều hướng vào túi tiền đó thì sẽ có những khả năng xảy ra. Thứ nhất là con người ta sẽ dành giật lẫn nhau, cấu xé lẫn nhau. Thứ nhì để tránh sự tranh giành, túi tiền ấy phải tăng lên, to lên để đủ cho mọi người. Để giữ vững hòa bình, nhân loại sẽ chọn giải pháp thứ hai. Người ta sẽ đặt ra câu hỏi, con người có quyền chọn lựa hay sao?. Và câu hỏi đó đã được trả lời là rất có thể có. Lúc đó toàn nhân loại đứng về một phía và thế giới tự nhiên đứng về một phía. Một đạo luật mới sẽ hình thành giữa con người và thế giới tự nhiên.

Nhưng như bài học rút ra từ cuộc đối thoại kể trên, rõ ràng, nếu như chúng ta chỉ sống một cách tự nhiên không cần tác động vào thế giới chung quanh chúng ta để tìm lấy sự thành công cho mình, thì xem như chúng ta đánh mất hết 50% cơ hội về phía mình.

Chương XVII:LUẬT ĐÁNH ĐỔI.

Trong cuộc đời chúng ta, nếu chúng ta nắm vững được quy luật của cuộc sống, tôi có cảm giác mọi người đều có thể sống công bằng và bình đẳng với nhau. Dẫu cho có nghề hèn hay giàu sang đều như nhau. Bởi vì, chúng ta đều xuất phát từ một điểm: sức khỏe.

Trong cuộc sống này, tôi cho rằng, con người dẫu cho có vùng vẫy đến mấy, rõ ràng buộc phải gặp phải những trắc trở. Thế nhưng phải khẳng định rằng: nếu như bạn tự mình chấp nhận gian khổ, thì cuộc sống sẽ giảm bớt nỗi khổ cho bạn. Điều này chưa hẳn là chân lý. Trong cuộc sống, thỉnh thoảng đâu đó tôi bắt gặp một vài câu nói của các bạn bè hay thầy cô của tôi có ý nghĩa tương tự như vậy. Thời học đại học, có lần cô giáo dạy Nga văn cho tôi nói: cuộc sống thì phải đánh đổi. Cô giải thích thêm: muốn đạt được một cái gì đó thì tất phải bỏ ra một cái gì khác mà mình có. Lại có một người bạn bảo tôi: Nếu mày sống trong một hoàn cảnh khó khăn, nếu mình không tự nhốt mình để học tập, thì cuộc sống sẽ nhốt mình. Tôi bắt gặp chân lý đó ở khắp mọi nơi. Khi tôi lớn lên, tôi đã từng là một người có nhiều bệnh hoạn. Và tôi quyết tâm luyện tập thể dục thể thao. Hẳn nhiên, tập luyện phải chịu khó, chịu khổ. Cho nên, người Trung Hoa mới có câu khổ luyện mới thành công. Ngày nay, tôi nhận thấy rằng: trong mỗi hơi thở phải tập trung hít thêm một ít, dầu có khó khăn hơn là ngồi nghỉ ngơi, nhưng đó chính là một sự đánh đổi.

Nói rộng ra hơn, tại sao tôi có sự lý giải dong dài này?. Tại vì, nhiều khi, nhiều bạn trẻ khi mới bước vào đời, khi mới va vấp một số khó khăn mà cuộc sống đặt để vội kết luận rằng cuộc sống ai cũng có số phận cả. Nhiều bạn thốt lên rằng: bôn ba chẳng qua thời vận. Tôi lại muốn quay lại một ví dụ mà có lần tôi đã ví dụ với các bạn: Tại sao, những nền triết lý lớn thường xuất hiện và giúp cho những nước văn minh phát triển mạnh mẽ. Ví dụ, như ở Mỹ, người ta tôi trọng nhất đó chính là ý chí cuả con người. Còn ở Nhật, điều quan trọng nhất là làm sao để sống và tồn tại. Chính một nền giáo dục như vậy đã giúp người ta có thể phát triển hơn chúng ta. Ở đây, chúng tôi quan tâm nhiều đến sự tự giáo dục. Tức là sự tự kỷ ám thị.

Tất nhiên một điều, tất cả những sự diễn đạt trên đây hình như còn có cái gì đó mang tính giáo điều. Tôi lấy ví dụ: xét câu: Cái gì cũng phải có sự đánh đổi. Ở đây chúng ta nhận thấy có đôi điều bất ổn. Nếu hiểu thái quá, con người sẽ đi đến sự tự hành hạ mình. Bởi vì, chúng ta sẽ nghĩ rằng: nếu bạn tự hành xác mình thì cuộc sống sẽ đền bù. Tất nhiên không phải là như vậy. Đây là một câu chuyện dài mà trong lịch sử nhân loại, người ta đã từng khảo sát nhiều lần. Ví dụ điển hình nhất về điều này, đó là ở Ấn Độ thời kỳ phát triển Phật giáo, người ta đã từng tranh cãi: nên tu theo Đạo ép xác hay phải đi theo một con đường nào khác. Và Đức Phật Thích Ca, lúc bấy giờ đã tuyên chiến với giáo lý này. Ông đưa ra phép tu trung dung.

Còn theo tôi, tôi xin mạng phép đưa ra quan điểm của mình: con người cần phải đi theo con đường: phải chấp nhận đánh đổi, nhưng phải đánh đổi một cách khôn ngoan. Nghĩa là phải chịu khó học hỏi để biết được đánh đổi như thế nào là đúng cách và có lợi nhất, chứ không mù quáng. Nếu chúng ta đánh đổi một cách mù quáng, tất sẽ dẫn chúng ta đến bước đường cùng. Hoặc sẽ trở thành một cái cây quá thừa đạm, hoặc trở thành một cái cây khô héo.

Nói tóm lại, nếu chúng ta sống có lý trí, biết suy xét và luôn luôn tự đặt mình vào sự suy xét, biết kiểm soát mình bằng những ý thức, thì cuộc đời chúng ta, dẫu có khó khăn đi nữa vẫn là người sung sướng hơn những người kém ý chí.

Ở đây, tôi chỉ lấy ví dụ như đã có lần nói với bạn: Người Mỹ có một câu diễn đạt sự hạnh phúc và bất hạnh. Nội dung như sau: người hạnh phúc và bất hạnh chỉ cách nhau có 0,2. Đó là do: người hạnh phúc là người làm 10 đồng chỉ xài nhiều nhất là 9,9 đồng. Còn người bất hạnh là làm ra 10 đồng xài mất 10,1 đồng. Khoảng cách giữa người hạnh phúc và người bất hạnh chỉ là 10,1-9,9=0,2. Và ở đây, người có lý trí, mọi việc đều có suy xét, cân phân cho tốt, ắt hẳn có cuộc sống tốt đẹp hơn hẳn người sống buông thả. Tôi ví dụ thêm một điều nữa: đối với những người có học hành, trí thức, dẫu cho hoàn cảnh nào họ cũng vượt lên là người khá giả hơn những người kém trí thức. Bằng chứng là, tôi có quen rất nhiều thầy giáo khi về nghỉ mất sức, họ tham gia lao động sản xuất. Dẫu cho chăn nuôi, hay trồng tỉa, họ bao giờ cũng có được thành quả cao hơn những người dân không biết nghiên cứu tính toán. Đó tuy là những mệnh đề thấy rất rõ, không ai có thể chối cãi, nhưng không mấy ai thực hiện được. Cũng chỉ vì, người ta hay xem thường những mệnh đề nho nhỏ như vậy, cho nên con người đến một lúc nào đó sẽ trở nên tự phụ, hoặc rơi vào tình trạng chấp nhận số phận. Có nghĩa là không cần phấn đấu nữa. Tuổi trẻ thường có tính tự phụ và người lớn tuổi sẽ rơi vào tình trạng bất lực.

Chương XVIII: SỰ BÌNH ĐẲNG CỦA TẤT CẢ MỌI NGƯỜI.

Con người trên thế gian này, xét cho cùng cũng chỉ là một sinh vật bé nhỏ. Tôi tự xem xét mình, từ sáng đến tối gặp phải biết bao nhiêu chuyện có thể thiệt hại đến tính mạng. Hẳn nhiên, trong đó có cả những vấn đề do chính mình gây ra cho mình, và những nhân tố bắt buộc phải chấp nhận. Đi công tác suốt, phải luôn ăn cơm quán. Cũng chẳng biết nơi nào làm vệ sinh, nơi nào không. Khát nước thì uống nước trà đá là đã nhất. Thế nhưng về vùng nông thôn sâu, vẫn còn tình cảnh uống nước lóng phèn. Buồn buồn, bạn bè mời thuốc cũng phải nhẫm nháp đôi ba điều (tất nhiên tôi tin là mình có thể bỏ được thuốc hút bằng quy luật của mình, nhưng tôi không khẳng định điều gì bất biến: điều này tôi sẽ giải thích sau- ở phần học tập). Rồi nắng nôi, gió máy…. Chỉ một mũi kim nhỏ của con muỗi cũng đủ giết chết chúng ta. Dịch bệnh- chỉ cần những con virút rất nhỏ cũng có thể gây hại cho chúng ta. An nhiều Protein, nhiều đường, nhiều chất béo đều ảnh hưởng đến sức khỏe. Đó là chưa kể đến những tại nạn bất ngờ ập đến. Thậm chí kể cả trong không khí cũng có nhiều mầm bệnh: ít nhất sự ô nhiễm môi trường. Trong tất cả những vấn đề đó, để có được một niềm tin vào cuộc sống, không có gì quan trọng hơn đó chính là niềm tin vào hơi thở vừa chính mình.

Như đã nói, không có biện pháp luyện tập nào đơn giản để chúng ta duy trì tốt nhất bằng biện pháp tập luyện này. Có những biện pháp khi đi chơi, đi đám tiệc, trên đường đi, nghĩ ngơi, nằm suy nghĩ chuyện đời, chúng ta đều tập được. Bởi vì trong những lúc cơ thể chúng ta ngưng vận động, là những lúc các tạp chất bắt đầu tích tụ. Ở thận, bàn quan, mật thì tích tụ chất Canxi và nhiều hợp chất khác để hình thành sạn. Và việc tập luyện liên tục tạo nên sự kích thích các huyệt đạo tạo ra các chất để nuôi sống và chống lại các chứng bệnh. Cơ thể chúng ta rất màu nhiệm với hằng nghìn huyện đạo tương ứng với hằng nghìn nhà máy sản xuất thuốc. Điều tôi nói ra đã được y học hiện đại kiểm chứng. Nếu không phải như vậy, tại sao khoa đông y có cách chữa trị bằng châm cứu. Châm cứu chính là kích thích các huyệt đạo trong cơ thể tự tạo ra các loại thuốc để chữa trị. Mỗi huyệt đạo tương ứng với một loại thuốc chữa được một chứng bệnh. Thêm một bằng chứng nữa về sự huyền diệu của cơ thể. Nhà dịch tễ học Pax-tơ đã tìm ra được phương pháp tiêm ngừa cho người khi mắc các chứng bệnh nan y, mà y học thời đó không có khả năng giải quyết. Việc tiêm chủng chẳng qua là đưa vào cơ thể những con vi khuẩn gây ra chứng bệnh, nhưng còn yếu, để kích thích cơ thể tạo ra được những kháng thể có khả năng chống lại bệnh. Như vậy, cũng chính là kích thích chính cơ thể chúng ta sản sinh ra thuốc để điều trị cho chúng ta. Người năng vận động tập luyện, thì các huyệt đạo cũng thường xuyên được kích hoạt và sẵn sàng tạo ra các loại thuốc để giúp cơ thể thường xuyên thích nghi với môi trường bên ngoài. Còn người kém vận động, các huyệt đạo không thường xuyên được tập luyện nên cũng tự khép kín và kém hoạt động làm cho cơ thể không thể tránh được những loại bệnh kể cả những bệnh thông thường nhất.

Cho nên, tôi dám kết luận rằng: nếu bạn lĩnh hội toàn bộ lý thuyết này, điều đầu tiên là bạn hoàn toàn thấy mình bình đẳng với tất cả mọi người, bạn có quyền tin tưởng vào chính con người mình. Bởi vì, là con người không bệnh hoạn là điều sung sướng nhất trần gian. Và với tất cả những điều tôi đã chứng minh, bạn sẽ tìm ra được phương thuốc thần diệu, đó chính là hơi thở của bạn.

Về mặt tư tưởng, các nhà triết lý tư bản cho rằng: tư tưởng chúng ta thế nào, cuộc đời chúng ta thế ấy. Cho nên, người ta đổ xô đi tìm kiếm sự giàu sang. Trong quá trình đào bới để tìm kiếm, trong xã hội liên tục nảy sinh nhiều mâu thuẫn. Chẳng hạn, người ta đặt ra câu hỏi: giàu có để mà chi. Thậm chí tư tưởng cực đoan còn cho rằng: trong quá trình làm giàu, người ta dù muốn hay không cũng phải giả dối. Lại có người thì nhận: một khi đã giàu có lên rồi, thì đã sao, bạn có giúp được ai đâu. Có chăng cũng chỉ một số người ít ỏi, có liên quan đến chính mình. Hoặc giàu có cũng chỉ để thỏa mãn những nhu cầu thấp hèn của mình. Mà những nhu cầu thấp hèn thì cũng chỉ đòi hỏi trong một thời gian nhất định, bởi vì sức người có hạn. Nếu ham muốn quá độ thì sẽ tự sút giảm sinh lực của mình. Một ý kiến khác cũng khá có lý là giúp người ta nhìn nhận trên một bình diện chung: mức độ tăng trưởng của xã hội là có hạn, cho nên, nếu ai ai cũng muốn làm giàu hết thì chắc xã hội có loạn mất. Một người được xem là giàu phải có được 1 tỷ mỹ kim. Vậy liệu tổng sản phẩm toàn cầu có đạt nổi 6 tỷ tỷ mỹ kim hay không. Có phải chúng ta bàn bạc đến một mức nào đó thì lại lọt vào thuyết ưu sinh. Thực tế đã cho thấy một số nước giàu lên nhờ vào việc bần cùng hóa một số nước khác. Ví dụ cụ thể nhất là việc buôn bán vũ khí.

Lại có người dựa trên thuyết cân bằng âm dương cho rằng: trong xã hội phải có người như thế này, có người như thế khác mới cân bằng. Cũng như trong một trận đấu: hễ muốn làm người chiến thắng thì phải có người chiến bại. Tuy nhiên, các nhà triết lý Mỹ thì cho rằng: thương trường là chiến trường. Con người cần phải có kiên trì bám theo mục tiêu của mình. Vấn đề là thời gian. Không phải chúng ta suốt đời xui rủi đến độ không còn có một cơ hội nào. Chỉ có đều, khi cơ hội đến chúng ta không biết chuẩn bị tinh thân để nắm bắt. Có nghĩa là con người ta phải luôn hướng tới sự thành công. Rồi cơ hội sẽ có đủ cho tất cả mọi người. Trái đất đã đạt đến con số 6 tỷ người (?). Tuy nhiên lật lại vấn đề, nếu bị nghèo hèn cả một đời thì quả là có nhiều thua thiệt. Một dân tộc yếu về tiềm lực kinh tế hẳn nhiên cũng bị các nước lớn hơn lấn lướt.

Cho nên, xét cho cùng, nếu như, con người ta có đầy đủ sức khoẻ thì, tất cả nhưng sự tranh luận đó bằng thừa. Chúng ta có phương pháp giữ gìn sức khỏe, chúng ta có niềm tin vào chúng, thì nếu ngày hôm nay, chúng ta chưa đạt được kết quả trong cuộc sống, một mai, bằng những phương pháp học tập, làm việc có khoa học, hiệu quả cao ta sẽ thành công, cộng thêm một vận hội, chúng ta nhất định sẽ đạt được sự thành công.

Chương XIX: THỬ XEM XÉT NHỮNG NÉT CHÍNH NHẤT VỀ TƯ TƯỞNG NHÂN LOẠI. MÂU THUẪN VÀ CÁCH HIỂU ĐỂ GIẢI QUYẾT MÂU THUẪN.

Một ước muốn lớn lao của tôi là có điều kiện tiếp cận và khảo sát tất cả các nền triết lý trên thế giới. Hẳn nhiên, việc học là một đại dương. Nhưng theo quan điểm của tôi, đầu tiên chúng ta phải thâu tóm thần thái của một học thuyết bằng cách rút gọn và đơn giản hoá. Việc đơn giản đó phải dựa trên chính quan điểm của tác giả, nghĩa là từ câu nói nổi tiếng của họ. Không ai hơn chính tác giả là người hiểu biết triết lý của mình, nên họ có những câu danh ngôn vô cùng sút tích và thâu tóm được cái tinh tuý, linh hồn của mình vào nội dung câu chữ.

Tuy là những danh ngôn, nhưng nếu chúng ta chịu khó tìm hiểu về nội dung tư tưởng cốt lõi, các trường phái có sự mâu thuẫn với nhau. Chẳng hạn nền triết lý Âu-Mỹ thường chú trọng đến ý chí con người. Thể hiện rõ nét nhất đó là: muốn là được (Mỹ), hoặc người Pháp thì dè dặt hơn: Muốn mới có thể được. Hoặc có nước thì cho rằng: Muốn mới được. Trái lại nền triết học Phương đông mà đại diện tiêu biểu là Phật giáo thì: Phải diệt dục, bởi vì cái dục vọng chính là nguồn gốc của mọi tội lỗi. Nền triết lý tư bản thì tập trung vào khẳng định "cái tôi", cái chủ thể cá nhân, còn nền triết lý xã hội chủ nghĩa thì quan tâm nhiều đến sức mạnh và quyền lợi tập thể. Nền triết lý tư bản nói trắng ra là: "làm thế nào để làm giàu", để có thật nhiều tiền. Còn nền triết lý phương đông nói chung là không quan tâm nhiều đến giá trị vật chất, mà quan tâm nhiều đến các giá trị tinh thần. Người ta tự đặt ra một câu hỏi: nhu cầu của con người thì chỉ có bao nhiêu, còn nếu nhiều tiền quá cũng biết sử dụng vào điều gì.

Tuy nhiên, trong mọi nền triết lý, có lẽ, cái cốt lõi của vấn đề là cố tìm ra một triết lý sống-một cung cách để làm thế nào cho xã hội được tồn tại tốt nhất. Nếu không vì lý do xuyên suốt này, chắc tôi cũng không cất công tìm hiểu và tìm ra những quy luật, rồi viết lên trang giấy để làm gì. Vật chất muôn màu muôn vẻ, nhưng kỳ lạ thay, con nhện biết giăng tơ, con kiếng biết làm tổ, con ong biết hút mật-tất cả cũng từ lý do ấy mà ra. Cái lý do ấy hoặc là ngẫu nhiên vô ý thức: do quá trình chọn lọc tự nhiên như thuyết tiến hoá quy định (nhờ nó có đặc tính như vậy, nên nó mới tồn tại), hoặc là có ý thức: con người luôn luôn tìm kiếm những phương thức tồn tại tốt nhất, nhưng nó chi phối toàn bộ thế giới sinh vật của chúng ta.

Trong các xã hội trước, để xã hội tồn tại tốt nhất, người ta đề cao vai trò của cá nhân. Còn trái lại, trong các chế độ về sau, người ta quan tâm nhiều hơn vai trò của tập thể. Như vậy, chúng ta rõ ràng nhận thấy, bỏ qua những ý đồ chính trị, trong tất cả các triết lý đều xoay quanh một vấn đề: Tồn tại và tồn tại ngày càng tốt hơn cho nhân loại.

Nói như thế để thấy rằng, hình như, nhân loại có một sự mâu thuẫn căn bản giữa triết học đông và tây. Song trên thực tế, triết học vẫn có chung một gốc của nó. Chẳng hạn, nền tảng của Đạo Phật là "diệt dục" còn nền tảng của triết học Phương tây là nuôi dưỡng "cái dục". Thực ra, sau khi đọc một giáo trình Phật học, người ta lý giải rằng, thực tế, Đức Phật cũng chưa phải là diệt dục. Mà "cái dục" của Ngài vô cùng vĩ đại và phi phàm. Đó chính là lòng ham muốn tột cùng nhằm tìm ra con đường giải thoát chúng sanh. Người ta còn lý giải một điều: Quan Thế Âm Bồ Tát là người đã thoát trần, nghĩa là về nguyên tắc không còn vướng bận bất cứ nợ nần, ân oán, vay mượn nào đối với người phàm. Nghĩa là, không hề còn mong mỏi điều gì nữa cả, không thương, không ghét. Thế nhưng, người luôn đứng về phía chánh đạo, và chủ trì sự công bằng trên thế gian. Trong Đạo Phật còn phân ra nhiều cõi. Đại khái là: Địa ngục, cõi Atula, Ta Bà, Cõi Trời và cõi Niết Bàn. Trong đó cõi tiên và cõi Trời thì vẫn còn dục vọng. Chính vì còn dục vọng, cho nên, các tiên có khi vẫn còn lòng yêu thương lẫn nhau để đến độ phải bị đoạ trở xuống làm người. Nghĩa là, tu tập đến một chừng mực nào đó, đạo Phật vẫn chấp nhận "cái dục". Ở đây tôi chỉ muốn khẳng định một chân lý mang tính lôgic: về nguyên tắc, Phật cũng từ chúng sanh mà ra, và gieo nhân nào thì gặt quả đó. Phật gieo nhân-cái dục là muốn giải thoát chúng sanh thì Ngài sẽ cố công tìm kiếm ra con đường để đạt được ý muốn đó.

Cũng như Bác Hồ kính yêu của chúng ta suốt cả đời hy sinh tất cả mọi quyền lợi riêng tư. Người chỉ có một mong mỏi lớn nhất là mong non sông được độc lập tự do, ai cũng có cơm no áo ấm, hạnh phúc. Chính mong muốn đó đã tạo nên một nhân cách vĩ đại, đó chính là vị cha già của dân tộc.

Còn chúng sanh chúng ta có những cái dục nào thì dần dần nó cũng hiển hiện ra thành hiện thực.

Đọc trong cuốn sách "Bí quyết làm giàu" của tác giả Hill Napoleon, chúng tôi thấy ở đó một ý tưởng gói gọn như một tiền đề: muốn là được. Đúng như những gì chúng ta lý luận như bên trên, rõ ràng, nếu có một mong muốn làm giàu một cách cháy bỏng mới tìm cách làm giàu thì mới giàu có được. Ở đây chúng ta hãy bỏ qua những vấn đề thành kiến vị kỷ xem ai cao hơn ai, mà chúng ta chỉ bàn luận và nhận chân chân lý. Vấn đề ở chỗ là chúng ta phải nhận chân được ý nghĩa và những bài học rút ra từ cách lý luận này. Bởi vì, khi phát biểu lên tiền đề về cái dục, hẳn nhiên đã có nhiều ý kiến bàn cãi. Và một trong những ý bàn luận đầu tiên phải kể đến: cái dục của con người là vô tận, nếu muốn gì cũng được thì.... Tôi xin nhắc lại: tư tưởng "thì..." này chính là tâm thức văn hoá mà cản trở chúng ta vươn tới trong một thời gian dài vô kể vừa qua.

Trong bí quyết của ông Hill, rõ ràng ông chỉ truyền cho chúng ta cái cốt lõi của sự việc, mà người trong Đạo Phật người ta gọi là "mật tông", trong quân sự người ta gọi là "mật lệnh", còn trong võ công người ta gọi là "tâm pháp". Những vấn đề đặt ra sau khi đọc xong quyển sách đó là: nếu như bí quyết này truyền rộng ra ngoài mà nó là một sự thật thì cuộc sống này sẽ xảy ra điều gì?. Và nếu lý giải được vấn đề này, thì đây là một điều cần nghiên cứu và đúc kết thành quy luật sống.

Trước khi bước vào bình luận, tôi xin rút ra ý chính mà ông Hill truyền đạt cho chúng ta: đó là, hằng ngày chúng ta phải nuôi dưỡng cái dục của mình bằng cách thường xuyên "tự kỷ ám thị" (tự nhắc nhở mình một ý nào đó). Nói đơn giản lại, toàn bộ tâm pháp mà ông Hill muốn nói là mỗi buổi tối trước khi ngủ và buổi sáng vừa thức giấc, chúng ta phải nhắc nhở mình với nội dung đại ý là: "phải thành công". Lúc đó một vấn đề đặt ra là: ai ai cũng đều muốn thành công. Mà trong xã hội có đủ loại người, có người tốt, có người đã tu dưỡng và tôi luyện đạo đức, trong khi đó có những người thấp hèn muốn đạt được mục đích bất chấp thủ đoạn, chưa hiểu được đạo lý "xã hội là cái nôi để nuôi sống con người, không ai có quyền huỷ hoại nó, mà phải có trách nhiệm vun bồi cho nó, để nó như hoa thơm cỏ lạ, đơm bông kết trái phục vụ lại cho chúng ta". Do vậy, kẻ nào cũng có tham vọng muốn giành giật quyền lợi về cho mình thì ắt sẽ có đại loạn. Lúc đó, trong xã hội sẽ xảy ra rất nhiều tệ nạn xã hội: nào tham nhũng, buôn lậu, cướp giật, côn đồ, gái điếm, buôn Heroin, các tổ chức Mafia mọc lên. Thua thiệt cũng vẫn là những người sống chân chính, đạt được thành quả chỉ dựa vào sức của mình. Điều này là điều mà hơn 2.500 năm về trước Đức Phật đã cảnh tỉnh con người: hãy đòi hỏi ít hơn (dục thiểu...?). Tôi còn nhớ mãi những lời dạy của mẹ tôi: Chậm chậm mà lượm hoa rơi, làm người có chí hơn người trào cao. Hoặc ông ngoại có câu: càng cao danh vọng, càng nhiều gian lao. Hoặc lớn thuyền, lớn sóng. Hoặc: "dục tốc bất đạt" để chỉ ra rằng: những người ham muốn lớn lao và nhanh chóng thì thường bị thất vọng lớn.

Ở đây tôi đặt ra một vấn đề mang tính chất mâu thuẫn lớn trong xã hội loài người: tính cấp tiến và tính bảo thủ. Một câu chuyện đại diện cho tính cấp tiến mà cả người Mỹ, người Hoa đều biết: người ta kể rằng có một viên tướng nọ khi dẫn binh đi đánh trận. Quân ông sức yếu thế cô. Nên, sau khi sang bờ bên kia sắp mở trận tấn công vào sào huyệt địch, ông ra lệnh đốt toàn bộ chiến thuyền, cắt đứt đường rút lua của quân ta. Và ông đã tuyên bố với tướng sĩ của mình: chỉ có hai con đường: chiến thắng thì còn sống, bằng ngược lại thì phải chết. Trong trận này, ông đã chiến thắng, bởi vì ông đã dám liều lĩnh đặt cược toàn bộ mạng sống của mình vào "một canh bạc". Về sau này, tôi cũng còn được đọc một câu chuyện đại diện cho phái cấp tiến: Câu chuyện của người cha dạy người con tựa đề là: nguyên tắc quẳng chiếc nón qua hàng rào. Chuyện kể về sự hồi tưởng của một người con về người cha đã khuất của mình. Người cha là người sinh sống ở bang Ôhaiô. Ông chỉ có một chiếc thuyền đi đánh cá. Một lần ông quyết định đến lập nghiệp và làm ăn và thành công ở bang Chicago. Ông đã quyết định bán chiếc thuyền của mình để cắt đứt đường thối lui. Cuối cùng thì ông đã thành công. Người con kết luận rằng do cha anh ta đã áp dụng nguyên tắc "quăng chiếc mũ qua rào". Nghĩa là muốn leo qua rào, trước tiên người ta hãy, quăng chiếc mũ của mình qua trước, sau đó do đã quyết định rồi thì tự khắc sẽ leo qua được, cho dù cái rào ấy có cao đến đâu. Xin lỗi triết lý như vậy thì suông quá, dễ chết quá.

Đó là tâm lý của người Mỹ. Còn người Việt chúng ta thì có tâm lý gì. Một lần tôi tâm sự với một người làm nghề nông rất thành công. Anh ta nói, trong cuộc sống phải có cái liều, nhưng liều phải "giật dây dụi". Giật dây dụi là từ của người làm nghề chài lưới: nghĩa là khi quăng chài, dù muốn, dù không vẫn phải còn giữ lại chiếc dây để kéo chài lên. Ý anh nông dân này muốn nói rằng: muốn tung chài thì phải cẩn thận giữ lại cái dây, chứ thấy cá nhiều quá, hấp tấp cộng chút liều lĩnh tung ngay mẽ chài thì kể như "mất cả chì lẫn chài". Có lẻ đến đây, chúng ta mới thấy hết bản chất của từng xã hội. Đến đây cũng cần nói rỏ, tôi chưa lý giải xong cái gì là đúng, cái gì là sai, cái gì là chân lý. Trong thực tế, có một điều: bạn chưa nghe hết ý của người khác mà đã cãi thì có khi hiểu nhầm.

Tất nhiên, với nền triết lý nào, sẽ sản sinh ra những con người thích ứng như vậy. Bởi vì triết lý chính là thế giới quan, nhân sinh quan, là nền tảng giáo dục con người. Tuy nhiên, nền triết lý giáo dục con người nuôi dưỡng "cái dục" có một mặt mạnh cơ bản là tạo ra những con người đủ sức ứng phó với những biến động to lớn của cuộc đời, nếu không nói là loại người này dễ thích nghi với sự đấu đá. Những biến động đó có thể là do chính cuộc sống trong xã hội loài người gây ra cho họ, hoặc từ những biến động của tự nhiên. Có nghĩa là dạng người này nằm trong nền giáo dục nhân cách phát huy cao nhất cái tôi cá nhân, nên rất năng động.

Thực ra, các nhà triết gia chân chính trên toàn thế giới đều có một điểm chung là cố tìm kiếm ra một phương thức đưa con người đến sự hạnh phúc đích thực. Tuy nhiên, đến nay, cũng chưa có ai có thể thống nhất được ý kiến chung về khái niệm "hạnh phúc". Tuy vậy, điểm gặp nhau giữa họ mà chúng ta có thể thấy rỏ nét nhất, đó chính là làm sao giúp cho con người có thể triệt để thoát khỏi sự lo lắng, buồn bực, và sợ hãi. Đối với đạo Phật đó chính là thất tình, lục dục có thể hủy hoại con người ta. Còn đối với các triết gia Phương tây thì cho rằng, đó chính là những kẻ thù đáng sợ nhất đối với con người. Bởi vì nó sẽ xoá tan mọi mơ ước, lòng tự tin, tình cảm chân thật tốt lành nhất giữa con người với nhau, và đặc biệt là nó có khả năng huỷ hoại toàn bộ sự sáng kiến, suy nghĩ tư duy của con người.

Thế nhưng, trên thực tế, nhiều nhà tâm lý học hiện đại còn có một ý kiến trái ngược. Họ cho rằng, sự lo lắng vẫn có mặt tốt của nó. Bởi vì, mỗi khi xuất hiện sự lo lắng, nghĩa là người ta đã cảm nhận được một sự nguy hiểm nào đó đang chực chờ chính bản thân họ, hoặc người thân của họ. Lúc đó, họ sẽ tìm ra cách đối phó. Mặt khác, sự sợ hãi còn giúp con người ý thức tốt về tội lỗi, về ý thức đạo đức, về trách nhiệm xã hội. Từ đó, người ta sẽ có hướng xử lý đúng hành vi của mình.

Vậy nên nghe ai? Ai đúng trong trường hợp này?. Trong thực tế, muốn xét đoán bất cứ điều gì, người ta đều phải bắt đầu từ cái gốc vấn đề. Theo tôi, dù muốn dù không gì, người ta vẫn phải lo lắng một cái gì đó. Bởi một lẽ như nói bên trên, đó chính là một phản xạ hết sức tự nhiên. Đó là một quy luật tự nhiên. Cũng như, ngọn gió thổi, cành tre tự nhiên sà xuống, ngọn đèn phải bị tạt sang một bên. Chỉ khi nào, ngọn gió không đủ lực để chi phối ngọn đèn quá lớn. Hoặc ngọn đèn đó đã không còn là ngọn đèn dầu, mà nó đã trở thành ngọn đèn điện. Nói tóm lại, nếu có những thay đổi bên ngoài, dù muốn dù không, cũng phải để cơ thể trải qua một bước cảm nhận.

Ở đây, tôi muốn nêu ra một vấn đề khác. Để ngọn đèn không còn dao động trước gió, thì ngọn đèn đó phải luyện thành ngọn đèn khác ngọn đèn dầu. Ở trường phái Âu Mỹ, người ta quan niệm: Để thoát khỏi nỗi sợ hãi ám ảnh, điều quan trọng nhất là phải làm sao vươn lên được khá giả. Đối với người Nhật: phải tạo ra ngày càng nhiều phương tiện, vật chất, tiện nghi nhất để chế ngự tự nhiên. Nghĩa là, các nước này thiên về những sức mạnh của vật chất. Còn đối với Phật giáo cho rằng, giàu sang vẫn đâu thoát khỏi sự chết chóc. Cho nên, người ta cũng đâu thoát khỏi "bể khổ trầm luân". Và lại, bản thân, Đức Phật, cũng xuất thân từ sự giàu sang phú quý, Ngài hoàn toàn không cảm thấy sự hạnh phúc. Mà hạnh phúc đích thực là phải biết chế ngự tinh thần của mình, diệt hết cái dục vọng thấp hèn, là sự từ bi, hỷ xả, thực hiện tốt pháp bố thí. Có người cho rằng: hạnh phúc chính là sự nhân nhượng hoàn toàn. Có người cho rằng hạnh phúc chính là sự hy sinh. C.Mác cho rằng hạnh phúc là đấu tranh. Nói chung quy, mỗi học thuyết, như C.Mác đã nói, muốn hiểu được nó, cần phải hiểu được bối cảnh lịch sử sản sinh ra nó. Đến đây, vấn đề cũng khá làm bạn bị nhức đầu, tôi xin phép bạn đọc thư giản và sẽ quay trở lại nghiên cứu trong một chương sắp tới để giải quyết dứt điểm cái tiền đề: muốn là được.


Chương XX: BIỆN PHÁP HUY ĐỘNG CAO NHẤT NHỮNG KHẢ NĂNG CHO MỘT KỲ THI QUAN TRỌNG.

Ngày nay, khi thế giới đang nằm trong xu thế hoà bình, con người càng có điều kiện bình tâm lại để suy xét những giá trị đích thực. Nhiều vấn đề tưởng chừng như rất đơn giản, nhưng chỉ sai một nét đã bẻ gảy toàn bộ mọi kế hoạch của chúng ta. Thuở nhỏ, tôi đã từng ứng dụng nguyên tắc "tự kỷ ám thị để học hành". Tôi không phải là một người thông minh cho lắm, nhưng nhờ cái cần cù, nên cũng bù được. Nhưng nhớ lại, nếu không nhờ vào sự tự kỷ, thì có thể thành tích học tập của tôi không đến đổi cao lắm. Tôi học ở trường Trung học Nguyễn Thông. Ý tôi muốn nói rằng kinh nghiệm này tôi đã từng trải qua và được nhiều người chứng kiến. Trong cuộc đời tôi, nếu như kiến thức nào tôi đã từng học qua, hoặc có những dạng bài tuy chưa học qua, nhưng có cách giải quyết tương tự, dù học ở đâu đó rất lâu rồi tôi cũng đều moi ra trong đầu được để giải những bài toán hóc búa nhất. Chính vì vậy, trong kỳ thi toán toàn tỉnh, tôi đạt hạng nhất trước sự hững hờ của nhiều người. Biện pháp tôi thực hiện là: khi bước vào phòng thi, tôi ngồi ngay ngắn, gồng hai cổ để hai mạch máu ở cổ căng lên kịp thời đưa máu về nuôi não. Nhờ vậy, não tôi như được động lên và người ta quen gọi là động não. Trong lúc đó tôi luôn đọc thầm trong lòng: Tôi nhất định thành công. Mắt thì lúc nào cũng nhìn đăm đăm vào một điểm để tâm hoàn toàn tập trung vào một vấn đề không bị mất tập trung. Và thế là đến một lúc, tôi như lọt vào một trạng thái xuất thần: mọi cánh cửa trong tiềm thức đã được gõ để tìm kiếm phương pháp giải quyết. Cuối cùng bài toán được giải quyết ngoài sức tưởng tượng của tôi. Và phương pháp này đã được tôi ứng dụng ở mọi kỳ thi, nên đoan chắc tôi chưa từng hỏng bất kỳ kỳ thi nào. Duy nhất chỉ một lần: đó là kỳ thi toán toàn quốc, kể cả thầy Ngô Quang Vĩ, một thầy giáo có tiếng trong tỉnh cũng công nhận, trình độ học sinh tỉnh lẻ với đôi ba tuần ôn luyện, không thể nào đủ kiến thức để địch lại học sinh miền ngoài (thực ra, ngày nay thì có nhiều tiến bộ hơn, vì đã có trường chuyên, có hướng huấn luyện từ trước). Tôi thi đại học Y khoa cũng vô một cái vèo, mặc dù việc thi vô ngành y cũng chỉ chiều theo ý mẹ, nên tôi chỉ ôn môn sinh có hơn tháng. Rồi thi vào Đài truyền hình, tôi cũng là một trong 4 người đậu trong số 104 người tham gia sát hạch, dù rằng cuộc đời tôi chỉ viết ngẫu hứng (viết như thế này, từ năm lớp 12), không bao giờ thuộc một bài thơ ngoại trừ bài "nghe tiếng giã gạo" của Bác Hồ, chỉ vì ý tứ của nó quá hay. Nói chung, trong phần này, tôi muốn khẳng định một điều, tự kỷ ám thị đã giải quyết được nhiều vấn đề tưởng chừng như quá thần kỳ đối với tôi. Nếu đọc giáo trình về tâm lý học và gần đây, tôi đọc cuốn "quyết chí làm giàu" của Hill Napoleon, người ta cho rằng đây là hiện tượng vụt sáng trong tâm thức. Như trường hợp của nhà bác học Bor đã tìm ra cấu tạo của nguyên tử. Thời đó làm gì có kính hiển vi điện tử để quan sát cấu trúc của nguyên tử. Tất cả chỉ từ sự suy tưởng, cố hình dung ra một cấu trúc thế nào để hợp lý nhất về mặt cấu trúc để phù hợp với cấu trúc của các phân tử hợp chất và cấu tinh thể của các chất kết tinh. Thế là một đêm sau bao đêm bị ám ảnh bởi sự quyết tâm tìm kiếm, ông đã nằm mơ và nhìn thấy được cấu trúc của nguyên tử. Đó cũng là trường hợp của nhà bác học Acsimet khi tìm ra công thức tính trọng lượng riêng các chất. Có khi người ta lý giải là giác quan thứ sáu, nhưng chưa thực sự rõ ràng. Còn tôi, tôi học được điều này từ ông ngoại và thông qua mẹ. Trong ý niệm của gia đình tôi, nếu tập trung cao độ vào một điều gì, tự nhiên mọi tiềm lực sẽ phát khởi và một cách giải quyết sẽ dần dần hiện ra.

Thế nhưng có một nghịch lý trong vấn đề này, mà tôi muốn nói với bạn từ phần bên trên. Rõ ràng, tự kỷ ám thị có tác dụng vô cùng to lớn, nhưng tôi đã bị ngộ nhận nó suốt từ nhỏ. Bởi vì, tôi xem nó như một công cụ để hơn thua trong những cuộc thi. Cứ mỗi đợt thi tôi lại mang nó ra để sử dụng. Còn bình thường tôi quên mất nó. Sau khi tham khảo một số sách về tự kỷ ám thị, tôi mới vỡ lẽ: Tự kỷ ám thị không chỉ là phương tiện để đạt được mục đích (chẳng hạn một kỳ thi như kể trên), mà nó phải luôn được sử dụng như cái đích đến cuối cùng mà chúng ta cần đạt (như tự kỷ: thành công). Ví dụ câu: "Nhất định tôi phải thành công" của tôi, không chỉ có tác dụng ở những kỳ thi, mà nó còn phải là phương châm cả cuộc đời. Chúng ta không hiểu được yếu điểm này thì chúng ta sẽ không bao giờ đạt được thành tựu to lớn khi vận dụng tự kỷ ám thị. Bởi vì, không biết tôi đã có lần nhắc bạn về câu chuyện của một anh bạn trên bàn nhậu huyên thuyên là mình vô địch, nhưng sau đó, anh ta quên khuấy sự tự kỷ của mình đi. Như vậy trách sao, tự kỷ không có tác dụng. Tự kỷ là nhằm nhắc nhở chúng ta mục đích mà chúng ta phải đạt được trong đời. Cũng như, những người trong cảnh khổ, nhưng có học thức như các người dân Nhật, họ luôn nhắc nhở con cháu về sự khó nhọc của cuộc đời họ. Đó là một sự tự kỷ ám thị liên tục. Cũng như, vua Lê Lợi đã tự kỷ bằng cách nằm gai nếm mật liên tục mười mấy năm liền mới giành được thành công.

Có một điều cũng cần phải nhớ: tất nhiên chúng ta, miệng thì nói thành công, nhưng trong ý phải nhớ đến những công việc cụ thể, vì ai thành công cũng từ sự việc cụ thể, chứ không ai thành công một cách trừu tượng, một cách trên mây. Như tôi, suốt mấy năm nay, và đặc biệt là thời gian gần đây tôi luôn nhắc nhở mình: thành công. Nhưng mỗi lần như vậy tôi luôn nhớ về tác phẩm mình cứ bị ám ảnh suốt mười mấy năm nay. Còn bạn, nếu là người làm vườn, bạn tự kỷ: thành công, và phải luôn nhớ tìm cách làm cho khu vườn của mình đạt hiệu quả cao nhất. Nếu là một kỹ sư cơ khí thì cố sáng chế ra một chiếc máy tiện ích nào đó...

Ở đây tôi chỉ muốn bổ sung thêm một vài tác dụng của tự kỷ ám thị đứng ở gốc độ hoàn toàn duy vật chứ không có chút nào duy tâm cả. Trạng thái xuất thần, thực ra là sự vận động tổng hợp toàn bộ những kiến thức mà mình đã biết từ trước, tìm kiếm lục lạo, dở ra từng trang còn nằm sâu trong tiềm thức lâu nay chưa từng được sử dụng tới. Xét cho cùng, mọi quy luật đều bắt đầu từ quy luật quy nạp. Nghĩa là gom góp nhiều thực tế lại để tạo thành quy luật. Cho nên, người xưa thường khuyên chúng ta, muốn xét đều gì phải xét cả một quá trình. Triết học Mác-Lênin thì xét sự vật và hiện tượng trước tiên trên nền tảng chủ nghĩa duy vật lịch sử. Chính quá trình lục lạo trong đầu óc mới tạo cho chúng ta một giây phút bừng sáng. Chính giây phút thăng hoa đó, chúng ta tập hợp được cả một mối dây liên hệ về sự kiện này, cả một quá trình kinh nghiệm từng trải qua sự kiện này. Cũng bằng cách này, tại sao có những triết gia thật là sâu sắc, còn nhiều triết gia, tự nhận là triết gia (nói vui như tôi chẳng hạn) nhưng viết thật là hời hợt. Bởi vì trong sách của họ là tập hợp của những ghi nhận khác mà họ đọc được, nếu tôi chưa nói là họ ghi chép lại của người khác, chứ chưa từng kiểm chứng qua kinh nghiệm thực tế hay thực tiễn cuộc sống. Muốn viết về một sự kiện, ít ra chúng ta cũng đã từng đắm mình trong sự kiện ấy, từng nghe nhiều người am hiểu về lĩnh vực ấy bình luận, từng tự mình làm thử thí nghiệm. Có nhiều ý phải thử nghiệm suốt cả cuộc đời mình mới rút ra được kết quả. Cho nên có nhiều kết quả chúng ta đưa ra quyết đoán, kết luận, kiến giải mà chính chúng ta hết sức tâm đắc, cảm thấy đầu óc trong một lúc bừng sáng, thăng hoa, dễ chịu và cảm thấy thoả mãn nhất. Cũng từ tính chất này, nên những người làm việc trí óc thường thức rất khuya, hoặc cứ bị ám ảnh mãi một ý tưởng, chà đi sát lại nhiều lần mới tìm ra được con đường giải quyết vấn đề một cách xác thực nhất.

Tự kỷ ám thị đến một lúc nào đó đã trở thành thói quen, thì chúng ta có thể điều khiển chúng ta bằng chính lời nói của mình. Lúc đó người ta hoàn toàn kiểm soát được mình, và đó chính là người biết suy xét mình bằng lý trí, biết làm chủ vận mệnh của mình, hay người ta còn nói là thắng được chính mình. Trên kia tôi đã từng đưa ra một bài tập về cách bỏ thuốc hút. Ở đây tôi đưa ra hai bài tập và bạn thử kiên trì một hai ngày sẽ thấy có kết quả ngay về tự kỷ ám thị.

Cả hai bài đều đòi hỏi chúng ta hơi cực một tí, nhưng hoàn toàn bổ ít cho mình. Bạn phải chuẩn bị tinh thần từ tối hôm trước, biết rằng vào sáng sớm ngày mai mình sẽ bước vào một cuộc thử nghiệm nhỏ nhưng cực kỳ cần thiết cho cuộc đời bạn về sau này. Sáng sớm hôm sau, bạn thức sớm hơn mọi khi. Vừa thức giấc, bạn đọc thầm ngay trong tâm khẩu hiệu: tôi nhất định thành công. Đọc thầm như vậy liên tục từ đó đến sút miệng, đi vệ sinh, hay làm bất cứ đều gì. Đọc càng nhiều càng tốt, tuỳ theo khả năng tập trung và sức chịu đựng của bạn. Trong ngày hôm đó, tự nhiên bạn sẽ cảm thấy mình trở nên năng động hơn, lo lắng làm việc nhiều hơn, suy nghĩ tư duy đến công việc nhiều hơn, và có vẻ suy nghĩ nhiều hơn để tìm đường tiến thoái, về một chiến lược lâu dài cho cả cuộc đời mình. Thậm chí chúng ta cũng bị chứng mất ngủ hoành hành vào buổi trưa hoặc buổi tối, nguyên nhân là chưa tìm ra được hướng giải quyết.

Thí nghiệm thứ hai, hơi khó hơn, nhưng cũng cùng một cách như vậy đối với trường hợp hạn chế ham muốn tình dục. Mỗi khi cảm thấy hưng phấn, hãy tự kỷ câu: "Đừng suy nghĩ bậy bạ". Đọc rỏ to trong tâm nhiều lần. Đối với người đã có gia đình thì hiệu quả thấy rỏ hơn đối với những người còn độc thân, bởi vì đối với người độc thân sự đòi hỏi lớn hơn, có khi sự đòi hỏi đó nằm chính trong tâm lý tò mò, cho nên, chính tư tưởng họ cũng thoả hiệp với bản năng, nên chính họ cũng không đủ dũng khí để đọc câu này.

Tuy nhiên, một điều hết sức lôgíc chứ không hề duy tâm chút nào: sử dụng tự kỷ ám thị phải xuất phát từ những nhu cầu chính đáng, để phục vụ cho những mục đích chính nghĩa. Còn bằng không, tự kỷ chính là con dao hai lưỡi: nó có thể hại người và hại mình. Bởi vì một khi nó đi ngược lại những lề lối đạo đức xã hội, những quy định ngăn cấm của pháp luật, thì dầu sớm hay muộn, bạn cũng khó thoát khỏi sự trừng phạt của xã hội.

Như đã nói ở trên, sử dụng tự kỷ ám thị nếu không khéo sẽ trở thành con dao hai lưỡi. Điều này đúng kể cả đối với tính chất vĩ mô, nghĩa là xét trên cả xã hội loài người. Bởi vì đến lúc nào đó, trong mỗi con người sẽ tách ra hai phần rõ rệt: Phần thể xác và phần tinh thần. Phần tinh thần như một trung tâm đầu não về mặt ý thức (không phải tiềm thức) chi phối mọi hoạt động của thể xác. Hay, chúng ta là người lãnh đạo chính mình, chúng ta điều khiển chính mình bằng lý trí. Tức là chúng ta là những con người duy lý. Sống với nhau chỉ là cái lý. Nhưng liệu cái ý thức có đủ nhận thức để chi phối mọi hoạt động của bản năng, gồm: cái vô thức, và toàn bộ các hệ cơ quan. Chính lúc đó, ý thức sẽ có những sai phạm của mình. Chuyện lớn nhất trong việc sai phạm đó là luôn thúc ép chúng ta tiến tới, vươn tới sự thành công. Hậu quả là gì:

-Như nói bên trên, con người sẽ không ngừng cạnh tranh lẫn nhau để đáp ứng tốt nhất nhu cầu của mình.

-Khi tất cả mọi người đều tài cán như nhau, con người quay ra bóc lột chính tài nguyên thiên nhiên. Đều này sẽ gây ra những vấn nạn về môi trường sống, về sự cạn kiệt nguồn tài nguyên khoáng sản như: nước, năng lượng, hiệu ứng nhà kính xảy ra, sa mạc hóa những vùng vốn là môi trường sống trước đây của chúng ta. Những biến động lớn về môi trường sinh thái dẫn đến sự phá vỡ môi trường sống. Đến độ tự nhiên cũng không đủ sức đáp ứng cho chúng ta những nhu cầu mà chúng ta luôn luôn đặt ra cho mình như một thói quen không thể thiếu được. Bởi vì, tự kỷ ám thị, như tác giả Hill Napoleon nói, sẽ tác động vào tiềm thức chúng ta để dần dần gây ra cho chúng ta những thói quen, thói quen ăn sâu vào tiềm thức, dần dần trở thành tập quán sinh sống.

-Điều này chưa kể đến một hậu quả mà chính cá nhân có khi phải gánh chịu khi tự ý thức ép cơ thể hoạt động. Ý thức có khi không thể nắm vững hoàn toàn những hoạt động và nhu cầu của vô thức. Do sự thúc ép quá mức, nên ở những nước phát triển thường thấy các hiện tượng quá sức đưa đến đột quỵ.

Chương XXI: THIẾT KẾ QUY TRÌNH ĐƠN GIẢN CHO MỘT CUỘC SỐNG.

Trong cuộc sống có bộn bề những điều phức tạp khó xử. Tuy nhiên, ở đây tôi muốn tựu trung lại, thiết kế một quy trình chung nhất cho một đời người.

I) PHẦN VỀ THỂ XÁC:

Quy trình đó dựa trên nền tảng cân bằng âm dương. Như đã nói khái quát ở một phần trên, trong vũ trụ này, hễ có ngày, thì có đêm, có mặt phải thì cũng có mặt trái, và phổ biến nhất có âm thì có dương... Hễ chúng ta chỉ đạo cơ thể bằng cái ý thức, thì cũng để cho cái bản năng và cái vô thức tự do hoạt động một thời gian. C.Mác đã nói một câu hết sức chân lý: Vật chất vận động không ngừng. Sự vận động ấy, thoạt nhìn, chúng ta chưa hiểu nên cứ tranh giành với thế giới tự nhiên để chúng ta được vận động liên tục. Tuy nhiên, sự vận động liên tục trong tự nhiên, nếu xem xét kỹ, bao giờ cũng chia đều cho hai nửa: dương và âm. Hễ hết dương thì nối tiếp theo là sự vận động của âm. Soi rọi trong con người, hễ cái ý chí đã vận động xong thì hãy để cơ chế tự động (vô thức và bản năng cùng các cơ quan) vận động. Hãy để ý thức (ý chí) như nhân tố đào kênh khai thông, còn cái vô thức sẽ vận động tự do, như thủy triều lên xuống thúc đẩy quá trình trao đổi chất tự nhiên trong cơ thể.

1. Vận động có ý thức: quá trình lao động và các hoạt động thường ngày bao giờ cũng sản sinh ra nhiều tạp chất đầu độc cơ thể. Đại diện của các tạp chất đó là Axit Lactit, sự lưu tồn $CO_2$ trong hệ thống mau mạch và huyết quản. Hãy để cho hơi thở làm kẻ đi khai thông huyết mạch để đào thải các chất này. Sau đó thì để cho cơ thể tự nhiên giải quyết thải các chất cặn bả ra ngoài cơ thể. Có nhiều người bảo rằng: sao khi làm việc đã quá mệt mỏi, còn sức đâu nưa mà tập hơi thở. Thật ra, chúng ta có thể phân hoạt động của con người ra làm hai loại: Hoạt động trí óc và hoạt động chân tay. Đối với hoạt động trí óc, hẳn nhiên cơ thể ít được vận động nên cần phải có sự vận động bổ trợ của hơi thở để khai thông huyết mạch. Ngoài việc tập thở (riêng tôi là một người đã từng bệnh hoạn rất nhiều, nên việc tập luyện hơi thở tôi cho là đã rất đủ), chúng ta có thể bổ trợ bằng những môn tập luyện khác như bấm huyệt, xoa bóp nóng toàn thân, như phương pháp xoa nóng ngủ quan và tứ chi của Cốc Đại Phong, người Trung Quốc đã giúp

ông sống lâu trăm tuổi. Còn đối với những người lao động chân tay, quá trình làm việc nặng nhọc, giống như một quá trình đào kênh khai thông nhưng một cách ẩu tả, cho nên đất đá, rác rưởi còn văng tung toé ở hiện trường gây ách tắc giao thông. Tập hơi thở lúc bấy giờ như một cách thu gom lại những đoạn bị sạt lở, điều hòa huyết mạch lại, từng bước thúc đẩy quá trình lưu thông tích cực của máu huyết. Vả lại, trong quá trình làm việc quá sức, trong máu huyết bị lưu tồn những độc chất như kể trên, nếu về đến nhà mà lăn ra ngủ ngay, không có ý thức luyện tập nhẹ nhàng bằng hơi thở, thì những độc chất này sẽ đầu độc cơ thể. Sau khi ăn việc hít thở nhẹ cũng có tác dụng kích thích dạ dày hoạt động tốt. Hơn nữa, tập hơi thở còn có những tác dụng hết sức tích cực, hơn hẳn đối với những động tác tập luyện khác là:

-Tác động đến tất cả mọi lục phủ, ngũ tạng và các cơ quan quan trọng nhất trong cơ thể.

-Không có hoạt động nào theo chúng ta xuyên suốt như là hơi thở, cho nên tập hơi thở là cách luyện tập tự nhiên nhất, được cơ thể có nhu cầu nhất.

-Không có hoạt động nào giúp chúng ta tự do tập luyện như tập hơi thở. Các môn tập khác có khi còn đòi hỏi có dụng cụ thể dục kèm theo, như tập thể hình, thể dục nhịp điệu, thể dục dụng cụ. Không có hoạt động nào đòi hỏi diện tích tập luyện nhỏ như tập hơi thở, bởi vì chỉ có môn này mới mệnh danh là tập nội công, nghĩa là tập bên trong.

-Không có hoạt đông nào nhẹ nhàng như tập hơi thở, nên sẽ không có tình trạng tập quá sức. Chỉ cần bạn tập trung nhớ đến tác dụng của biện pháp này, mỗi hơi thở tuỳ theo sức của mình, hít thêm một ít không khí nữa là đủ. Ngày xưa, người ta thường doạ nhau là tập nhiều bị tẩu hoả nhập ma, nghĩa là có tác dụng phụ, hay do tập quá sức bị yếu sức. Nhưng thực tế tôi tập biện pháp này mười mấy năm nay, tôi không bao giờ bị "tẩu hỏa nhập ma".

-Hơi thở là hoạt động toàn diện nhất giúp cơ thể tránh được tình trạng chỉ hoạt động lao động trong một lĩnh vực đơn điệu dễ xảy ra bệnh nghề nghiệp (như nghề đập đá sẽ bị nở một tay phải, và teo các bộ phân khác).

Tâm pháp ( hay chổ dựa tinh thần mang tính khoa học) lúc tập hơi thở là: Lúc nào cũng tin tưởng một điều: Lưu thuỷ bất sinh hủ_ dòng sông cứ chảy mãi thì không thể sinh ra hôi thối.

Như vậy về phần ý thức, phải luôn đi kèm hai hoạt động để cơ thể liên tục được khai thông và đào thải chất độc, giữ gìn sức khoẻ. Đó là hoạt động làm việc (kể cả học tập, làm việc trí óc) và tập hơi thở đều đặn. Mẹ tôi-một cán bộ Cách Mạng lão thành, đã từng bị địch bắt tra tấn tàn phế- là một tấm gương cho quá trình luyện tập này. Năm nay bà đã 79 tuổi, nhưng vẫn duy trì việc tập luyện môn thở rất đều đặn, nên giữ được sức khoẻ tốt nhất.

2. Hoạt động vô thức: hay cách để chống lại tình trạng làm việc quá sức, chúng ta sử dụng biện pháp thư giản. Nghĩa là, chúng ta trao trả toàn bộ thân xác cho vô thức toàn quyền quyết định. Sau một ngày lao động và tập luyện như kể trên, và sau khi giải trí xong, có khi bạn phải tiếp tục làm việc chuẩn bị cho công việc ngày sắp tới. Đến khi bạn cảm thấy mệt mỏi, nhưng giấc ngủ hầu như không đến với bạn. Lúc đó người ta ví bạn như một toa tàu cứ lao về phía trước bằng một tốc độ quán tính kinh khủng. Như vậy bạn phải có cách hãm phanh con tàu lại, nếu không với tốc độ này, mà bạn có muốn nó ngưng ngay lập tức, để bạn vào giấc ngủ thì quả là quá khó khăn. Sử dụng biện pháp như đã nói ở chương XIII.

Nói nôm về biện pháp giữ gìn sức khoẻ là: dùng ý thức để khai thông, sau đó để cho vô thức tự vận động lưu thông cân bằng tâm sinh lý.

II) PHẦN VỀ TINH THẦN:

Liệu pháp thứ hai tôi muốn đề cập đến là liệu pháp tinh thần. Đến giờ, chúng ta có thể khẳng định, tinh thần là cái quyết định to lớn nhất đến sự phát triển của toàn bộ cuộc đời chúng ta. Khi tinh thần bạn vững vàng, luôn hướng tới sự cầu tiến, thành đạt, thì bạn như một thỏi nam châm, hút lấy những ý tưởng làm giàu, và luôn luôn tìm kiếm những phương cách để thực hiện lấy ý tưởng ấy. Mà muốn rèn luyện tư tưởng hướng tới một mục đích nói chung, và hướng tới sự thành công nói riêng, chúng ta chỉ có một công cụ duy nhất, đó là sự tự kỷ ám thị, bởi vì, ngôn ngữ chính là hệ thống tín hiệu thứ hai, hoàn toàn có khả năng đại diện cho một thế giới vật chất bên ngoài để dẫn dắt chung ta vươn tới. Nền tảng của việc tự kỷ ám thị, chính là hướng ý muốn của chúng ta vào một mục tiêu nhất định. Ở đây, chúng ta khẳng định là phải nuôi dưỡng cái dục, nhưng là một cái dục hoàn toàn chính đáng, được xã hội chấp nhận. Có nghĩa là chúng ta muốn vươn lên phải luôn nhớ và chú nguyện: Tôi nhất định phải thành công.

Cũng cần nhắc: đây chính là mục đích của cả một đời. Song cũng cần nhớ rằng: tự kỷ ám thị có khi cũng là một công cụ để chúng ta phát huy sức mạnh cao nhất để thắng một trận đấu quyết định. Bởi vì khi đó, nó giúp chúng ta tập trung cao độ vào một mục tiêu, không bị những tư tưởng xao lãng, lo ra, buồn chán, run sợ, và những tư tưởng, công việc, hiện tượng chung quanh ta tác động làm chúng ta bị chi phối. Song trong một số cuộc thi cực kỳ quan trọng, muốn thắng ngay một trận đối đầu, chúng ta phải kết hợp ba liệu pháp cùng một lúc tập trung tư tưởng hướng mắt về một điểm cụ thể càng lâu, càng tốt, để tâm lắng động lại và không nghĩ về bất kỳ điều gì khác và bắt đầu hướng về vấn đề cần giải quyết, chẳng hạn một bài toán, một đề thi của một môn nào đó bất kỳ. Đồng thời trong khi đó phải gồng cổ để hai gân nổi lên đủ tiếp máu đưa về nuôi não. Trong tâm luôn chú nguyện: nhất định phải hoàn thành tốt công việc. Xin nhắc lại, nhờ vào cách này, tôi đã thắng tất cả các cuộc thi trong đời tôi. Nếu là một học sinh, bạn hãy thí nghiệm giải một bài toán bằng cách này. Tư tưởng bạn được tập trung cao độ, dần dần trong 5 phút, 10 phút, 15 phút, bỗng dưng nó bật ra một ý tưởng sáng suốt để giải quyết vấn đề đặt ra trước mắt.

-Tuy nhiên cần lưu ý phương pháp này: đừng bao giờ cho rằng đây là một phép lạ, bởi vì nó chỉ giúp bạn phát huy cao nhất những gì mà bạn có. Nếu bạn là một học sinh quá kém, thì đừng trông mong kết quả đạt quá cao, mặc dù bạn hoàn toàn có quyền hy vọng: tuy ta kém hơn, nhưng ta phát huy cao độ khả năng của mình có thể mạnh hơn anh giỏi nhưng chưa phát huy được sức mạnh. Trong cuộc đời mình, mặc dù, đã trải qua nhiều lần thực hiện thử bài tập này đối với những lĩnh vực mình không thích, hoặc chưa biết nhiều, tôi vẫn đạt được thành công bất ngờ.

Trên đây là nói về vấn đề "Tự kỷ ám thị" đóng vai trò là một công cụ để giúp chúng ta vượt qua một cuộc thi đột xuất, nhưng vai trò quan trọng bậc nhất của tự kỷ ám thị chính là: mục tiêu phấn đấu của cả một đời, cho nên luôn lập đi lập lại mục tiêu ấy. Nói ra điều này để khắc phục một sai lầm là chúng ta luôn sử dụng nó làm công cụ sử dụng, đến một lúc nào không đạt được hiệu quả, thì bạn bớt đi niềm tin. Hơn nữa, nếu là mục tiêu của cả một đời thì chỉ có một. Nghĩa là muốn làm một việc gì khác, chí ít, bạn phải thực hiện cho xong mục tiêu của mình.

Việc xác định ý nghĩa của tự kỷ ám thị có tác dụng là:

-Chúng ta chống được sự buồn chán khi thực hiện nó: bởi vì cứ thực hiện nó hoài, mà sao kết quả vẫn chưa tới. Bởi vì nội dung tự ký là mục tiêu đâu đạt được bất cứ lúc nào, mà nó chỉ đến khi chúng ta thu hút cho mình đầy đủ những điều kiện cần thiết. Tác dụng của tự kỷ ám thị, ngoài việc giúp bạn như thời nam châm thu hút những con đường dẫn đến sự thành công, bạn sẽ không bị chệch hướng. Bởi vì, trong cuộc sống có muôn vàn điều cám vổ có thể đẩy chúng ta đến sự đại bại. Chẳng hạn, vì vui quá chén, bạn bè xúi giục làm bất kỳ điều gì bạn cũng có thể nổi máu anh hùng lên mà vui chơi. Một khuyết điểm phổ biến nhất khi nhậu vô là bạn không còn biết tiếc tiền, đông tiền từ mồ hôi nước mắt mình làm ra. Bạn có thể vun tiền như rác, đến lúc tĩnh mới cảm thấy hối hận. Thậm chí, những người trẻ người non dạ, còn thường xuyên bị sai lầm khi rượu vào là: nổi nóng làm liều, đánh lộn, gây án, chơi ma tuý…. Tuy nhiên, nếu bạn biết tự kỷ ám thị, bạn sẽ bình tĩnh hơn trong việc quyết định phải "nhậu" hay không. Và lúc bắt buộc phải nhậu, nếu có tự kỷ ám thị, bạn sẽ suy xét hơn trong việc xài tiền, trong những việc nên làm và không nên làm. Nó như một người bạn đồng hành luôn nhắc nhở bạn làm những điều tốt, lánh những điều có hại.

Cái lợi thứ ba của tự kỷ đó là không gây bạn cho bạn bị nhiễu thông tin. Bởi vì trong cuộc sống có muôn vàn chức nghiệp buộc bạn phải hoàn thành. Nếu bạn lúc nào cũng biến nó thành một công cụ để thực hiện những chức nghiệp nhiệm vụ đó, thì trong đầu của bạn lúc nào cũng đọc kinh. Ví dụ như trường hợp của tôi là báo, trong đầu luôn có những câu đại loại: phải làm tốt bài "đầu tư của kho bạc Nhà nước", Thực hiện tốt bài điều tra một doanh nghiệp theo yêu cầu của đơn thư khiếu nại, rồi chuyện gia đình, hoàn thành chỉ tiêu trong tháng, viết cho xong quyển sách… Biết bao nhiêu chuyện chi phối cùng một lúc, chúng sẽ làm chúng ta rối trí và không biết làm điều gì làm trước, làm điều gì sau. Đây llà trường hợp tự kỷ cùng một lúc nhiều ý tưởng. Nên nhớ, chúng ta chỉ có thể thực hiện mỗi một lúc một việc mà thôi.

Cái lợi thứ tư của Tự kỷ ám thị là: nó thu hút mọi ý tưởng có thể thực hiện ngay lập tức, hoặc sau đó để đi đến sự thành công. Ví dụ, trong quá trình tu tập, tôi đã tìm ra được, muốn thành công con người ta cần phải có nhiều yếu tố quyết định. Thứ nhất là phải giỏi nghề (nhất nghệ tinh, nhất thân vinh). Thứ nhì là phải có sức khoẻ. Thứ ba là phải có nhiều bạn bè. Thứ tư là cung cách bề ngoài phải gây được ấn tượng đối với người giao tiếp với mình. Thứ năm là phải có óc hài hước. Thứ sáu là phải ghi chép lại những ý tưởng mà mình cảm thấy có thể làm và thu được tiền. Thứ bảy là phải chịu khó đọc sách báo để không ngừng nâng cao kiến thức phổ quát. Thứ tám là phải tập trung thực hiện cho được công việc quan trọng nhất của cuộc đời mình: có thể là nghề nghiệp của mình. Thứ chín là phải có một động lực tinh thần thúc đẩy mình (tự kỷ). Thứ mười là phải biết giữ gìn đồng tiền của mình làm ra. Suy nghĩ cái nào thực hiện trước, cái nào thực hiện sau là cả một vấn đề. Trong mỗi mục, lại là cả một kho tàng. Ví dụ, bí quyết có thật nhiều bạn phải đọc tác phẩm "Đắc nhân tâm". Óc hài hước phải thường xuyên đọc truyện hài. Tự kỷ ám thị- phải đọc tác phẩm "quyết tâm làm giàu" của ông Hill Napoleon. Cách thu hút các ý tưởng làm giàu và lập kế hoạch làm giàu: học cuốn "Tự thân làm giàu" của ông Carnegie. Ngoài ra, con người muốn giàu có cũng phải quan tâm đến các triết lý của Đông phương: Thiên thời, địa lợi, nhân hoà. Trong ba yếu tố đó, con người đều có thể thực hiện được. Nhưng tuần tự: thực hiện đầu tiên là yếu tố nhân hòa. Bởi vì, muốn lấy lòng con người, không gì khác hơn là đáp ứng được những thị dục khuyển ngã của họ. Mà cái quan trọng bậc nhất thường xuyên thấy, đó chính là: đáp ứng nhu cầu ẩm thực của họ. Kế đến là "địa lợi". Cái "địa lợi" dù muốn dù không cũng cần có một khoảng vốn liếng. Và cái cuối cùng là "thiên thời". Muốn thực hiện "thiên thời" hãy nhớ câu: Nhân định thắng thiên. Thế nhưng, nếu bạn sinh trong một hoàn cảnh cực kỳ khó khăn, thì muốn vượt qua được số mệnh của mình, có lẽ phải có lòng kiên trì vô hạn, nghĩa là luôn đeo bám theo mục đích cầu tiến của mình (dùng tự kỷ ám thị thường xuyên), và cũng phải có một ít lì lợm và liều lĩnh. Tất cả những điều này có lẽ bạn tìm đọc trong tác phẩm "quyết tâm làm giàu" của tác giả Hill Napoleon. Ở đây tôi chỉ nói gói gọn một câu: nếu bạn kiên trì niệm chú câu: tôi nhất định thành công, sự kiên trì nhắc nhở này giúp bạn kiên trì trong công việc, và thúc đẩy bạn dần đến sự thành công (câu này không phải duy tâm, nó sẽ được giải quyết ở các phần sau).

Qua việc nhắc đến những cái lợi của "Tự kỷ ám thị", và những điều lưu ý trong việc sử dụng nó, chúng ta rút ra cách sử dụng:

-Thường xuyên vào mỗi buổi tối trước khi đi ngủ và buổi sáng vừa thức giấc và mỗi khi rỗi rãi, hãy đọc thầm trong lòng câu: "Nhất định tôi sẽ thành công". Nên nhớ đây là mục đích sống cần phải vươn tới, chứ không phải là công cụ để đạt được tất cả.

-Khi bước vào công việc, chọn những công việc quan trọng nhất làm trước. Ví dụ như tôi, chuẩn bị viết một bài báo, tôi thường chú niệm: "hoàn thành bài báo nội dung…(nào đó) một cách tốt nhất". Niệm đến khi nhuần nhuyễn, khi bạn bắt đầu công việc sẽ được tập trung luôn, và không bị những tạp niệm khác chi phối. Những tạp niệm khác là những trò chơi, những câu chuyện vui buộc chúng rứt ra khỏi công việc chính của mình. Nhiều người hay thất bại chỉ vì không xác định được công việc gì là chính. Hễ mới bắt đầu vào một việc này, chưa làm xong đã chuyển sang việc khác. Tất nhiên, trong quá trình làm việc sẽ xảy ra những tình huống: do quá mỏi mệt, hoặc công việc quá phức tạp khó khăn, chúng ta cần phải nghỉ ngơi giải lao để lấy lại sức. Trong quá trình nghỉ giải lao đó cũng cần niệm câu như nói trong ngoặc kép ở trên, nhằm nhắc nhở ta không bị quên đi mục đích chính của mình. Cần nói thêm, khi thực hiện những công việc quá phức tạp, mà không thể thực hiện xong một lèo, thì điều cần thiết là đừng cố chấp ép mình phải thực hiện cho xong. Bởi vì như vậy sẽ rất căng thẳng và hại sức. Có khi vào những bài toán hóc búa không có lời giải đáp tức thời, nhưng sau khi nghỉ giải lao, bại sẽ sáng suốt ra và nghĩ ngay ra cách giải quyết. Nhiều công việc rất đơn giản như đánh máy chữ, thuê, đan, móc, nhưng lúc mệt mỏi cũng rất dễ bị lỗi. Nếu chúng ta không rứt ra để nghỉ giải lao thì công việc sẽ kém hiệu quả và chất lượng. Lý do nhiều người muốn làm một lèo cho xong là sợ nghĩ một lúc sẽ chán nản và lười biếng, hoặc vì những công việc khác chi phối quên luôn. Nhưng nhờ vào "Tự kỷ ám thị", bạn sẽ khắc phục được những nhược điểm này. Còn những công việc đòi hỏi dài ngày, thì đòi hỏi qua bước tập thư giản (ngủ qua một buổi trưa, hay qua một đêm), rồi tiếp tục "tự kỷ ám thị" vào nội dung việc vào buổi làm việc kế tiếp. Có nhiều người hỏi tôi, tập như vậy liệu có máy móc quá không. Tôi xin trả lời là không:

-Thứ nhất, nếu như chúng ta không tập như vậy, thì chúng ta cũng có một cách tự kỷ ám thị khác, nhưng thụ động. Đó là tự kỷ trên chính đối tượng công việc. Bởi vậy, khi mới bước vào làm việc, người ta thường chưa hòa nhập và làm việc chậm chạp, thậm chí gặp lỗi. Nhưng sau một thời gian, quen dần và tốc độ công việc càng lúc càng tăng. Giai đoạn chưa hòa nhập ấy chính là cơ thể chuẩn bị tinh thần cho công việc và bị tự kỷ dần dần bởi chính công việc. Nếu chúng ta dùng lời nói thay cho chính công việc đó, thì chúng ta đã có trước một bước chuẩn bị tinh thần, khi vào làm việc, dễ hoà nhập hơn. Vã lại, đây là hai sự tự kỷ khác nhau: một sự tự kỷ là nằm trong thế bị động, bị bắt buộc phải làm, tự kỷ vô ý thức. Còn tư thế dùng lời nói là chủ động, có ý thức. Điều này rất có ý nghĩa, đặc biệt là trong thế giới ngày nay, khi mà con người, ngoài những công việc bắt buộc phải làm, người ta còn phải tự học hỏi, tự sáng tạo, tiềm tòi để không ngừng hoàn thiện mình, không ngừng cầu tiến và phát triển. Nếu không có quá trình tự kỷ để vươn tới chắc tôi cũng không viết nổi quyển sách này. Trước giờ rất nhiều người biết sử dụng biện pháp tự kỷ một cách ngẫu nhiên: chẳng hạn thường tự nhủ thầm an ủi mình: thua keo này, ta bài keo khác. Ta nhất định cố gắng vượt qua giai đoạn khó khăn này. Thế nhưng ít người có dịp tiếp cận với lý thuyết về nó. Cho nên, lúc khó khăn thì thường xuyên viết nhật ký để giải toả tâm lý và nhắc nhở mình, những lúc hết khó khăn, thì quên ngay, và cũng đồng nghĩa với việc tự làm cho mình thụt lùi, bởi vì Khổng Tử có nói "dậm chân tại chỗ chính là thụt lùi".

-Thứ nhì, tự kỷ ám thị bằng lời nói là cách dễ dàng nhất để chúng ta giữ mãi mối dây liên hệ với công việc còn đang làm dở dang. Nếu chúng ta không giữ mối dây quan hệ này, thì có khi quên luôn việc làm này, và mãi mãi không bao giờ được thu lợi về nó. Còn nếu chúng ta còn giữ mối dây quan hệ, thì còn một điều lợi khác là: bất chợt chúng ta nhìn thấy một sự vật khác nhưng có thể ứng dụng cho công việc của mình, và chúng ta se giải quyết được công việc của chúng ta một cách dễ dàng. Bởi vì vật chất vốn dĩ có cùng chung nguồn gốc nên, quy luật của sự vaatj hiện tượng này, rất có thể ứng dụng cho sự vật hiện tượng khác, làm phong phú thêm tính đa dạng của thế giới vật chất muôn màu, muôn vẻ. Việc ứng dụng quy luật của ngành này sang ngành khác có thể thấy phổ biến ở khắp nơi nơi. Tất nhiên, mỗi lĩnh vực có một số quy luật riêng đặc thù. Trong kinh tế, kinh doanh, trong khoa học tự nhiên và xã hội, trong các câu chuyện trinh thám, phá án. Nên, tự kỷ ám thị tuy máy móc, nhưng nó thực sự có lợi cho con người. Nó giúp con người bước sang một giai đoạn mới, một giai đoạn mà sức mạnh của ngôn ngữ có thể là độc tôn.

Một nét chung nhất của tự kỷ ám thị, đó chính là tạo cho ta một con người khác với những con người khác. Tôi có một đề nghị bạn một phương pháp tự kỷ ám thị, mà qua đó, nó trở thành một thói quen không thể nào phai nhạt trong bạn. Bạn định cho mình một ngày đẹp trời nào đó, khi chúng ta thực sự rảnh rang. Sáng sớm dậy thật sớm, khi vừa thức giấc, bạn hãy "niệm thần chú" câu: "Tôi nhất định phải thành công". Việc chú nguyện này phải được thực hiện ngay giờ phút đó đến khi bạn thực sự trở thành một thói quen. Tại sao tôi lại đưa ra một biện pháp tập luyện khó nhọc như vậy. Tuy nhiên, tôi sẽ giải thích cho bạn hai điều: Tại sao phải làm việc làm đến khi thành thói quen và tại sao tôi cho rằng, thực ra nó cũng không khó nhọc gì cho lắm.

-Thứ nhất, nếu một việc gì không thực sự trở thành thói quen trong người, để điều khiển bạn, thì đoan chắc một điều: những ý tưởng khác sẽ từng bước chiếm lĩnh bạn trong những thời điểm mà bạn không ngờ nhất, và chính những thời điểm ấy nó thống trị và đẩy bạn đến dần dần đi lạt hướng, và thực sự kém cõi hơn người khác. Ở đây, tôi muốn lật lại triết lý về cái dục như đã nêu trên: Hể muốn là được. Trong con người chúng ta, theo bạn thấy cái gì là "cái dục" cao nhất. Cái mà chi phối con người nhiều nhiều nhất ccó chính là tính năng duy trì nòi giống. Tôi nhận thấy, nọi người đều bị chi phối bởi tính năng này, nhưng mỗi người có một cách biểu hiện khác nhau. Và chính vì vậy, sẽ có những người có số "đào hoa". Nghĩa là được nhiều cô gái để mắt đến. Dĩ nhiên một điều, có nhiều cậu trai sẵn có những điều kiện mà khong ai có thể tranh cạnh được. Nhưng nếu xét về riêng bản thân tôi, thuở bắt đầu biết yêu, tôi tự biết là mình cũng có ít nhiết mỗi tình, nhưng xin phép, do tôi quá tôn thờ mối tình trong mộng của mình. Do vậy, tôi không boa giờ chú tâm đến những mối tình lẫn khấut chung quanh tôi. Có nhiều lời gợi ý, mách bảo, nhưng hầu như tôi không bao giờ quan tâm đến. Tôi tự hỏi tại sao tôi lại không có bạn gái. Nhưng thực ra, một lời tự nhận, tôi không muốn. Dĩ nhiên, những người bạn "đào hoa" của tôi sau khi suy xét lại, họ là những người ít khi tôn thờ một mối tình nào. Đối với họ, tình yêu đến chẳng qua là một trò đùa và không có gì là điều thiên liêng, và mục đích của họ là chiếm đoạt, chiếm đoạt càng nhiều, càng tốt. Còn tôi hoàn toàn không có cảm giác đó. Nguyên nhân chính, đó là tôi ảnh hưởng truyền thống gia đình nhiều. Gia đình tôi không bao giờ chấp nhận, hoặc thích thú các câu chuyện tình. Nên, trong suốt cả cuộc đời mình tôi không bao giờ đọc một trang tiểu thuyết tình cảm nào. Có lẽ vì vậy, nếu có viết sách tôi cũng chỉ viết được loại sách này. Tôi không bao giờ bị ám thị bởi ý tưởng này.

Thêm một ý tưởng nữa, tôi không bao giờ quan tâm đến việc làm giàu. Tôi luôn luôn muốn thành công, nhưng tôi không bao giờ quan tâm đến đích đến. Thần tượng của tôi không phải là một nhà doanh nghiệp, mà là một nhà triết gia. Cho nên, khi đậu vào y khoa, tôi cảm thấy đó là một điều miễn cưỡng. Tôi đã từng chứng kiến nhiều người có sự quyết tâm vươn lên trong cuộc sống nói một câu tương tự: thật tôi không thể ngờ, những gì tôi ước mơ trước kia nay đã trở thành sự thật. Đơn cử như trường hợp của mẹ tôi. Xuất thân từ tầng lớp "bần cố nông"-như đã ghi trong lý lịch của bà. Nên bà chỉ mong mỗi: khi về hưu có một căn nhà nhỏ đẹp, có một chiếc tivi, một cái giường đẹp, một cái võng. Tiền bạc thì vừa đủ xài, vừa hết số này có ngay số khác. Quả thực bây giờ bà đã đạt được. Lương hưu, mỗi tháng bà lãnh được hơn 1 triệu đồng. Các chế độ chính sách khi bà bệnh hoạn đều có Nhà nước, bảo hiểm lo. Tiền ăn uống đã có chị tôi lo. Bà cũng có một căn phòng đúng như ý muốn cuả bà. Và bà rất mãn nguyện. Giá như bà muốn hơn như thế nữa thì đoan chắc bà cũng sẽ có được, bởi bà bỏ qua rất nhiều cơ hội mười mươi có được. Chẳng hạn, giai đoạn đầu, mới giải phóng, rất nhiều người đến giao nhà cho bà (vì bà là chủ tịch của một phường), nhưng bà không màn, tất nhiên những căn nhà mặt tiền ấy đã lọt vào những người đã có ước vọng lớn hơn bà. Lại một trường hợp khác. Ông bác này là bác của mẹ tôi. Thời Pháp thuộc, gia đình rất khó khăn, ông phải tha phương cầu thực. Khi ra đi ông chỉ mong muốn một điều, nếu không trở thành ông chủ kinh doanh lớn thì trở thành một ông chủ chùa. Và với mong muốn đó, ông đã đạt được cả hai. Tất cả những điều này thực ra không có gì là lạ. Như ông Emerson, một triết gia đã nói: tư tưởng bạn thế nào, thì cuộc đời bạn thế ấy. Cho nên, ở đây chúng ta rút ra được những nguyên tắc của tự kỷ ám thị: Phải liên tục và thường xuyên, trở thành thói quen để những tư tưởng khác không len lỏi vào trí tuệ chúng ta, điều khiển chúng ta đi theo một hướng khác. Thứ nhì là phải cụ thể chứ không chung chung. Ở đây tôi chỉ khuyên bạn đọc thường xuyên câu: Nhất định tôi phải thành công. Thực ra câu này chỉ có tác dụng lớn khi để nhắc nhở mục đích cụ thể của bạn. Tôi thì có ước muốn khác bạn. Có người ước một căn nhà, có người ước có những khoảng thu nhập ổn định, có người lại ước có sức khoẻ, lại có người ước thoát khỏi mọi sự lo lắng, sống an nhàn.

-Vấn đề thứ hai tại sao tôi nói nếu tập luyện như vậy thì bạn sẽ không thể bị khó nhọc?. Thật ra, một việc gì khi bạn tập trở thành thói quen, thì bạn sẽ không còn bị mệt mỏi. Như một người mới bước vào tập võ thuật sẽ cảm thấy như cực hình vào giai đoạn đầu, nhưng đến lúc quen, nếu bạn không tập, cơ thể tự nhiên có những đòi hỏi. Chẳng hạn, như tôi, khi mới bước đầu vào tập hơi thở, tôi thường hay bị các triệu cứng như nhức đầu, buồn ngủ, nặng ngực, ù tai, hay bị ói. Nhưng qua quá trình tập luyện, đến nay tôi đã trở thành thói quen, cơ thể có khi tự nó tập luyện mỗi khi tôi tập trung vào công việc. Đặc biệt vô thức cũng được thúc đẩy dần dần trở thành thói quen. Vì vậy, trước kia, khi tôi ngủ, hơi thở tôi rất nhẹ và ngắn, còn nay thì ngáy như sấm.

Như đã từng luận giải, tôi cho rằng, mọi thuyết trên thế gian này đều nhắm vào mục đích là giúp cho con người thoát khỏi những tâm trạng khó chịu, đặc biệt là nỗi lo lắng. Lo lắng là tâm trạng xảy ra khi con người cảm thấy một sự đe doạ sắp đến gần hay, một biến cố đang xảy ra trong cuộc sống làm xáo trộn trực tiếp đến những công việc thường nhật. Nói chung quy, cảm giác lo sợ là một trong những tình cảm thường thấy nhất so với các loại tình cảm khác của loài người. Nếu thoát được điều đó thì tất cả những tình cảm khác như: giận dữ, sợ hãi… đều có thể được hóa giải. Sau tất cả những gì mà bạn lĩnh hội được trong tất cả những sách vỡ, trong trường đời, trong những bản cẩm nan, có khi bạn cảm thấy bị hụt hẫng, thì điều gì còn đọng lại cuối cùng để đi tiếp với bạn trong suốt chặng đường đời. Đó chính là quy luật: Lưu thủy bất sinh hủ. Bởi vì, điều bạn cảm thấy hụt hẳng đầu tiên gây ra sự lo lắng, chính là sự sa sút về sức khoẻ. Khi bạn cảm thấy mình không thể kham nổi công việc mà mình đặt ra, thì một sự thất vọng hiện rõ trên nét mặt. Và có rất nhiều trường hợp, các doanh nghiệp lớn, các nhà chính trị, ngoại giao trên thế giới phải quyết định từ giả cõi đời khi họ cảm thấy, họ không kham nổi công việc đặt ra trước mặt họ. Còn người bình thường như chúng ta thì bắt đầu bỏ dở dang công việc và ước vọng của mình. Lúc đó, điều bạn cần là làm sao cân bằng lại cho được tâm sinh lý của mình. Và liều thuốc từ câu nói trên có ngay trước mặt bạn.


## Chương XXII: MÔ HÌNH MẪU.

Sau bao nhiêu lần chứng kiến sự thành cũng như cái bại trong cuộc sống, chúng tôi rút ra một phương pháp giúp người ta có thể vươn lên mau chóng nhất. Đó chính là: làm theo những mô hình mẫu có sẵn.

Rất nhiều người, kể cả tôi lúc còn trẻ, không chấp nhận việc theo sau người khác. Nhưng đến một chừng mực nào đó, chúng ta sẽ tự nhận ra rằng: nếu không có những mô hình mẫu thì liệu chúng ta sẽ đi về đâu. Sự học hành trước tiên cũng bắt đầu từ sự theo sau những mô hình nào đó. Nó là một sự kế thừa có chọn lọc những kiến thức có sẵn qua  quá trình tích luỹ của nhân loại. Tất nhiên một điều, nếu tôi khuyên bạn làm theo một mô hình mẫu, thì nhiều người sẽ cảm thấy rằng, như vậy có khác nào sự bắt chước. Nếu bắt chước thì thật là thô thiển. Và lại trong cuộc sống, đâu có điều gì là đúng hoàn toàn đâu mà bắt chước?.

Đây chính là những vấn đề cần để chúng ta suy gẫm. Các bạn tự hỏi tại sao lại phải bắt chước, mà không phải là chính chúng ta làm nên sản phẩm của mình. Có hai lý do:

-Thứ nhất: nếu bạn không bắt chước bạn sẽ không biết làm gì cả. Tôi lấy ví dụ cụ thể: Thị trường Việt Nam, từ những năm 1998 trở lại đây, chúng ta thấy xuất hiện một vấn đề: xe Dream tàu tràn lan. Đấy là một sự bắt chước hết sức ngoạn mục, và mang lại cho nhà sản xuất và những người ăn ké những món lợi kết sù. Trên thực tế, nguyên lý động cơ xe 4 thì, ai cũng đều biết, nhưng cách thức bố trí như thế nào, vị trí của từng linh kiện được sắp đặt ra sao thì cần một quảng thời gian nghiên cứu. Chính sự "tái bản" như vậy đã tạo ra một bước vượt bậc, không cần phải trải qua bước nghiên cứu lại. Bởi vì, trong muôn ngàn cách bố trí để một động cơ đốt trong có thể hoạt động được đã có một cách được các nhà sản xuất đi trước sử dụng. Hơn nữa, có một ý nhỏ buộc người ta theo bước chân đi trước là do những lình kiện phải được sản xuất một cách thống nhất, nếu không món hàng của bạn sẽ bán không chạy.

-Thứ nhì: tạo cho bạn sự năng động thực sự cho công việc. Nếu không có những mô hình mẫu, người ta biết theo cái gì mà làm. Bởi vì, dầu muốn, dầu không, những mô hình mẫu đã từng tồn tại, nghĩa là nó đã thực sự được mọi người chấp nhận. Nhiều người thường do tiềm thức chất chứa sự tự cao, tự đại, nên ít khi chịu chấp nhận học tập người khác.

Nói như thế này, chúng ta không bỏ qua yếu tố sáng tạo của mỗi người. Song nên nhớ một điều sự sáng tạo cũng xuất phát điểm từ những mô hình có sẵn. Không có điều gì trên thế gian này không phải là sự kế thừa từ thế hệ này đến thế hệ khác, từ lao động, từ thực tế mà ra. Thế nhưng, nhìn lại vấn đề: nếu ai chỉ biết bắt chước người khác một cách máy móc thì chắc chắn không thể chấp nhận được. Học tập, bắt chước phải trên cơ sở của sự sáng tạo đi lên. Nếu bạn không tìm ra những phương thức biểu hiện mới của riêng mình, thì đoan chắc, suốt đời bạn không có tiến bộ.

Tuy nhiên, cần lưu ý một vấn đề hết sức quan trọng mà con người thường mắc phải: khi chọn cho mình những mô hình mẫu, người ta thường quan tâm đến tính hiệu quả của mô hình mà quên đi yếu tố bền vững của mô hình- yếu tố thực sự có giá trị. Ông bà ta thường nói: bạo phát, bạo tàn, lửa rơm. Từ những câu này, chúng ta cần thiết phải tìm kiếm cho mình những mô hình mẫu thực sự có một nền tảng, bề dày vững chắc được chứng minh qua thời gian. Tất nhiên, chúng ta không loại trừ những nhân tố mới, nhưng khi bắt tay vào thực hiện những nhân tố mới, thì phải chấp nhận làm từ nhỏ đến to, từ thí nghiệm đến thực nghiệm rồi mới đưa ra thực tế đại trà. Bởi vì, tuy những mô hình mới mẻ có hiệu quả cao, nhưng chưa chắc là kéo được lâu dài. Đâu là mô hình mẫu của các H.T.Xã

Những điều tôi nói ra đây, tuy rằng rất bình thường, nhưng thỉnh thoảng nó hết sức cần thiết để chúng ta định hướng cho những bước đường kế tiếp.

Chương XXIII: PHƯƠNG PHÁP HỌC TẬP.

Trước tiên tôi cho rằng, đây là một trong những phương pháp quan trọng. Nếu các bạn biết phối hợp giữa các phương pháp: giữ gìn sức khỏe, học thật giỏi, thi thật tốt thì tôi cho rằng không có một ước mơ nào trên thế gian này mà không thực hiện được. Đời người thật ra muốn tiến lên được đánh dấu bởi những rào cản được tượng trưng bằng những kỳ sát hạch mà người đời gọi là những kỳ thi. Nếu chúng ta vượt qua được những kỳ sát hạch ấy thì sợ gì không thành công nhỉ. Điều này gắn liền với quy luật: nhất nghệ tinh, nhất thân vinh. Nếu bạn học thật giỏi một ngành nghề thì sợ gì bạn không thành công. Bởi vì khi đó bạn đã trở thành một chuyên gia rồi. Nếu ở một nơi nào đó không trọng dụng bạn thì chẳng qua họ không biết tài năng của bạn mà thôi. Rồi cũng sẽ có những nơi khác tận dụng tài năng của bạn. Cho nên, muốn thành công khi chỉ giỏi ở một nghề thì phải biết tìm kiếm nơi mà người ta có thể trả cho bạn nhiều nhất. Tất nhiên, cần phải bắt được một nhịp cầu vững chắc rồi mới nhảy sang vùng đất khác. Chớ có đứng núi này mà trông núi nọ, nhào qua, nhào lại té ùm xuống sông.( Thực ra trong cuộc đời này cũng còn nhiều yếu tố khác quyết định sự thành công của con người. Các cuộc thi giúp cho bạn yếu tố quan trọng nhất là tìm được một ngành nghề như ý. Sau khi có được ngành nghề như ý, thì xem như bạn đã đạt được 50% của sự thành công. Còn lại 50% là yếu tố nhân hòa trong cơ quan và công ty bạn. Nếu bạn có được lòng mọi người, đặc biệt là những người đứng trên bạn thì thành công là phần nhiều. Cho nên, Dale Carnegie, tác giả tác phẩm " Đắc Nhân Tâm" nói lấy được lòng người là một cách thành công. Nhưng chỉ lấy lòng người cho nên xã hội Mỹ đã tuột dốc rồi đấy. Muốn một xã hội thành công phải dựa trên cái đầu sáng tạo của con người chứ không phải sự lấy lòng. Ông Dale Carnegie đã có được thành công lớn trong lòng người Mỹ chính là thể hiện một bước thụt lùi nền văn hóa Mỹ. Cũng dễ hiểu thôi, đây chính là phương cách lấy lòng người. Cho nên bọn xu nịnh, bọn dùng kỹ năng mềm sẽ được tôn vinh. Và giá trị của những người chuyên môn giỏi tất nhiên sẽ xuống thấp. Sự bất mãn trong xã hội tất nhiên dâng cao, thế thôi. Tôi còn nhớ ông kết luận một câu có thể chứng minh cho luận đề của tôi: người thành công không nhất thiết là người giỏi trong nghề mà họ đang làm. Điều quan trọng là anh ta phải lấy được lòng người – nội dung chính là như thế).

Trên cơ sở chọn được một mô hình mẫu, chúng tôi đề ra phương pháp học tập gồm 3 bước quan trọng sau đây. Bất kỳ ai muốn cầu tiến, muốn phát triển đi lên, đều phải tự hoàn thiện mình. Qua trình tự hoàn thiện đó, tất yếu , đòi hỏi, con người phải chịu khó bỏ ra nhiều công sức. Ngày xưa, có lần, chúng tôi hỏi một vị giáo sư già về phương pháp học tập thế nào cho có hiệu quả nhất. Ông ta chỉ trả lời một cách gọn : muốn học giỏi chỉ việc học thật nhiều. Và đó đúng là chân lý. Thế nhưng bỏ ra thời gian nhiều mà không có các bước đi thích hợp thì cũng có khi không đạt được hiệu quả cao nhất. Cho nên ở đây tôi giới thiệu ba bước căn bản, nhưng rất sát với thực tế, giúp cho các em học sinh đạt được hiệu quả cao nhất. Tuy nhiên, những người lớn tuổi, nếu có theo các trường học cũng ứng dụng được những phương pháp này để đạt được kết quả cao nhất trong học tập.

Trước tiên, tôi xin nhắc bạn đặc điểm của học tập: học tập chính là mổ xẻ, phân tích vấn đề. Xem bên trong vấn đề có những cơ quan, bộ phận nào, những yếu dị nào, những linh kiện nào, cấu tạo và liên kết của chúng ra sao. Sau đó là quá trình tổng hợp và khái quát lại. Tuy nhiên, cái chính là phải biết nội dung bên trong. Nên, nói tóm lại: học tập cái chính là quá trình phân tích, để hiểu biết bên trong của vấn đề.

Hiểu rõ bản chất như vậy để chúng ta tiến hành 3 bước đạt hiệu quả cao nhất và có thể phân biệt được biện pháp làm việc tôi sắp trình bày ra đây.

Thứ nhất: cái quan trọng bậc nhất để đạt hiệu quả cao nhất trong học tập (cũng như trong làm việc), đó chính là nghiên cứu trước đề tài mà thầy cô sắp truyền đạt cho chúng ta. Vấn đề này tuy không mới, nhưng ít có người đặt trọng vấn đề này lên hàng đầu. Nguyên nhân chính là do người ta có quá ít thời gian. Tuy nhiên, đây là biện pháp tối cần thiết. Bởi vì, chính sự nỗ lực tìm hiểu của bạn, mới có thể biến của người thành cái thật sự của mình. Hồi xưa, tôi rất thích môn toán. Và tôi xoáy trọng tâm vào môn này. Xin phép nói ra ngoài đề: tôi cho rằng đây là môn có tính chính xác cao, lý giải vấn đề một cách khoa học, logic nhất. Và thế là tôi theo nó, và xem nó như một cột trụ của các môn học, không những cho các môn khoa học tự nhiên như: hoá, lý, mà còn là trọng tâm cho các môn xã hội đặc biệt là môn văn. Bởi vì việc lý luận trong toán học rất lôgic chặt chẽ. Quay lại vấn đề, tôi luôn luôn nghiên cứu rất kỹ từng mệnh đề, từng định lý. Phải hiểu thật rõ chúng mới ứng dụng được chúng. Tuy nhiên, không chỉ đối với môn toán, mà đối với tất cả các môn khác chúng ta đều phải tự nghiên cứu trước. Bạn thường đi học thêm cũng là một biện pháp. Thế nhưng không gì quan trọng bằng chính chúng ta tìm hiểu và giải quyết vấn đề sẽ hiểu cặn kẻ hơn. Bởi vì qua kinh nghiệm, tôi không học thêm, nhưng tôi luôn hiểu bài trước các bạn của tôi.

_ Thứ hai: trực tiếp ở lớp. Người ta thường nói: không thầy đố mày làm nên. Tất cả những kiến thức chúng ta tự nghiên cứu tuy nhớ lâu, nhưng chưa thành hệ thống. Ông thầy chính là một mô hình mẫu, một mô tiếp để chúng ta học hỏi. Phương pháp nghiên cứu, phương pháp truyền đạt của thầy sẽ thẩm thấu chúng ta. Nhiều vấn đề chúng ta không thể hiểu được trong quá trình nghiên cứu, sẽ được thầy giải toả bởi lý giải của thầy cô.

_Thứ ba: thực hành ở nhà sau khi học ở trường. Đó là những bài tập thực tế, rút ra từ bài học và được chúng ta nghiền ngẫm nhuần nhuyễn trong hai bước đầu.

Phương pháp này đã được tôi ứng dụng xuyên suốt mười mấy năm ở trường. Chắc chắn là sẽ tốn công sức hơn nhiều, nếu bạn không cần phải nghiên cứu trước. Nhưng, có điều gì muốn đạt được mà không tốn mồ hôi đâu bạn.

*Trong các phương pháp của việc học tập trên đây hình như tôi đã làm cho bạn sợ. Các bạn nên đọc kỹ những phần viết chữ nghiêng, chữ đậm, hoặc gạch dưới. Đấy là những vấn đề quan trọng nhất. Thật ra, bạn phải biến việc học tập trở thành một việc đầy cảm hứng thì việc học tập sẽ trở thành một trò chơi chứ không còn phải là cực hình nữa. Thật ra, trong các bước học tập trên, các bạn cần hiểu rằng bước thứ nhất là quan trọng nhất. Tại sao nó quan trọng nhất?. Thứ nhất, bởi vì nó là bước mổ xẻ. Nếu bạn làm được bước thứ nhất tốt nhất thì tự nhiên, nhưng bước còn lại rất nhẹ nhàng. Vào lớp bạn đã hiểu hết bài rồi, thầy cô dạy chẳng qua là để bạn ôn lại thôi. Đến bước thứ ba làm bài tập thật ra là bước chơi trò chơi tư duy, trò chơi ô chữ, chẳng khác gì chơi điện tử vậy. Tôi nói như vậy các bạn cảm thấy quá, nhưng bạn thử tự mình nghiền ngẫm giải được một bài toán khó, lý giải một một vấn đề khó trong cuộc sống bằng cách làm được một bài văn hay… Tất cả những điều đó thật sự thú vị lắm. Và không cần nói nhiều, trong đời học sinh chắc ai cũng hưởng được sự thú vị đó. Và sự thú vị cao nhất là được những con điểm 10, được danh hiệu học sinh giỏi.*

Và đây mới là tuyệt chiêu học một, hiểu mười. Hồi xưa, bạn có khi nào đọc truyện Tề Đại Thánh không?. Đến đoạn ông ta học ở thầy Bồ Đề Tổ Sư. Vị thầy này đánh giá ông thông minh đến độ học một hiểu mười. Đúng là học được như vậy mới trở nên say mê việc học.

Thật ra bí quyết là ở đâu: đó là ngoài việc học trước thì bạn cần phải đọc từng câu. Trong mỗi bài, bạn cần phải hiểu rõ từng câu, từng lời. Khi đọc một câu nào đó bạn không hiểu có nghĩa là trong câu ấy có những vấn đề mà bạn không hiểu được. Bạn hãy mổ xẻ nó từng từ, từng ý trong câu ấy để có thể hiểu nó. Để hiểu nó, bạn phải hiểu những vấn đề có liên quan. Và như thế, rõ ràng học chỉ một câu đó thôi, nhưng bạn đã đào sâu và hiểu được 10 câu khác. Như vậy có phải học một hiểu mười không?. Bạn hãy thử phương pháp này. Nhiều khi bạn cảm nhận nó mất nhiều công sức quá. Để bạn đi học thêm sướng hơn, có ông thầy giảng giải, cần gì tự mình tìm hiểu. Nhưng bạn đã lầm. Ông thầy giảng giải cho bạn một, bạn chỉ hiểu được một. Còn bạn tự mình tìm hiểu thì bạn học một sẽ hiểu mười. Và như thế, có nhiều điều sách chưa nói bạn đã biết trước. Nên đến khi bạn đọc đến đoạn kế tiếp, tự nhiên bạn nhận thấy điều sách nói mình đã biết. Và dần dần, mình chưa đọc nhưng cũng đoán biết được điều người ta sắp nói. Đó chính là bí kiếp tự học tập, tự nghiên cứu, tự mài mò. Bạn dần dần sẽ có một đầu óc trác tuyệt. Chỉ có cách học như vậy bạn mới mong tiến xa hơn trên con đường học vấn. Đó cũng chính là cách làm việc của các nhà khoa học từ xưa đến nay. Đó cũng chính là cách để ai ai cũng đều giỏi. Trước tiên, nếu bạn làm việc được bằng cách đó, bạn sẽ là người dẫn đầu nếu người ta không biết làm việc cách đó.

ChươngXXIV: PHƯƠNG PHÁP LÀM VIỆC.

Trước tiên phải nói rằng, để làm việc tốt, trên lý thuyết là phải học tập thật tốt. Khi nắm vững cách làm rồi thì tự nhiên sẽ biết cách xoay trở. Có nghĩa là muốn làm việc tốt, trước tiên hãy học cách học tập tốt. Mà muốn học tập tốt điều kiện tiên quyết là học trước tất cả. Cho nên, muốn làm một công việc tốt cũng không có gì khác hơn là tìm cách học trước tất cả những kiến thức mà mình sắp ứng dụng ra ngoài thực tế. Đó là phương pháp tốt nhất, bền vững nhất. Tất nhiên, ngoài đời người ta lắm chiêu, nhiều trò cho nên, giỏi nghề, chưa chắc là thành công. Nhưng để tồn tại giữa chợ đời, tôi khuyên bạn nên giỏi nghề trước tiên. Nếu họ có muốn đì bạn, thì họ vẫn cứ giữ bạn lại làm một vai trò gì đó, hay đúng hơn là họ lợi dụng khả năng của bạn. Mà nếu họ chịu lợi dụng là tốt, ta lại có việc làm dài dài.

Ở đây, tôi mở ngoặc đơn ra để nói cho bạn trẻ biết trước lắm chiêu nhiều trò là như thế nào nhé. Khi học ở nhà trường, nếu các bạn học thật giỏi thì dĩ nhiên ông thầy có tiếng vang. Danh sư xuất cao đồ mà. Nhưng khi ra đời, bạn làm việc càng giỏi thì bạn ăn mất miếng bánh của người ta rồi, xét cho cùng bạn chẳng được lợi lộc gì cả. Vì vậy, họ phải tìm cách đá bạn ra thôi. Nếu bạn có điều kiện gì nữa tốt hơn, thì họ càng phải đè bạn xuống, bằng không, bạn sẽ lấn qua đầu họ chiếm luôn thế thượng phong thì họ sẽ mất đi quyền lợi. Đó là cái

142

tranh chấp lớn nhất ở trên đời. Cho nên, đại văn hào Nguyễn Du đã có cầu: chữ tài đi với chữ tai một vần là vậy. Một nhà văn Mỹ cũng đã dạy con mình: hãy làm thế nào vượt qua tất cả các bạn của mình, nhưng đừng cho chúng biết.

Cho nên, phương pháp làm việc cũng có nhiều cách tân hơn phương pháp học tập chút. Phương pháp làm việc còn có tính kế thừa, có nghĩa là mình dựa vào những gì mà nhân loại đã có để phát triển đi lên. Ví dụ người ta tạo ra được máy vi tính. Mình sử dụng máy vi tính để đánh chữ, sửa văn bản thì nhanh tuyệt vời. Chứ thời nay mà còn cầm cây bút nguệch ngoạch thì đúng là khó khăn lắm. Nhiều nhà văn qua thời cầm bút, bây giờ tập gõ văn bản cảm thấy mất hứng lắm. Họ bảo như vậy viết không ra chữ. Nhưng thật ra, thời gian sẽ trả lời sự ưu việt của máy móc, của công nghệ, của dây chuyền, của khoa học, kỹ thuật. Những đất nước, những thế hệ chậm tiến sẽ còn lận đận vì cứ học hoài cái ứng dụng của người ta mà không rảnh rang để sáng chế thêm cái mới. Nhưng chúng ta cũng có một lạc quan là với những gì mà thế giới làm được, chúng ta dựa trên nền tảng đó để đi tới. Cái khó nhất là chúng ta không có một căn bản. Hay thế giới người ta gọi là lý thuyết hay kiến thức nền tảng. Những kiến thức đó, các nước tây âu họ đi sớm lắm. Đó chính là kiến thức toán học, kiến thức về cân đong đo đạt, kiến thức về vật lý... Để ứng dụng những gì mà nhân loại đã có tôi xin nêu lên phương pháp làm việc kế thừa từ những gì đã có.

Phương pháp này, thực ra cũng tiến hành ba bước như phương pháp học tập. Nhưng sở dĩ, tôi tách ra làm một chương cực ngắn riêng biệt, bởi vì nó rất cần thiết, đặc biệt là đối với những bạn vừa mới có việc làm mà muốn có tăng tiến mau chóng. Điểm hay của phương pháp này là nó có thể ứng dụng cho tất cả các ngành mà bạn đang bắt tay vào làm. Nó giúp cho bạn tiến bộ, thậm chí nhanh hơn là bạn có thể tưởng. Cũng như phương pháp học tập, nó cũng bắt đầu từ nguyên tắc mô hình mẫu. Nhưng khác ở chỗ: nó không phải là phân tích mà có khi phải chấp nhận những gì đã tồn tại theo thời gian và đã chiếm được một vị thế vững chắc trong ngành nghề mà bạn theo đổi. Ví dụ dễ hiểu: khi học người ta phân tích chiếc máy động cơ 4 thì, nguyên lý hoạt động của nó, cấu tạo của nó. Người ta lột ra từng phần. Có nghĩa là học bao giờ cũng gắn chặt với lỹ thuyết. Còn khi bắt tay vào làm việc, chúng ta gắn chặt với thực hành. Lúc đó, trên cơ sở mô hình mẫu của một chiếc máy, chúng ta đúc nó theo kích thước có sẵn (tất nhiên, vấn đề này còn dính nhiều đến luật bản quyền. Tuy nhiên, khi bước vào sản xuất bằng cách nào đó, người sản xuất phải sản xuất như thế nào để magn tính hợp lý).

Điểm khác giữa học tập và làm việc còn ở chỗ: học tập thì gói gọn trong một lĩnh vực, một giáo trình. Còn làm việc thì mênh mông. Cho nên, muốn làm việc cho tốt, đòi hỏi người ta phải năng động hơn trong việc tìm kiếm những tài liệu xoay quanh vấn đề họ được giao phó thực hiện. Tuy nhiên, với sự phát triển của xã hội, chúng ta hoàn toàn có thể tìm kiếm được những tài liệu cần thiết cho lĩnh vực làm việc của chúng ta.

Đặc điểm của phương pháp làm việc này, nhằm giúp bạn trẻ mới tham gia vào nghề, hoặc những bạn trẻ bị chuyển nghề, hoặc làm không đúng nghề mà mình theo học. Cho nên, nó hết sức quan trọng, nhất là trong trường hợp có nhưng việc bạn chưa từng thực hiện lần nào, nhưng được thủ trưởng phân công. Nó có thể đốt cháy giai đoạn cho bạn bằng cách vừa làm vừa học. Tôi lấy ví dụ: đối với lĩnh vực báo chí: nếu bạn là người chưa từng cần bút. Nhưng trong bạn có chút tư chất. Thế nhưng bao giờ mới bắt đầu vào cũng rất bở ngỡ. Tổng biên tập giao cho bạn một đề tài. Tất nhiên, bằng sự sáng tạo của mình bạn viết vẫn được. Tuy nhiên, với lối hành văn của báo chí vẫn có những vấn đề đặc thù của nó. Bạn không thể ứng dụng lối hành văn của bạn vào bài viết. Trong thế lúng túng này, rõ ràng, nguyên tắc mo hình mẫu là vô cùng quan trọng. Cho nên, các bước tiến hành vẫn như thế:

Thứ nhất: đi tìm những tư liệu cần thiết cho công việc mà mình sắp giải quyết. Tư liệu ấy, nếu bạn không ngạy đi tìm hỏi những người đi trước, không ngạy làm mất thời giờ của họ, thì hãy mau mau đi tìm họ. Phái nữ nhẹ nhàng, có khi dễ thực hiện phương pháp này hơn nam giới. (theo thuyết "đắc nhân tâm" của ông Dale Carnegie: việc đi tìm hỏi những người có kinh nghiệm đi trước là một việc làm rất cần thiết: bởi vì, ai cũng muốn nâng cao mình. Nếu chúng ta đặt vấn đề nhờ người khác giúp đỡ chính là ta nâng họ lên hàng cao hơn ta, nên luôn được họ tiếp chuyện và giúp cho những lời khuyên bổ ích). Tuy nhiên, còn một nguồn tư liệu rất lớn trong các cơ quan, trung tâm liên đới của nhà nước có thể giúp tư vấn một cách miễn phí. Hoặc cuối cúng là tìm đọc nơi thư viện những vấn đề cần tìm theo thư mục có sẵn. Còn đối với lĩnh vực báo chí, thì tất cả các loại báo đã được các đồng nghiệp phát hành trước đó điều là những tư liệu quý.

_Thứ nhì: bước vào thực hiện. Dựa trên những mô hình mẫu, chúng ta thiết kế một tác phẩm có sự kế thừa của những tác giả trước đó và sự phát triển sáng tạo đi lên của chính mình. Thông thường thì chúng ta chỉ sử dụng dàn khung của những mô hình mẫu. Như những chiếc xe thì cần bộ khung, cấu trúc các linh kiện, còn trang trí cho đẹp thêm thì do ta. Những công trình kiến trúc cũng như thế. Những bài báo thì chúng ta có thể dựa trên bố cục chặt chẽ của tác giả, và triển khai ý của mình, phát triển thêm một sóo ý mới.

_Thứ ba là việc kiểm tra lại: một tác phẩm làm xong bao giờ cũng phải được đem ra xem xét. Từ đó có thể rút ra được ưu khuyết điểm của tác phẩm để sửa chữa, hoặc rút kinh nghiệm cho lần sau.

Phương pháp dựa theo mô hình mẫu là phương pháp tuy nghe hơi trái tay, nhưng hết sức khoa học. Bởi vì, lịch sử văn minh của nhân loại là lịch sử của quá trình mô phỏng những gì có thật trong hiện thực đời sống. Việc sáng tạo ra lửa được mô phỏng từ những sự va chạm của đá. Việc sáng tạo ra bánh xe được mô phỏng từ những vật thể tròn lăn được trên đất. Người ta có thể mô phỏng từ tự nhiên, và khi sự vật hiện tượng mới do chính con người tạo nên, người ta bắt đầu sao chép, mô phỏng lẫn nhau. Các nền triết lý ở phương tây là những sự mô phỏng trong những bàn tiệc tùng, hội thảo, trò chuyện. Trong những buổi nói chuyện ấy, được một ai đó mục kích. Ban đầu nó chỉ là một ý tưởng thô sơ, nhưng người ta từ lời nói, người ghi chép lại và phát triển dần thành một luận cứ trên mặt giấy. Người nào viết lên giấy, xem như đã giành được bản quyền. Bởi vì nó đã bắt đầu có giá trị lưu trữ. Cấp độ thấp nhất của mô phỏng trong văn chương là: phỏng tác (từ một tác phẩm có thật, người ta dựng nên một câu chuyện tương tự). Cấp độ cao hơn là: ảnh hưởng trường phái. Và cuối cùng là sự hư cấu. Tuy nhiên, cái cao nhất vẫn là vấn đề chủ đề và đề tài thì vẫn là cái giữ nguyên, bởi vì, các tác giả vẫn phải dựa trên nhu cầu của mọi người là cái chung nhất.

Ngày này khoa học phát triển thì sự mô phỏng càng thêm tinh vi. Người ta bắt đầu hình thành một ngành khoa học mới: phỏng sinh học. Nhờ phương pháp này, nhiều phát minh mới, không tốn kém nhiều công công sức để mài mò tìm kiếm. Người ta chỉ cần tìm thấy một con vật và tìm ra đặc điểm thích nghi của nó và trả lời câu hỏi: vì sao nó thích nghi như vậy. Ví dụ: vì sao cá mập di chuyển được nhanh trong nước để bắt mồi một cách có hiệu quả. Và thế là những chiếc áo người nhái, những mô hình tàu vũ trụ, máy bay, xe hơi khí động học ra đời. Mô phỏng cau su tự nhiên, người ta làm ra cau su nhân tạo bằng những chất liệu rẻ hơn. Mô phỏng cánh chuồn chuồn, người ta tạo ra mô hình trực thăng có tính năng hiệu quả hơn.... Nói chung, chúng ta hãy mô phỏng. Mô phỏng giúp một người tay ngang mau chóng vươn lên thành anh thợ máy bậc 7, giúp một người bình thường thành diễn viên, ca sĩ (hẳn nhiên phải có ít năng khiếu), nhà văn, nhà báo (hẳn nhiên phải có ít năng khiếu, khả năng nghiệp vụ và sự năng lực tìm tòi, sáng tạo ra cái mới... mới thành công được. Còn không có những cái đó thì "**cứ từ từ**".)

 **Trên hết tất cả các phương pháp làm việc, học tập, đó chính là phương pháp tích lũy thời gian hay là phương pháp chống chán nản. Nếu bạn muốn thành công thì bạn phải năng luyện câu thần chú:**

 *Thời gian, thời gian, không ngắn, không dài. Muốn nên nghiệp lớn phải hoàn thành từng đơn vị.*

 Đầu tiên tôi cần giải thích câu: thời gian không dài, không ngắn. Câu này cũng không khác gì câu: có đi thì có đến. Điều này thì ai cũng biết, nhưng tất cả đều xuất phát, đều đi, nhưng đâu phải ai cũng đi tới. Đó chính là có khởi đầu, nhưng không có đủ dũng khí để đi đến đích. Chỉ ví dụ ở việc học ngoại ngữ thôi. Tôi có một người bạn nói với tôi: anh muốn học anh văn thì cứ tham gia đại vào một trung tâm đào tạo ngoài giờ ấy. Vừa học vừa làm. Anh cứ tính đi, từ nay đến cuối năm là 6 tháng thì anh đã được hai khóa rồi. Qua 1 năm anh được 4 khóa là thi và có được bằng A. Cứ thế, qua 2 năm, anh được 8 khóa, anh có thể tham dự bằng A, rồi đến bằng C. Chứ anh cứ nói, nói đi học hoài biết chừng nào mới học tới. Tôi cũng ok với anh ta. Nhưng gần tới bằng B là tôi hết hơi. Không phải là do mình mà đa phần do khách quan. Nhưng nói đúng hơn cũng không phải do khách quan mà là do mất hứng. Có những lúc tôi rất hăng tính học cho tới. Thế mà cứ đụng chuyện này, chuyện kia. Như đám cưới bên vợ, bạn thân có việc hữu sự, ông sếp tổ chức thôi nôi cho cháu, bà bạn nhờ tiếp khách. Nói chung đều là chuyện ngặt, không thể chối từ. Quan trọng nhất là sau đó tôi tiếp tục tới lớp. Dẫu cho thi có trượt thì khóa sau thi lại. Cứ chịu khó đeo đuổi thì đến giờ phút này sau 18 năm tôi có bằng tiến sĩ rồi hỏng chừng. Thế mà, đến giờ khi tiếng Anh đã thật sự cần thiết, nhìn lại thì tôi đã quên khá nhiều, phải làm lại. Hoặc giả, bây giờ có nhiều cua học đại học mở. Nếu chịu khó theo học, người ta chia thành nhiều học trình hay tín chỉ. Cứ theo đuổi thì mình sẽ tới, nhưng không chịu. Có thể nói, con người ta không có kiên trì khi gặp gãy đổ. Phần là do người ta không có ai kềm cập đâm ra chán nản. Phần là do không có định hướng đi tiếp. Phần là do sĩ diện. Người hiện đại ngày nay hình như sĩ diện hơn người ngày xưa nhiều. Thật ra, cái sĩ diện đó phải hiểu là sự sợ mất mặt không đúng chỗ, không cần thiết. Cái sĩ diện của người xưa là cái sĩ diện cao cả. Người ta cũng sợ mất mặt nhưng do những lý do chính đáng như: ăn cắp của người sợ xã hội xem thường, lười biếng sợ xã hội cười chê, nhu nhược sợ xã hội khinh miệt, vi phạm đạo đức sợ xã hội lên án... Còn ngày nay, cái sĩ diện chủ yếu là bề nổi, bề mặt bên ngoài. Ta mặc cái áo cũ sợ chúng bạn nói không đúng mốt, ta chạy chiếc xe cũ sợ chúng bạn chê cười, ta ở căn nhà cũ sợ chúng bạn nói yếu tài lực, ta chi xuất kém cõi sợ chúng bạn nói ki bo,... Nói chung đều là chứng sĩ diện hảo. Trong túi không có một cắt cũng mặc áo vét-tong, không có tiền cũng ráng sắm mượn nợ sắm cho vợ đôi bông hạt xoàn để bằng chị bằng em, không thôi họ cười là thằng chồng sống nấp dưới váy vợ hay thằng chồng vô tích sự. Tiền vay, bạc hỏi cũng phải sắm cho được con SH, hay con bốn bánh đời mới chạy cho nó oai. Tất cả những hành vi đó dần dần đẩy con người tới chỗ vung tay quá trán lúc nào không hay, và dần dần đi đến chỗ cờ bạc để gỡ, vé số, vé đề để cầu may. Người ta không biết liệu cơm gắp mắm, không biết sống bằng chính đồng tiền mà mình kiếm được. Ông bà ta nói, khéo ăn thì no, khéo co thì ấm. hay có ít thì ăn ít, có nhiều ăn nhiều.

Quay trở lại vấn đề nguyên nhân của việc thất bại đa phần là do tính sĩ diện. Nếu ta bỏ qua được tính sĩ diện thì ta sẽ làm được vô số công việc hữu ích trên đời này. Mê ngành y nhưng mấy ai trên đời biết tự lượng sức mình và biết đi từ cái nhỏ lên. Nếu biết mình không thể thi thẳng vào được ngành y thì đi từ y sĩ rồi từ từ lên bác sĩ. Mê ngành kinh doanh, nhưng nhìn vào đời người ta không chịu đứng dưới ai cả. Họ đã kinh doanh nhiều năm thì họ phải có lời hơn ta chứ. Có gì đâu mà phải sĩ diện. Nhưng nên nhớ đường đời như trò chơi "chiếc nón kỳ diệu" vậy?. Có nhiều người đang thấy thắng vùn vụt đó, nhưng xoay qua một vòng họ bị mất điểm, mất lượt. Đường đời cũng vậy. Người bị mất điểm, mất lượt, biết đứng dậy thì sẽ có cơ hội chiến thắng. Người chưa có điểm, chưa có lượt mà biết kiên nhẫn đi mãi trên con đường mình chọn thì chắc có ngày cũng phải được thành công. Không thành công lớn thì cũng thành công nhỏ, không thành công thì cũng thành nhân. Tự tôi tôi nghiệm ra điều đó, nếu như mỗi lần vấp ngã trong việc học anh văn, tôi lại đứng dậy thì quảng đường tôi đi bây giờ đã rất là xa rồi (ở đây tôi chỉ ví dụ việc học anh văn, các bạn có thể lấy ví dụ ở lĩnh vực của bạn, ví dụ bạn làm việc trong ngành cơ khí, bạn có thể vừa làm, vừa học thêm để lấy thêm băng cấp, hay vừa học, vừa nghiên cứu một đề tài khoa học, giải quyết một ý tưởng sáng tạo…). Mỗi lần chúng ta bị vấp ngã, chúng ta dùng mọi thủ đoạn để biện minh cho sự chán ngán của mình. Chẳng hạn hồi xưa tôi hay tự hỏi: học anh văn để làm gì nhỉ trong khi đây là tỉnh lẻ. Tôi chỉ là một tên bồi bút quèn, lấy gì được đi Tây, đi u mà nói năng nói xỉa tiếng u tiếng Tây. Nhưng càng lớn, tôi càng thấy đó là sự thất bại. Bởi lẽ, nếu tiếng Anh giỏi, tôi có thể được chuyển lên một công việc nhàn nhã hơn, hoặc người ta sẽ thuê tôi biên dịch, hoặc tôi sẽ có một công việc gì đó cao cấp hơn chẳng hạn đi phiên dịch cho thủ tướng chẳng hạn. Còn đơn giản hơn nữa thì giao tiếp với nước ngoài qua mạng internet. Ở đây có khối công việc cho ta làm, nhưng ta không hiểu họ nói gì, họ cần gì thì làm sao đáp ứng được. Nói chung có công cụ xúc đất thì người ta mới thuê bạn cạp đất. Bạn chẳng có công cụ gì thì họ chỉ thuê bạn chạy lon ton làm tài lọt. Tôi chỉ viết sách triết lý. Mà bán thì cũng chẳng ai mua. Dịch ra thì chẳng dịch nổi nên thế giới nó chả biết mà mua. Không có ngoại ngữ trong một đất nước nhỏ thì đừng mong mà làm được việc lớn. Muốn kinh doanh lớn mà mướn thằng biên dịch không tốt nó ăn cắp hết tài liệu quý rồi chuồn. Khó lắm, khó lắm thay. Nên phải học liên tục, không vì vấp ngã mà hạ súng. **Đến đây tôi có thể ngừng việc giải thích cho cụm từ: thời gian không ngắn, không dài rồi phải không. Đừng nói là không hiểu nói gì cả nhé các bạn trẻ, làm tôi phải nói lại đấy. Tôi đã học được bài học, mỗi lần vấp ngã thì đứng dậy làm tiếp. Mỗi lần ai nói với tôi không hiểu là tôi lại nói tiếp, vậy thôi. Hì hì.**

**Nhưng tất nhiên còn nhiều nguyên nhân khác làm chúng ta không thể hoàn thành một sự nghiệp.** thuở nhỏ chúng ta ôm đồm lắm. Thấy việc gì chúng ta cũng muốn giành làm. Vì sức khỏe tốt, ta cứ nghĩ mình sẽ hoàn thành tất cả mọi nhiệm vụ đặt ra. Nhưng rồi thời gian không đủ, không cho phép, ta bị vấp ngã. Thế là ta sựng lại và mất định hướng. Khi mất định hướng lập tức chúng ta không biết phải làm gì. Sự chán nản cũng xuất phát từ đó.

**Nguyên nhân nữa làm chúng ta bỏ dở công việc là do sự suy nghĩ miên man của tuổi trẻ.** Hầu như chúng ta không biết chọn nghề nào cho mình. Hát thì cũng hay, thể hình thì cũng đẹp, viết thì cũng tốt, sáng tác thì cũng tạm, học văn thì không dở, học toán thì thừa khả năng. Chính cái năng lực ấy đã giết chết chúng ta. Chúng ta không biết mình sẽ làm gì. Chúng ta không thể chuyên môn hóa được mình. Khoái một ngành, làm vài bữa bị ách tắc, vấp ngã lại chán. Gặp một ngành khác thử vài ngày tháy thú vị quá muốn vào, gặp trục trặc lại bỏ đi. Cứ mãi chạy theo núi này, núi nọ. Cứ mãi suy nghĩa miên man không biết cái gì là sự nghiệp, cái gì là nghề cần phải đeo đuổi. Lại thêm sự thiếu một niềm tin nữa. Người lớn thì bảo: nhất nghệ tinh, nhất thân vinh. Gặp bạn bè thì nó bảo: giỏi một nghề, thạo nhiều nghề mới sống được. Vậy phải theo người nào. Thật là nan giải phải không?. Ở đây, tôi muốn nói với bạn một điều: muốn làm thì phải biết mới làm, muốn biết thì phải học. Bởi vì việc gì mà bạn không biết, cứ nhào vào rồi từ từ hãy học sẽ rất dễ thất bại. Và điều quan trọng nhất là: Việc gì đã quyết định làm thì cố phải theo. Chỉ khi nào không còn cơ hội để theo, hoặc cơ hội bên kia mười mươi ăn chắc lại có bảo hiểm luôn, khi thất bại còn chỗ để nhảy thì hãy bỏ việc này mà sang việc đó. Và để thành tựu trong một nghề thì bạn phải có sản phẩm. Tôi là bồi bút thì phải có bài viết, hoặc cuốn sách. Tôi là quay phim thì phải có cuốn phim. Tôi là họa sĩ thì phải có tác phẩm tranh… Và tất cả những điều đó phải khởi đầu bằng một nét chấm phá. Là họa sĩ thì phải đi được cọ đầu tiên. Là nhà quay phim phải lấy được cảnh toàn bối cảnh đầu tiên của câu chuyện. Là soạn giả phải viết được câu đầu tiên. Cái gì đầu tiên cũng quan trọng, nhưng đó chính là **một đơn vị**. Và tuyến tính thêm **đơn vị thứ 2, thứ ba, thứ tư… và đến thứ hằng vạn.** Cũng giống như quyển sách này tôi bắt đầu bằng một câu để kết thúc bằng câu thứ một vạn vậy. Thấy thì ngắn lắm. Nhưng từng **đơn vị, từng bước một được hoàn thành, đến một ngày nào đó nhìn lại tôi đã đi rất xa rồi các bạn ạ.** Tuy rằng trên đường đời còn nhiều người đi xa xôi diệu vợi hơn tôi, nhưng nếu tôi không chịu đi, tôi dừng lại thì chắc chắn là tôi chẳng có gì đối với cuộc đời này, tôi cũng chẳng là gì trên cõi đời ô trọc này và tôi vô nghĩa… Và thực tế, sau khi có sản phẩm, theo tuyến trình logic của sự thành công, còn một quảng đường nữa mới tới đích. Đó là việc tung ra thị trường. Cho nên, khi bạn theo đuổi một ý tưởng, bạn đã có được 60-70% của sự thành công. Nó còn tùy thuộc ở nhu cầu của thị trường nữa. Nhưng nếu bạn không nỗ lực thì sự thành công khó đến với bạn. Không có đâu trên thế gian này mà những kẻ bất tài lại thành công. Nhưng cũng có, đó là xã hội suy tàn.

**Một vấn đề khác làm cho người ta không theo đuổi được công việc.** Đó chính là sự bồng bột. Sự bồng bột này thường gắn liền với tuổi trẻ. Khi còn trẻ, ai cũng thích chạy chứ không thích đi. Đi lâu lắm. Với khối lượng công việc quá to lớn làm cho người ta bị đừ và mệt mỏi, chán nản. Cũng chính là thế. Kết quả cuối cùng xin nhắc lại: chỉ có sự mệt mỏi, chán nản mới giúp người ta đi giật lùi nhanh nhất. Cho nên, nhiều lúc bạn quá gấp gáp để hoàn thành một công việc gì đó thì hãy nhớ câu: dục tốc bất đạt, cẩn tắc vô ưu, hoặc chạy thì đến lúc phải nghỉ ngơi, nhưng đi thì đi hoài không biết mệt. Nhưng quan trọng nhất, mỗi khi mệt mỏi thì bạn cứ nghỉ ngơi, đến bao giờ hết mệt mỏi, hết chán nản thì quay lại với công việc mà mình đã xác định từ trước.

**Một cản trở nữa vô cùng to lớn trong đời người đó là chúng ta cứ đi tìm, đi tìm mãi xem chúng ta có năng khiếu nhất ở lĩnh vực nào.** Có nghĩa là ở lĩnh vực nào chúng ta có thể phát huy tối đa được năng lực của mình và đạt được sở nguyện thành danh, đạt lợi cao nhất trong đời này. Chính vì vậy, người ta cứ đi tìm, cứ thử nghiệm, cứ cùng một lúc làm nhiều việc để nhận ra năng lực của mình. Điều đó nảy sinh mâu thuẫn nội tại trong mỗi con người. Hình như cùng một lúc người ta phải theo đuổi nhiều thứ. Như vậy sẽ làm cho năng lực của chúng ta ngày một phân rã và yếu thế. Để giải quyết vấn đề này tôi nhận thấy, hình như người ta đều có thể thành công ở nhiều lĩnh vực. Nếu may mắn, chúng ta sẽ rơi vào tình huống được làm việc trong lĩnh vực mà mình thích, mà mình có nhiều nhất năng lực. Thực ra, có rất ít người làm đúng theo năng lực của mình. Tự tôi thấy mình do cuộc đời đưa đẩy, cũng do một phần do tôi tính tìm hiểu về năng lực của con người sẽ như thế nào nên tôi đã tự thí nghiệm và rút ra được một kết quả, nếu như con người có nỗ lực thì việc gì cũng có thể làm được. Cho nên, làm việc gì chúng ta cũng đều cố gắng phát huy hết mọi khả năng của mình để hoàn thành công việc của mình. Và trên đời này, con người ta vẫn còn một cách là vừa làm việc theo nhu cầu của xã hội để tìm được tiền, và việc thứ hai là làm việc theo sở thích, theo năng khiếu. Tôi thấy mình lúc nào cũng làm 2 việc. Một việc là quay phim để kiếm tiền và việc thứ 2 là viết sách. Nói chung, có nhiều lúc tôi bỏ dở công trình của mình. Nhưng công việc viết sách là tôi không bao giờ bỏ. Bởi lẽ, tôi tin tưởng một ngày nào đó, quyển sách của tôi sẽ có ích cho cuộc đời. Đừng bỏ cuộc nhé bạn!.

Còn một số cản trở khác thiết nghĩ cũng nêu vắn tắt ra đây:

- Việc theo đuổi một nghề nghiệp, một công việc, một ý tưởng mà ta đặt ra cho mình, xuất phát từ niềm đam mê của mìn giống như việc khoan xuống lòng đất tìm khoáng sản. Việc so sánh đó cũng không có gì khập khiễng vì người ta làm việc cũng như đi khai thác tài nguyên vậy thôi. Người khai thác đúng mỏ thì sẽ có nhiều lợi nhuận, người không biết mỏ ở đâu thì khai thác ít đi và có khi không có gì ăn cũng có. Điều quan trọng nhất là sợ rằng làm hoài mà công cốc. Con người ta hay sợ điều đó lắm. Chính yếu tố này làm cho con người hay đứng núi này trông núi nọ. Khổ nỗi, trong cuộc đời này, điều gì cũng có khả năng xảy ra. Nhưng để bạn yên tâm, tôi xin phân tích để tìm ra lý giải cho trường hợp này. Đây là trường hợp giống với trường hợp mà ông bà hay nêu lên: nhất nghệ tinh, nhất thân vinh. Và chúng ta còn trẻ nên sợ nhất nghệ tinh cũng không thân vinh. Thật ra, nếu bạn đặt mũi khoan xuống không sâu vào lòng đất thì đầu tiên, bạn ít nhất cũng đã khảo sát. Tại sao?. Tại vì điều mà bạn yêu thích, ít nhất cũng có nhiều người có nhu cầu như bạn. Nếu không, nó không thể trở thành cái nghề có sẵn. Còn nếu việc bạn theo đuổi có khi là một điều gì đó rất mới mẻ thì sao?. Cho dù mới mẻ đi nữa, nó cũng thuộc về loài người, thuộc những nhu cầu của con người. Nếu bạn đam mê, chắc chắn sẽ có người khác đam mê như bạn vậy. Điều quan trọng là bạn phải tìm kiếm những người như vậy để chia sẻ, để làm đối tác, để kết thành mối dây cùng nhau phát triển. **Và tôi đặt ra một trường hợp rủi ro nhất:** đó chính là kể cả trường hợp bạn không tìm ra được một đối tác nào. Đến lúc nào đó bạn cũng có thể trở thành chuyên gia trong lĩnh vực mà bạn nghiên cứu. Nghĩa là khi bạn không bán được gì trong việc làm của mình thì cuối cùng bạn cũng bán được cái tính chuyên gia trong lĩnh vực mà bạn theo đuổi. Tôi còn nhớ ở Nhật Bản có những nghề rất đơn giản: nghề nghiên cứu thiết kế vườn trở nên nghệ thuật đẹp mắt. Ở Việt Nam, người ta quan trọng làm sao cây ra hoa kết trái, bán được giá, nhưng ở Nhật với trình độ phát triển cao, người ta nghĩ đến việc làm sao cho khu vườn đó đẹp nữa chứ.

- **Một cản trở nữa là người ta không đủ điều kiện khách quan để theo đuổi.** Và nói cho dễ hiểu: là tiềm lực kinh tế không đủ sức để theo đuổi. Hay dễ hiểu hơn nữa là không có tiền ăn cơm. Đến mức này thì chúng ta cần phải tính đến giải pháp lấy ngắn nuôi dài. Thật ra thì trong cuộc đời này, một con người chân chính làm việc ít hơn hai chức nghiệp. Chức nghiệp thứ nhất là kiếm tiền nuôi sống gia đình, thứ nhì là theo sự đam mê, theo niềm mơ ước từ lúc trẻ. Có nhiều người nhập được hai mục tiêu này lại thành một đó chính là sự may mắn. Nhưng làm con người rồi thì cũng sẽ đến lúc phải tìm kiếm cái gì đó. Ai cũng sẽ đặt ra câu hỏi: mình từ đâu đến đây, mình sẽ đi về đâu?. Và đó chính là niềm đam mê chung của mỗi người về tôn giáo. Cho nên không có ai là không làm cùng lúc hai chức nghiệp. Một chức nghiệp kiếm tiền và một chức nghiệp thứ hai là theo niềm đam mê. Chức nghiệp thứ hai có thể một ngày nào đó cũng có điều kiện để phát triển. Nhưng rất có thể nó chỉ là một sự đóng góp cho đời thêm tươi đẹp. Có nhiều tác phẩm nghệ thuật, ngày mà các họa sĩ sáng tạo ra đâu ai, kể cả người tạo ra bức tranh có thể nghĩ nó có giá trị đến độ hiện thời. Và đơn giản là nghệ sĩ tạo ra tác phẩm để làm niềm đam mê cho chính mình cũng như cống hiến cho xã hội. Như vậy, khi cống hiến cho một điều gì đó đừng so đo là sẽ được gì, bởi vì biết bao lớp người đi trước cũng đã từng cống hiến, đã từng hy sinh như vậy. Và đó chính là ý nghĩa sống của nhân loại. Nếu ta được công nhận lúc ta còn sống, đó là điều hạnh phúc. Còn đến lúc ta đã mất mà nhân loại công nhận thì đó là điều bình thường.

- **Một cản trở nữa là:** khi chúng ta có quá nhiều ý tưởng, có quá nhiều hướng đi thì ta thường bị lạc hướng. Tôi đã chỉ cho bạn phương pháp học tập. Với phương pháp học tập như vậy, hầu như môn học người ta cũng có thể học giỏi được. Trên thực tế như vậy, ta hình như môn học nào cũng có thể theo đuổi được. Đó cũng chính là nguy cơ của những người học giỏi đều ở tất cả các môn. Hãy để ý đến nguy cơ này và tìm cách khắc phục nó. Người đẹp trai quá, đẹp gái quá thường khổ hơn người bình thường là vì họ có nhiều chọn lựa lắm. Nhiều mối thì tối ngủ một mình. Mà lỡ chọn một cái gì đó thì sau này lại rơi vào hối tiếc. Một người có nhiều lựa chọn trong cuộc sống cũng là điều bất lợi. Có nhiều người chỉ có một hướng đi, mà họ chịu đi đến nơi, đến chốn thì tự nhiên họ sẽ đạt được thành công to hơn. Đó thể hiện sự tập trung về năng lực. Nếu có nhiều đường hướng, con người ta không dễ bị bắt nạt. Hễ bắt nạt tôi là tôi bỏ đấy. Và đó chính là yếu điểm làm cho người ta không đi đến đâu là đâu cả.

Và bây giờ chúng ta chuyển sang giải thích câu thần chú thứ 2: Một đơn vị của công việc là gì?. Đó chính là một nhịp, một động tác, một thành tố cấu trúc nên công việc của bạn. Điều đó khi bạn va chạm vào công việc tự động bạn sẽ biết nó. Ví dụ như trong việc học tập, mỗi đơn vị là một câu. Tại sao?. Khi bạn nghiên cứu tài liệu, bạn nghiên cứu từng câu. Hiểu xong câu này là chuyển sang câu sau. Cứ thế dần dần hết bài. Có nhiều câu đọc hiểu liền, có nhiều câu đọc phải nghiền ngẫm thật lâu mới hiểu. Vấn đề khó khăn là ở những chỗ gút mắc này. Nếu không hiểu được một câu thì làm sao hiểu được câu kế tiếp. Nó là một dây chuyền tuyến tính. Cho nên, người ta thường bỏ dở công việc là như vậy.

Điều này thật sự là đơn giản, nhưng chúng ta thật sự gặp khó khăn lắm, nếu chúng ta không thẩm thấu nó. Bởi lẽ, trên đời này, không có công việc gì là không to lớn, không vĩ đại đòi hỏi chúng ta phải chia nhỏ nó ra hoàn thành từng ngày. Đa số những ai thời tuổi trẻ cũng đều có thói quen muốn hoàn thành công việc trong một quảng thời gian ngắn. Đó chính là căn bệnh cả mô, căn bệnh ôm đồm. Nói chung, thời tuổi trẻ, do chúng ta có sức khỏe nên đối với một khối lượng công việc lớn, chúng ta đều muốn cán đáng cho xong cùng một lúc để sau đó có thời gian nghĩ ngơi. Và do sức khỏe, sự càng lướt của ta quá lớn nên chúng ta có thể thức khuya, dậy sớm, có thể làm trong dăm ba ngày để hoàn thành sớm nhất công việc của mình. Nhưng thái độ sống đó là hoàn toàn sai lầm. Nó sẽ dẫn chúng ta đến chỗ thất bại.

Bạn chắc đã có ít nhiều kinh nghiệm trong việc này. Đối với những đối tượng công việc to lớn, hoặc đòi hỏi sự tỉ mỉ, sáng tạo, rõ ràng chúng ta không thể phù hợp. Và chúng ta thường xuyên bị cản trở và bỏ lỡ những công việc như vậy. Sự thất bại xuất hiện khi mà sự chán nản xuất hiện. Bởi vì khi sự chán nản xuất hiện đồng nghĩa với sự làm biếng xuất hiện. Thấy gì mà khối lượng công việc nhiều quá, không biết đến bao giờ mới hết.

Ví dụ việc học ngoại ngữ, việc viết lách, nghề quay phim. Tất cả ba việc trên nếu chúng ta không có được câu nói này thì mọi công việc sẽ trở nên như hình phạt. Khi bắt đầu vào việc viết một bài viết, hình như không có ai biết được mình sẽ viết cái gì. Đầu tiên phải là một câu cái đã. Quay phim một bài phóng sự, đầu tiên phải là một hình toàn cảnh giới thiệu khái quát cái đã. Và một trong những kỹ năng học ngoại ngữ đó chính là dịch thuật. Đầu tiên hãy dịch một câu, rồi một câu kế tiếp. Thế đấy, hãy hoàn thành từng câu, từng câu một. Hoàn thành từng đơn vị một. Nâng niu từng sản phẩm một. Đến một ngày nào đó, công việc của ta sẽ trở nên quen, từ ngữ chúng ta đã nhớ nhiều thì tự nhiên mọi việc sẽ trở nên suông sẻ. Trong việc dịch thuật, có câu ngắn, câu dài, có câu dễ, câu khó. Dịch các câu dễ thì cảm thấy ngon lành, đến câu khó không hiểu thì bức đầu, bức cổ. Như vậy là công việc không tới nơi rồi.

Trong việc học tập, nghiên cứu cũng vậy. Bạn cũng cần phải nghiên cứu và hiểu từng câu. Muốn vậy phải đọc từng câu. Như vậy rõ ràng cũng phải hoàn thành từng đơn vị một. Mỗi đơn vị có dài, có ngắn, có dễ, có khó. Nhưng phải trân trọng từng đơn vị.

Những công việc mà chúng ta học bằng vô thức, bằng lòng ham muốn thì nó mất thời gian, nhưng nó đền đáp lại là sau này nó hoạt động bằng vô thức. Ví dụ học đi lại, học chạy, học chạy xe đạp, xe máy, xe hơi, học ngôn ngữ, đặc biệt là tiếng mẹ đẻ. Lại có những hoạt động mà vô thức đã tự nó hoạt động một cách tự động, theo thời gian chúng ta cũng phải hỗ trợ nó. Như hoạt động hô hấp. Rõ ràng, từ lúc mới khai sinh, không hề ai dạy chúng ta hít thở. Nhưng tự nhiên sinh ra, hít hơi thở đầu đời, chúng ta đã biết cất lên tiếng khóc để hít lấy, hít để bầu không khí bên ngoài thay cho bầu dưỡng khí mà mẹ đã cung cấp cho ta trong lòng của mình. Đến một ngày nào đó, việc hít thở đã rất thành thục, nhưng tự nhiên bạn thấy cần phải tập luyện kỹ năng này. Đó chính là những bài tập trong yoga, trong thiền hoặc trong học Phật. Và việc tập luyện này đã trở nên ngày một phát triển để biến thành một hoạt động mang thói quen và đi dần vào vô thức để chi phối và điều khiển chúng ta nâng cao hoạt động này. Nói chung, mọi hoạt động của con người nếu được chú tâm rèn luyện thì ngày một trở nên thành thục. mà muốn đạt được sự thành thục ấy, tất nhiên phải có sự dày công tập luyện. Dày công tập luyện cũng phải có yếu tố của thời gian trong đó.

Nếu bạn thấm nhuần được: thời gian không ngắn, không dài. Muốn thành công thì phải hoàn thành tốt đẹp từng đơn vị, thì bạn sẽ không chán ngán, không bỏ dở dang công việc giữa chừng, và công việc của bạn sẽ dần dần trở thành thói quen. Khi giọt một hôi trên trán bạn đổ xuống, bạn ngoảnh mặt lại phái sau, thì ra ta đã làm được một khối lượng công việc rất to lớn. Lúc đầu ta cảm thấy chán ngán, nhưng bằng đi một thời gian, ta quên đi sự chán ngán ấy thì công việc của ta đã trở nên rất nhiều rồi. Và ta đã thạo việc, công việc thành thói quen, càng làm càng nhanh, càng mang lại nhiều hiệu quả.

Nghĩ lại với nhiều công việc khác, nếu chúng ta theo đuổi thì đến nay chúng ta đã có thành tựu. Ví dụ việc dịch thuật, việc học ngoại ngữ. Chúng ta cứ bỏ dần, công việc cứ mỗi ngày trở nên xa lạ với chúng ta. Thế là việc học ngoại ngữ thụt lùi và dần dần rơi vào dĩ vãn. Ta cứ nhớ lại xem, nếu ta chịu cố gắng, mỗi ngày một ít, thì đến nay ta đã có một ngoại ngữ rất sành sỏi rồi.

ChươngXXV:TRẢ LỜI CHO CÂU HỎI: LIỆU TẤT CẢ MỌI NGƯỜI ĐỀU TỰ KỶ:TÔI MUỐN THÀNH CÔNG, THÌ CHUYỆN GÌ SẼ XẢY RA?.

Vấn đề này chúng tôi đã từng nêu ra ở Chương XVI: "Thử xem xét những nét chính nhất về tư tưởng nhân loại. mâu thuẫn và cách hiểu để giải quyết mâu thuẫn" . Chúng ta tự hỏi, liệu tất cả mọi người đều muốn thành công thì điều gì sẽ xảy ra?. Có phải chăng, trong cuộc sống sẽ xảy ra một sự tranh giành ấu đã lẫn nhau để vươn lên tới sự thành công?. Vâng, điều đó có lẽ là tất yếu. Thế nhưng nếu con người không tự phấn đấu, đấu tranh, thì liệu, nhân loại sẽ đi về đâu?.

Như triết gia Emerson đã khẳng định: tư tưởng chúng ta thế nào, cuộc đời chúng ta thế đó. Quả đúng như vậy. Bằng thực tế, chúng ta có thể tìm ra được vô số những ví dụ về điều này. Nó đúng rất phổ biến, và có thể xem là một quy luật phổ biến. Vậy thì tại sao chúng ta không tự chọn cho mình đường hướng của sự thành công. Vấn đề ở chỗ tự con người sẽ biết điều tiết như thế nào là thích hợp. Tôi tin là như vậy.

Bởi vì trong lịch sử hình thành của vật chất, của các vật thể sống, mọi chuyện đều vận động tích tụ và kết hợp lại với nhau một cách dần dần, để hình thành ra những vật thể phức hợp hơn, có khả năng đảm đương những nhiệm vụ phức tạp hơn, và có khả năng liên kết trao đổi chất và tồn tại hoàn hoả hơn. Và lịch sử loại người cũng vận động một cách dần dần, tự điều tiết để trở nên thích hợp và liên kết với nhau để hướng tới một một cơ thể lớn, mà nhiều người gọi môn na là thế giới đại đồng, C.Mác gọi là chủ nghĩa cộng sản. Tất nhiên, trong quá trình đó làm sao tránh khỏi đấu tranh. Hai vợ chồng, mới về với nhau yêu nhau rất tha thiết, nhưng choảng nhau cũng thường xuyên. Trí trí thức thì choảng theo kiểu trí thức, thất học thì theo kiểu thất học. Đó là quá trình đấu tranh để tìm kiếm tiếng nói chung và tạo ra sự phân công lao động một cách hợp lý.

Vấn đề tự điều tiết của loài người thể hiện ở nhiều mối dây ràng buộc xã hội. Ban đầu là những mối dây về trách nhiệm xã hội như đạo đức và những giáo điều(trong thời phong kiến), và sau đó là sự đấu tranh quyết liệt giữa các thế lực để thắng thế trên trường kinh tế (trong chế độ tư bản). Sau nữa là sự đấu tranh quyết liệt giữa các giai cấp để nẩy sinh sự quy ước nhằm lập lại trật tự xã hội. Những quy ước trở thành hiến pháp và pháp luật. Và những chế độ lập hiến ra đời. Xã hội đã được lập lại theo một trật tự mới.

Tuy nhiên, trong quá trình chế độ tư bản chủ nghĩa thoát thay và phát triển hoàn chỉnh, thì lúc đầu hình thành một hệ thống pháp luật có lợi cho giai cấp thống trị.Tất cả quyền lực đều tập trung vào kẻ mạnh, có đủ tiềm lực chính trị và tài chánh. Giai cấp bị,trị bị áp bức bốc lột quá nặng. Câu nói trứ danh của Mác cũng là một quy luật: nơi nào có áp bức, nơi đó có đấu tranh, đánh dấu một thời đại mới, một thời đại công bằng hơn cho loài người (cũng như quy luật nhân quả của đức Phật đã đánh dấu một thời kỳ các cá thể liên kết lại chặt chẽ hơn trong mối dây từ bi bat ái và hình thành ra quốc gia một cách rõ nét). Chính sự áp bức bốc lột đã buộc đời sống xã hội nảy sinh ra một phong trào rộng khắp, đòi hỏi thế giới phải thiết lập lại một trật tự mới, hoặc một kiểu xã hội mới, mà trong đó, sự phân phối công bằng phải được đặt ra hàng đầu, nhằm mục đích cuối cùng để làm sao xã hội trở thành cái nôi thật sự yên ổn cho loài người. Quá trình đấu tranh, nhào lộn trong xã hội loài người, cuối cùng cũng chỉ một mục đích: hình thành ra một trật tự, một guồng máy thật sự thống nhất, mang lại lợi ích cho tất cả mọi người.

Nhiều người cho rằng thế giới đại đồng, chủ nghĩa Cộng Sản là một vấn đề không tưởng, nhưng riêng tôi, nó hoàn toàn là một mục tiêu và hiện tượng có thật trong tương lai. Điều này không phải lý thuyết suôn, mà nó phải được kết hợp chặt chẽ giữa hai mặt: lý thuyết và thực tế. Bởi vì, như chúng ta thấy, qua quá trình điều tiết đó, rõ ràng xã hội con người đã biết rút kinh nghiệm và dần dần tiến bộ hơn trước rất nhiều. Ở các nước tư bản, mâu thuẫn đối kháng cũng dần dần xoa diệu, tất nhiên nó còn tồn tại khi mà trật tự xã hội luôn được thiết lập như thế, nghĩa là, không có người bốc lột người một cách quá đáng. Tuy nhiên, chúng ta cũng không thể xem xét một số quy luật mà Mác rút ra về bản chất của xã hội?.

Thử lật lại tiến trình phát triển của vật chất, chúng ta sẽ thấy, sự đấu tranh nhằm lập lại trật tự trong thế giới vật chất cũng vô cùng khốc liệt. Để hình thành ra cơ thể đơn bào là một tiến trình lâu dài và phức tạp, nhưng, hình thành ra cơ thể đa bào thì thực sự là một bước tiến vô cùng vĩ đại. Bởi vì tự những cá thể đơn bào, không có mối quan hệ hữu cơ với nhau là bao, nhưng qua quá trình chắc lọc, nó cũng hình thành một tập thể hết sức gắn bó. Qua quá trình khảo cứu của các nhà khoa học, dĩ nhiên, lúc đầu, một cơ thể đa bào hình thành cũng chỉ là một quần thể các cơ thể đơn bào liên kết với nhau rất đơn giản. Có thể cơ thể đơn bào này tiêu diệt cơ thể đơn bào kia trong quá trình va chạm, tranh giành thức ăn. Nhưng, rồi vì nhu cầu chúng cũng phải xáp lại với nhau, hình thành một mái nhà chung-một cơ thể mới ra đời. Tôi tin rằng, nhân loại trong quá trình đấu tranh vươn lên, rồi cũng sẽ có được tiếng nói chung, và sẽ hình thành một cơ thể trong một cộng đồng không thể tách rời.

Cho nên, quá trình tự kỷ ám thị để tự khẳng định mình, hẳn nhiên, xảy ra ít nhiều những sự đột phá của nhiều cá nhân, nhiều tập đoàn người. Nhưng, nó giúp người ta phấn đấu mạnh mẽ hơn cho quá trình hội nhập, con người sẽ tự tin hơn trong bước đường phát triển của mình.

ChươngXXVI: TRÒ CHƠI CỦA TƯ DUY. Hay
CHỨNG MINH QUY LUẬT LƯU THUỶ TRÊN HAI MẶT:
LÝ THUYẾT VÀ THỰC TIỄN

Tôi xin tạm gọi đây là trò chơi của tư duy. Một trò chơi vô cùng bổ ích. Trò chơi đó có luật chơi như thế nào?. Đó là quá trình đi tìm kiếm, cái gì gọi là đúng nhất, hay nói đúng hơn, cái gì gọi là chân lý?.

Rất và cũng rất nhiều người cho rằng, thế gian này không có chân lý. Lúc đầu tôi cũng nghĩ là như vậy. Tuy nhiên, đến bây giờ tôi có thể khẳng định với bạn, cuộc đời có chân lý.

Muốn biết có chân lý hay không, ít ra, chúng ta cũng cần tìm hiểu con đường nào giúp chúng ta vươn tới chân lý. Chẳng có con đường nào khác ngoài con đường tư duy. Con người khác với loài vật ở chỗ, con người tìm được chân lý và hiểu được nó chính nhờ công cụ nói trên.

Tuy nhiên, vận dụng tư duy như thế nào để tìm ra chân lý?.

Để trả lời câu hỏi này, tôi xin nêu ra một ví dụ nhỏ: hồi còn đi học phổ thông, tôi thường nghe người lớn khen một ai đó: ông ấy là một người sống rất có nguyên tắc. Dĩ nhiên, có nhiều người sử dụng câu này chỉ đơn thuần với nghĩa đen, là ông ấy rất có ý thức trách nhiệm, rất có ý thức kỷ luật. Tuy nhiên, về nghĩa bóng của nó, nhiều người muốn ám chỉ: ông ấy có những nguyên tắc sống bất di, bất dịch của mình. Hay rõ hơn: ông ấy là một người am hiểu cuộc đời và luôn làm theo những điều mà mình am hiểu.

Tôi cảm thấy điều này rất hay và muốn khẳng định mình, tôi cũng tự đặt ra những nguyên tắc cho mình. Chẳng hạn như, tôi tự đặt ra nguyên tắc, hễ điều gì, người ta làm được, thì dứt khoát, tôi cũng làm được. Họ làm tốt, tôi cũng phải làm tốt và có khi phải tốt hơn. Hoặc nguyên tắc, dứt khoát bắt tay vào làm điều gì cũng không được bỏ dở dang. Hoặc, chưa thành công thì nhất quyết không lập gia đình. Hoặc mỗi buổi sáng phải thức giấc vào lúc 4 giờ sáng để tập thể dục. Bạn có thể cho rằng tôi là một người kém kiên trì, nhưng điều quan trọng mà tôi biết là nhiều nguyên tắc không thể ứng dụng trong điều kiện cụ thể mà mình đang sống. Lý do chính, theo tôi, là do chúng ta thiếu một cái gì đó: Sức khoẻ, tiền bạc, những điều kiện về tinh thần.

Ở đây tôi muốn nói: nguyên tắc về căn bản vẫn là một quy luật tương đối nào đó của cuộc sống. Chúng ta cứ ngỡ nó là cái tuyệt đối, cần phải lập trường tư tưởng kiên định để làm theo nó, nhưng không thể được. Như vậy, quy luật là một vấn đề nào đó mà khi nêu lên nó phải đúng trong mọi tình huống. Đúng trong mọi tình huống phải phân ra hai mặt: đúng trên mọi lý thuyết và cũng đúng trong thực tế. Thực tế chính là lớp mạ vàng bảo chứng cho cái quy luật mà chúng ta nêu ra.

Thực ra cũng không có gì gọi là bí mật ở đây. Con đường để đi tìm chân lý đã được các bậc tiền bối nêu lên cách nay rất lâu và được Bác Hồ tổng kết lại: Lý thuyết phải đi đôi với thực tiễn. Lý thuyết mà thiếu thực tiễn chính là lý thuyết suông, thực tiễn mà thiếu lý thuyết thì không có như đi đêm không có ngọn đuốc dẫn đường.

Con đường để tìm ra các chân lý trong các lĩnh vực khoa học tự nhiên chủ yếu là các công thức toán học. Song những kết quả của khoa học tự nhiên như ngành hoá học, vật lý, sinh vật học vẫn đòi hỏi chứng minh bằng thực tiễn. Trên thực tế, mọi chân lý ở đời đều xuất phát từ thực tiễn mà ra.

-Có nhiều chân lý, còn gọi là tiền đề, xuất phát từ rất nhiều người thí nghiệm để cuối cùng rút ra một kết luận chung. Ví dụ như, trường hợp từ hai điểm, người ta có thể vẻ được một đường thẳng và chỉ một mà thôi.

-Còn nhiều chân lý khác là do một vài người tìm ra bằng hằng nghìn thí nghiệm của chính con người đó, để cuối cùng đem ứng dụng cho những người khác. Ví dụ như trường hợp của bà Mari Curi. Một mình bà đã làm thí nghiệm với hằng nghìn mẫu quặng để tìm ra những chất có khả năng phóng sạ, tạo ra các phản ứng hạt nhân.

Cách tìm ra chân lý nào cũng đều xác định được những chân lý cógiá trị. Nhưng cách tìm ra chân lý sau thì muốn xác lập một chân lý vô cùng khó khăn. Bởi vì, khi người ta chưa tìm ra nó, thì cố gắng thí nghiệm để tìm cách xác lập. Khi tìm ra được rồi thì cố đi khảo nghiệm nó ngoài cuộc sống, ứng dụng trên trường hợp, hoặc nhiều người xem có hiệu quả hay không.

Không có quy luật nào là rộng lớn bằng quy luật triết học (ngay từ đầu tôi muốn gọi trò chơi này là trò chơi triết học, chứ không phải trò chơi tư duy). Bởi vì nó đúng ở tất cả mọi ngành, mọi lĩnh vực trong cuộc sống, trong môi trường của vũ trụ. Nó tuy không chi phối mọi ngành, bởi vì người ta biết về nó cũng được, không biết cũng không ảnh hưởng trực tiếp. Tuy nhiên, nếu nắm bắt được, nó chính là điểm tựa cho cuộc đời mình. Nếu bạn biết cách ứng dụng nó, nó sẽ đem lại cho bạn những lợi ích thiết thực. Tuy nhiên, nó rất khái quát, chung chung, nên, tuy nó đúng, nhưng, cá nhân mỗi người không bao giờ hoàn toàn vươn tới được đỉnh cao của nó. Nên nhớ: Từ tầm khái quát khi đưa vào ứng dụng bằng hành động thực tế, nó không bao giờ tránh khỏi được sự phiến diện.

Vã lại còn một vấn đề khác cần được quan tâm: một tư tưởng được nâng lên tầm khái quát quá cao, tạo ra niềm tin quá lớn đến một lúc nào đó sẽ trở thành duy tâm.

Trong chương này, xin phép được nêu lên một số luận điểm. Tất nhiên, luận điểm dễ gây nhàm chán, ví nó chỉ là lý thuyết suông.

Song dần dần tôi sẽ đi chứng minh một cách sáng tỏ tất cả những luận điểm tôi đưa ra bằng chính thực tiễn. Đó mới chính là chân lý.

Khi người ta muốn chứng minh một vấn đề gì là đúng, người ta thường hay đi tìm kiếm trong sách vở, trong những tư tưởng bạn bè những điểm tương đồng. Đó chính là quá trình đi chứng minh chân lý bằng lý thuyết. Song song đó, khi có được những tư tưởng tương đồng, người ta không thể thoả mản ở mức này. Rất nhiều người chịu thoả mãn ở mức này, đâm ra có tính tự mãn. Muốn xác định đó là một chân lý, chúng ta phải bỏ công ra để tìm kiếm thực tế, chứng minh cho luận điểm đó, nhằm xem xét luận điểm đó có thật ngoài thực tế hay không, hoặc nó có ứng dụng, đem lại lợi ích nào cho nhân loại hay không. Đó chính là con đường hết sức dày công của các triết gia. Cho nên, xưa nay, người ta thường nói công việc của các triết gia là công việc "ngồi nhàn, bàn chuyện thế gian". Ở đây, không hẳn chỉ là "nhàn". Hiểu sai điều này, hình như mọi người điều muốn làm triết gia, khi trong bụng họ chỉ có bỏm bẻm đôi ba "chùm nho" còn xanh.

Từ quan điểm trên đây, tôi nhận thấy, con đường đi đến những câu danh ngôn phải trải qua những bước thăng trầm của nó. Nhiều câu danh ngôn nằm trong lớp bụi thời gian hằng bao thế kỷ mới được đào bới lên, trả lại giá trị cho nó, cho nó quay lại thời kỳ "phục hưng". Và mỗi câu khi được đào bới lên xem xét kỹ lưỡng cũng chính trên hai nguyên tắc: lý luận và thực tiễn. Cũng như, triết học Mác-lênin đặt trên nền tảng của hai chủ nghĩa: chủ nghĩa duy vật biện chứng và chủ nghĩa duy vật lịch sử. Duy vật biện chứng là dựa trên nền tảng của những triết thuyết có trước để nhận định vấn đề đúng hay sai. Còn duy vật lịch sử là hết sức cần thiết, mà ở đó người ta sử dụng nó để kiểm chứng lại những gì đã được chứng minh.

Ở đây tôi xin lấy ví dụ về câu: LƯU THỦY BẤT SINH HỦ.

Nếu xét trên nền tảng cơ sở lý luận bên trên, về mặt lý thuyết, nó phải thật sự là một quy luật có thể chứng minh bằng các luận cứ, tiền đề của các trường phái triết lý trên thế giới đã được toàn nhân loại công nhận.

-Thứ nhất: xét với quy luật cao nhất mà Các-Mác (người đã được thế giới thừa nhận là nhà triết lý thiên tài của thế kỷ XX) đã đề ra "vật chất vận động không ngừng, vận động chính là phương thức tồn tại của vật chất". Sở dĩ tôi nêu lên quy luật này, vì đây là một quy luật phổ biến của vật chất, chúng ta nhìn thấy sự đúng đắn của quy luật này trong tự nhiên. Chúng ta biết: sự đứng yên của vật chất trước mắt chúng ta chỉ là sự tương đối. Trong truyền thuyết dân gian, người ta thường nhắc đến cụm từ "bãy biển, cũng phải biến thành nương dâu"; "Vật đổi, sao dời"; "đời phù du"... Hay như trong đạo Phật người ta hay ví đời là vô thường. Tư tưởng đó phát triển lên tầm duy tâm khi bảo rằng, vạn vật là không có thật. Xét cho cùng, dù cách nhận thức như thế nào, thuộc trường phái nào, quy luật do Mác đưa ra vẫn đúng ở tất cả mọi nơi. Nếu là trong toán học, nó được xem như tiền đề. Ví dụ như tiền đề hai mặt phẳng cắt nhau chỉ tạo nên một đường thẳng và chỉ một đường thẳng mà thôi.

Như vậy nếu xét câu: "lưu thủy bất sinh hủ" và câu "vật chất vận động không ngừng" thì câu "lưu thủy" phù hợp với tiền đề đã cho. Bởi vì câu đầu thể hiện sự lưu thông của một dòng sông. Và lại nó còn thể hiện sự lưu thông là cần thiết, có ví dụ cụ thể bằng hình tượng của một dòng sông lưu thông thì không sinh ra hôi thối. Trong Đông y, còn có một câu khác thể hiện sự lưu thông về khí huyết là hết sức cần thiết: Thông bất thống, thống bất thông. Có nghĩa là: máu huyết thông thì sẽ không bị đau nhức, còn máu huyết không thông thì sinh ra sự đau nhức.

-Thứ nhì: Đối với câu trứ danh của Ambe Anhstanh, nhà vật lý thiên tài người Do Thái. Ông cho rằng: không có quy luật nào là tuyệt đối, chỉ có quy luật tương đối đó là tuyệt đối. Quy luật này cũng được chứng thực qua thời gian. Nghĩa là, nó cũng như một tiền đề của cuộc sống.

Nếu đem so sánh câu "Lưu thuỷ bất sinh hủ" với câu này, chúng ta nhận thấy, chúng cũng có những nét tương đồng, nghĩa là quy luật tương đối của Anhstanh cho phép câu "lưu thuỷ" tồn tại. Tuy nhiên, quy luật tương đối nhìn nhận cuộc đời có vẻ hơi yếm thế, và bi quan, chưa đưa ra được hướng giải quyết. Nó làm cho chúng ta không tin tưởng ở bất kỳ thứ gì. Còn câu lưu thuỷ không đá động đến vấn đề phù phiếm của vật chất mà nó đề ra cho chúng ta phương hướng vượt qua những sự phù phiếm. Đó chính là vận động để trao đổi chất, để phù hợp với tiến trình vận động của vật chất, của môi trường xung quanh chúng ta và môi trường bên trong chúng ta.

-Thứ ba: Trong dân gian có câu: dục tốc bất đạt, hoặc cẩn tắc vô ưu, hoặc tuần tự nhi tiến. Câu nói này rõ ràng hoàn toàn có cơ sở. Chúng ta nhìn thấy, ngoài xã hội thường có nhiều người cố công làm giàu. Và họ cũng giàu lên thật nhanh chóng. Người đời thường gọi họ là những người giàu bông bí. Hay người ta còn dùng cụm từ: bạo phát bạo tàn, hay anh hùng rơm hay lửa rơm chóng tàn. Người ta thường ví những người đó là những người xây nhà nhưng không xây nền.

Đối với câu nói này: chúng ta nhận thấy, đem so sánh đối chiếu với câu "lưu thuỷ", chúng cũng không hề có mâu thuẫn. Mà chúng chỉ có tác dụng bổ tương cho nhau. Lý do là câu : "dục tốc bất đạt", nhắc người ta lưu ý: khi hành động cần phải cẩn trọng, nếu không cẩn trọng sẽ gặp nguy hiểm, chứ không hề nhắc người ta đừng có hành động. Cũng như, khi bạn tập thể dục, cần thiết là tập vừa sức, chứ đừng quá sức. Nói tóm lại: vạn vật vẫn phải lưu thông, nhưng là con người, chúng ta làm điều gì cũng phải hết sức cân nhắc, có thí nghiệm và có suy nghĩ, có khi làm chậm thôi, nhưng chắc chắn. Cũng như, trong quyển sách nhỏ này, tôi luôn tư duy và tìm kiếm những hướng đi đúng đắn nhất.

Thứ tư: đối với các câu: tích tiểu thành đa, góp gió thành bão, kiến tha lâu đầy tổ. Những câu này thể hiện sự bất lưu thông trong tiền tệ. Trên thực tế, ở những nền kinh tế phát triển mạnh, người ta không còn quan niệm như thế. Người ta cho rằng: kích cầu là giải pháp để phát triển kinh tế. Kích cầu là đối lập với tích luỹ. Đối với những trẻ em mới lớn lên, khi tiếp nhận cùng lúc hai tư tưởng này, mà tư tưởng nào xem ra cũng có lý, các em sẽ cảm thấy sự vật thật là mâu thuẫn. Vả lại, tư tưởng muốn tiêu thụ sẵn có trong người, có khi các em đâm ra mâu thuẫn với cha mẹ. Tuy nhiên, người ta kích cầu khi mà xã hội họ đã có đủ nguồn tích luỹ. Việc kích cầu, nhằm vào mục đích: tham gia nguồn vốn của mình vào thị trường nhằm kích thích các doanh nghiệp đẩy mạnh sản xuất hàng hóa. Trong vấn đề này, chúng ta càng khẳng định: quy luật "lưu thuỷ" là tuyệt đối, cái tích luỹ chỉ mang tính tạm thời nhưng vô cùng cần thiết. Tích luỹ, cũng giống như chúng ta sau một ngày làm việc phải nghỉ ngơi cho lại sức. Nhưng lại sức rồi, hôm sau cũng phải tiếp tục làm việc. Chúng ta có cập: tích luỹ tương đồng với nghỉ ngơi, lưu thông tương đồng với làm việc.

Việc tích luỹ, ở đây, chúng ta hiểu cũng chỉ là sự bất lưu thông về tiền tệ một cách tạm thời. Cũng giống như trường hợp: việc xây dựng nhà máy thủy điện. Khi người ta xây dựng đập tràn là nhằm tích nước lại, tạo ra sức mạnh đạp tuabin. Tuabin quay mới tạo ra dòng điện cho chúng ta. Còn chúng ta tích luỹ tiền bạc, về thực chất: tạo ra một nguồn lực, sức mạnh. Khi có được số vốn, chúng ta mới sử dụng vào những việc cần thiết. Nếu có được ít đồng tiền, chúng ta đem ra tiêu xài, thì đâu còn để thực hiện những việc lớn. Cho nên, nhiều người khuyên chúng ta: góp những nguồn vui nhỏ thành nguồn vui lớn, hy sinh những thua thiệt nhỏ để đạt được thành tựu lớn. Như vậy, ý giải thích của câu này là: về thực chất: chúng ta vẫn phải xài tiền, nhưng phải cố gắng tích luỹ để tạo ra sức mạnh. Thế nhưng cả xã hội không tiêu xài thì có khi xã hội khó phát triển. Bởi vậy, có nhiều trường hợp khá mâu thuẫn trong xã hội. Những người buôn gánh bán bưng, bán những mặt hàng bánh ngọt. Họ sống qua ngày bằng gánh bánh của mình. Nếu ai cũng tiết tiền không tiêu xài thì cũng không nên cho họ lắm. Nhưng bản thân chúng ta dạy con cháu không ăn quà vặt. Việc gì cũng có cái lợi và có cái hại của nó. Ở đây tôi cũng cần khẳng định thêm một vấn đề: tại sao cuộc sống luôn luôn có những tư tưởng đối ngược nhau. Trên thực tế, nếu chúng ta đứng trên lập trường tư tưởng lớn chúng ta nhận thức mọi vấn đề nhẹ nhàng hơn. Chúng ta biết điều chúng ta làm là đúng ở chừng mực nào.

Đối với những quy luật tự nhiên: Ví dụ như các quy luật toán học, vật lý, hoá học, sinh học... Nên nhớ một điều: quy luật "lưu thủy bất sinh hủ" chỉ thể hiện ở khía cạnh: sự vận động để lưu thông là vô cùng cần thiết. Song trong nhiều trường hợp, vận động cần thiết phải theo một quy luật. Tôi đã nhắc một vấn đề ở trang 67: Nên nhớ: Từ tầm khái quát khi đưa vào ứng dụng bằng hành động thực tế, nó không bao giờ tránh khỏi được sự phiến diện.

Có nghĩa là, với quy luật "lưu thủy", chúng ta xem đó là một điểm tựa cho cuộc sống. Còn ngược lại, mỗi một người phải tìm cách phát hiện ra những quy luật trong từng lĩnh vực của mình để cuộc sống luôn luôn được vận động không ngừng và đúng với quy luật.

Đối với câu "lưu thủy bất sinh hủ", tôi chỉ dám đưa ra một hành động thực tế. Đó chính là luyện tập hơi thở. Bởi vì, xét cho cùng, không có hoạt động nào là tác động toàn diện đến toàn bộ hệ thống cơ thể của chúng ta bằng chính hơi thở. Nó tác động đến lụt phủ ngũ tạng của chúng ta. Thế nhưng, chính vì mọi hành động trên thế gian này đều đứng ở một mức phiến diện (mặc dù, con người chúng ta cố vươn lên sự toàn diện), nên con người làm sao chống lại được cái chết, mặc dù khẳng định rằng chúng ta hoàn toàn có thể kéo dài chúng được.

Đối với các quy luật về tự nhiên, nếu sống trong một lĩnh vực nào, chúng tôi khuyên bạn tin tưởng vào quy luật của lĩnh vực đó. Muốn chứng minh điều này, chúng ta hãy trở lại chương nói về mô hình mẫu. Tất cả mọi quy luật, khi đã gọi là quy luật, bởi vì nó đã được khảo nghiệm qua hai mặt :lý thuyết và thực hành. Nếu chúng ta không chấp nhận, thì hẳn nhiên chúng ta phải làm lại. Tốn kém rất nhiều thời gian. Tốt hơn hết là chúng ta nên xem xét quá trình chứng minh quy luật này trên lý thuyết và kiểm chứng qua một số thực tiễn rồi công nhận và bắt tay vào ứng dụng quy luật. Có như vậy, chúng ta mới mong đốt cháy được giai đoạn.

Trên đây là tôi trình bày mặt lý thuyết của quy luật: Lưu thuỷ bất sinh hủ. Về mặt thực tế, tôi cũng đã có lần trình bày quy luật này. Ở đây xin nhắc lại: muốn khảo sát quy luật Lưu thuỷ bất sinh hủ, chúng ta hãy khảo sát nó từ chuyện nhỏ đến chuyện lớn. Như câu nói đó nêu lên: một ao nước bị tù sẽ bị hôi thối. Điều đó là tất nhiên và rất dễ thấy. Kế đến là máu huyết trong cơ thể. Hằng ngày, hằng giờ, nếu chúng ta không tập hơi thở, những chất cặn, dư thừa sẽ đọng lại tạo thành những khối u. Nhẹ thì là những khối sạn trong thận, mật, bàng quang. Hoặc những khối u lành tính trong những mô, cơ quan. Nặng thì những u ung thư….

Kế đến, chúng ta xét sự lưu thông trong xã hội. Không có gì trong xã hội mà không lưu thông. Từ văn hoá phải trao đổi, tư tưởng phải truyền thông, văn nghệ phải giao lưu, thông tin phải được tuyên truyền, tiền tệ phải được lưu thông, hàng hoá phải được buôn bán, trao đổi, phân phối. Tất cả những quá trình đó phải được diễn ra liên tục không được đình trệ. Kể cả con người cũng phải được được tự do đi lại giao lưu học hỏi, du lịch, làm việc ở những nơi mà họ được cần đến. Đó là những vấn đề về đối nội.

Về vấn đề đối ngoại: chúng ta phải thường xuyên giao lưu, mở cửa ban giao với tất cả các đối tác trên thế giới. Một chế độ bế quan toả cảng là một chế độ tự đào hố chôn mình. Điều này thể hiện đường lối lãnh đạo hết sức sáng suốt của Đảng và Nhà Nước chúng ta.


Chương XXVII: VẤN ĐỀ QUẢN LÝ TIỀN BẠC.

Đây là một phương pháp mà tôi đã đề cập ở phần kỹ thuật làm giàu. Nhưng thiết nghĩ, nó vô cùng quan trọng nên tôi muốn nhắc lại, nhưng nhìn nhận nó ở một góc độ khác, mang tính chất quy luật hơn.

Trên đây, tôi thường nhắc bạn đến sự tự kỷ ám thị. Cũng cần nhắc thêm, tự kỷ ám thị là dùng hệ thống tín hiệu thứ hai để tạo ra cho chúng ta những xung động, thôi thúc chúng ta hướng tới. Song tự kỷ ám thị cũng có thể sử dụng trực tiếp hệ thống tín dụng thứ nhất. Nói nôm na: khi bạn nghe tiếng trái me, tự nhiên bạn muốn chảy nước bọt (dùng hệ thống tín hiệu thứ hai-hệ thống mã hoá sự vật). Còn dùng trái me đưa ra trước mặt bạn: tự nhiên nhìn thấy trái me, bạn cũng bị tự kỷ bởi đặc tính của nó và cũng có phản ứng tương tự như vậy. Và nó có tác dụng mạnh mẽ hơn cả hệ thống tín hiệu thứ hai. Trong vấn đề quản lý tiền bạc, tôi muốn sử dụng tác động thứ nhất, dùng sự thôi thúc của sự chi tiêu hằng ngày để bạn cảm thấy vấn đề tài chính của mình mà luôn bị tự kỷ: phải quyết chí vươn lên, không để gia đình túng thiếu.

Cách thức rất đơn giản: Dùng một cuốn sổ: gạch trong đó 4 cột. Cột thứ nhất ghi số thứ tự, cột thứ hai ghi thu nhập, cột thứ ba ghi mức chi hằng ngày, cột thứ tư ghi chú về những khoảng chi tiêu quan trọng trong ngày. Hãy thường xuyên ghi chép thu chi trong ngày, qua đó, bạn tự nhiên cảm nhận được sự thiếu thốn hoặc cần thiết về nhu cầu của mình và bạn tự nhiện luôn luôn phấn đấu vươn lên. Nên nhớ một quy luật: người hạnh phúc và người bất hạnh chỉ cách nhau có 0,2. Người hạnh phúc là người làm 10 đồng chỉ xài có 9,9 đồng, còn người bất hạnh làm 10 đồng xài 10,1 đồng.

Chương XXVIII: THAY LỜI KẾT.

Ai cũng biết một điều: nhận thức đúng sẽ hành động đúng. Đã có đâu đó, một đất nước nào đó có nền triết lý chưa xác đáng thì sẽ dẫn đến những hành động nông nỗi, mà có nhiều người bảo là nóng vội. Đó chính là nền triết lý hô khẩu hiệu, hay chấp nhận, rập khuôn.

Xã hội càng phát triển, đời sống con người ta càng được cải thiện. Hồi xưa, có những ý tưởng mà cha ông tổ tiên loài người đã từng mong muốn, nhưng không bao giờ làm được. Người ta ước mơ như cánh chim bay về thăm quê hương làng mạc, để thỏa lòng nhớ thương những người thân yêu ruột thịt khi cách xa trùng khơi. Bây giờ việc đó cũng đã thực hiện được rồi. Thuở xa xưa để tránh những thiên tai địch họa, người ta ước mơ có những thông báo cách xa vạn dặm để con người có thể bao tin cho nhau về những mối hiểm họa có thể xảy ra. Bây giờ thì điện thoại di động làm được điều đó quá dễ dàng. Thời xa xưa, tổ tiên loài người ăn lông ở lỗ, có nhận thức gì về cuộc sống này. Họ chỉ đi săn bắt hái lượm rồi chia nhau. Qua thời gian, nhận thức con người càng ngày, càng phát triển, thì ai có thể bảo là con người đã hết khổ.

Cho nên, đôi lúc và từng nơi, người ta hay xem nhẹ nền triết lý của con người. Bởi vì có triết lý thì cũng được, không triết lý thì cũng chả sao. Song nhận thức con người càng lúc, càng phát triển đã đổi thay bộ mặt cuộc sống. Có nhiều nguyên nhân dẫn đến việc triết lý không là gì đối với cuộc đời này. Con người ta thường trông thấy những mối lợi về vật chất, lợi nhìn thấy rõ mà quên đi việc định hướng con đường đi. Nhưng nguyên nhân chính vì triết lý một thời đã lũng đoạn cuộc sống con người, lý do là nó không bám sát được vào quy luật chính yếu của cuộc sống. Tôi cho rằng một thời gian dài, người ta không tìm được chỗ đứng của triết lý. Triết lý của con người vẫn âm thầm phát triển, nhưng nó không đóng được vai trò to lớn trong đời sống con người. Nguyên nhân chính là nó đã đi sai đường, nó không lý giải được cuộc sống, nó không phục vụ đông đảo các tầng lớp nhân dân mà chỉ phục vụ cho một tầng lớp duy nhất là tầng lớp lãnh đạo, nghiên cứu trong xã hội. Xin nhắc lại: nhận thức đúng, hành động sẽ đúng. Tư tưởng ta ra sao, hành động của ta thế đó, tư tưởng quyết định hành động. Có nhiều triết gia phương tây cho rằng, tư tưởng thế nào thì cuộc đời thế đó. Hoặc người Nga có câu: ta chính là người thợ xây, cuộc đời ta. Trong mở đánh giá về tư tưởng như trên, rõ ràng người ta luôn đề cao tư tưởng. Tuy nhiên, có một trường phái khá chủ quan khi cho rằng: tư tưởng thế nào thì cuộc đời thế đó. Điều đó đúng với điều kiện: thứ nhất: ta phải kiên trì với tư tưởng mà ta đã chọn, thứ hai: thiên thời, địa lợi, nghĩa những yếu tố khách quan cho phép ta tự nhiên thăng tiến. Trong nhiều trường hợp, thì sự kiên trì có thể giúp ta vượt qua hết mọi trở lực. **Song dù thế nào đi chăng nữa, ý thức, hay tư tưởng vẫn dẫn đường và hướng dẫn mọi hành động cho chúng ta. Vẫn còn một loại khác dẫn đường cho những hành động mù quáng, đó chính là những dục vọng thấp hèn trong lòng người. Nó có sẵn và dẫn dắt con người như một bản năng sống và tồn tại. Nhưng thực chất, từ khi có tư tưởng, có ý thức thì ý thức đã nhận lấy nhiệm vụ dẫn dắt con người đi theo những con đường đúng đắn.**

Trong cuốn sách này, mục tiêu tôi muốn nêu ra, đó chính là tìm kiếm cho được những quy luật nền tảng của cuộc sống. Hẳn nhiên, mỗi con người dầu có chính kiến hay không chính kiến, thì cũng đều có những nguyên tắc sống nhất định. Những nguyên tắc đó có khi hình thành một cách vô ý thức, nó như một hoạt động thấm nhuần vào mỗi con người chúng ta trở thành thói quen. Tuy nhiên, nói như thế, rõ ràng có những thói quen tốt, lại có những thói quen không mấy gì tốt. Trong lý luận về cơ sở văn hoá của mỗi dân tộc, người ta thường nêu lên một khái niệm: Tâm thức văn hoá. Khái niệm này nhằm để chỉ những thói quen đã ăn sâu vào tiềm thức của mỗi dân tộc, từ đó chi phối cuộc sống của chúng ta. Cũng trong lý luận về cơ sở văn hoá, tâm thức có cái tích cực, và cũng có cái tiêu cực.

Từ những gì mà bạn thu nhận được qua cuốn sách này, chúng ta có thể rút ra cho mình hầu hết những ứng dụng trong cuộc sống đời thường, nhằm phát huy cao nhất nội lực của mỗi người. Đây không phải là một lời nói suông. Điều quan trọng nhất là bạn phải nhận biết sâu sắc về tâm thức của chính mình. Thực ra, tâm thức cũng không có điều gì là mờ ám khó hiểu. Nó được hình thành rất lâu trong đời sống xã hội và cuối cùng ăn sâu vào tiềm thức để chi phối xã hội như một nếp nghĩ, một thói quen, hay một phong tục tập quán. Ay chính là sự khác nhau giữa người đã nhận thức và người chỉ sống bằng chủ nghĩa kinh nghiệm (câu này tuy là lý luận, nhưng tôi nghĩ hiện tại bạn hoàn toàn có khả năng lý giải nó).

Chúng ta tìm hiểu con đường phát sinh tâm thức. Thực ra, cũng dễ hiểu tại sao các nước tây âu, Nhật Bản phát triển hơn nước ta nói riêng và các nước có nền nông nghiệp ở vùng nhiệt đới nói chung. Ở họ có hai vấn đề thuộc về tâm thức quyết định. Vấn đề này, tôi đã từng trình bày trong một chương nào đó rồi, nhưng trong chương này, mục đích chính là tổng kết và đưa ra lời giải đáp thắc mắc và quyết định hành động cuối cùng, cho nên tôi đi qua một lần xuyên suốt đầu dây mối nhợ. Hơn nữa, đây là bước thứ ba trong việc học tập: sử dụng những quy luật một cách nhuần nhuyễn để giải quyết bài toán về cuộc sống. Cho nên, có một số đoạn bạn cho rằng đã đọc, tưởng chừng như tôi nói hơi vòng vo, nhưng thực ra đây là dụng ý, bởi vì chính đoạn này là bước thực hành, mới có khả năng khái quát - một trong những bước giúp bạn nhớ dai nhất những gì đã lĩnh hội được.

Các nước nêu trên phát triển hơn Việt Nam chúng ta chẳng qua là do điều kiện khí hậu, địa lý của họ quá khắc nghiệt. Ở những thế hệ đi đầu, con người ở các nước vùng băng giá đã thấy được sự khó khăn của loài người. Vấn đề đặt ra là làm sao tồn tại tốt nhất. Bởi vì, trong một năm có đến 3 tháng mùa đông lạnh giá, hầu như khó có thể rời khỏi nhà. Như vậy, tốt nhất là phải tích luỹ lương khô ăn trong mùa đông. Và thế là tư tưởng tích luỹ bắt đầu hình thành. Kéo theo tư tưởng tích luỹ là tư tưởng tiết kiệm. Bởi vì, chưa hết mùa đông mà lương thực đã gần hết, buộc họ phải dành dụm, chia đều như thế nào cho đủ. Từ tâm thức văn hoá này, sinh ra hành động: quét chén dĩa sau khi ăn. Nói vui thôi, nhưng tôi luôn luôn học họ. Người châu âu, tuy trong khó khăn bất lợi lúc đầu như kể trên, nhưng họ cũng có những thuận lợi. Thuận lợi nhất là do mùa đông giá rét, nhiệt độ xuống thấp, họ có thể tích luỹ lương thực lâu dài, không bị hôi thối. Nhờ tự nhiên dạy họ, từ đó, công nghệ chế biến và bảo quản lương thực phát triển. Đó là vấn đề mang tính xã hội. Còn vấn đề trong cơ thể con người thì, chính nhiệt độ xuống thấp cũng đã dần dần dạy người châu Au một phương pháp giữ gìn sức khoẻ: tập luyện thể dục. Bởi vì chính tập luyện thể dục, mới có thể giúp người ấm áp một cách tự nhiên. Một cái lợi vô cùng quan trọng đối với người ở điều kiện khí hậu và địa lý khắc nghiệt, đó chính là trong đầu người ta luôn luôn hình thành một ý thức thường trực: tồn tại hay không tồn tại. Làm sao để vượt qua mọi khó khăn khắc nghiệt. Và ý thức này phát triển dần dần thành: nhất quyết phải thành công, phải tích luỹ được thật nhiều tiền để dành cho những lúc không làm ra được. Còn người Nhật, chúng ta cũng có thể lý giải được như trên: và trả lời được câu hỏi, tại sao người Nhật có trình độ khoa học kỹ thuật phát triển mạnh.

Còn ở Việt Nam và các nước nhiệt đới nói chung thì không có được sự dạy dỗ của thiên nhiên. Lương thực thì có quanh năm, người ta đâu cần tiết kiệm và tích luỹ, bởi vì con người có thể làm việc và săn bắt hái lượm quanh năm. Ở Việt Nam, người ta chỉ quan tâm đến 3 loại giặc: là thuỷ tặc, đạo tặc và ngoại xăm. Người ta nghĩ nhiều đến vấn đề trị thuỷ. Nhưng lâu dần cũng quen sống chung với lũ. Chỉ những vùng thực sự khắc nghiệt như đồng bằng bắc bộ, người ta mới đặt ra vấn đề đắp đê sông Hồng. Còn về chống giặc ngoại xăm, nhờ có nhiều kinh nghiệm trong tâm thức nên, chúng ta có đến hai vị tướng tài của nhân loại được viện hàng lâm Hoàng Gia Anh bầu chọn.

Vấn đề tâm thức không chỉ là vấn đề lâu dài của cả một thế hệ, cả một dân tộc, mà nó còn thể hiện trong từng con người, từng cá nhân cụ thể. Qua thực tế, chúng ta thấy: những người có điều kiện khó khăn thì thường có ý chí vươn lên thật sự mạnh mẽ (tất nhiên phải kèm theo một nền giáo dục và phải nhìn trên bình diện chung). Đó là những người đi xa xứ làm ăn thì thường thành công. Tất nhiên còn nhiều yếu tố để giúp người xa xứ thành công: người xa xứ, ít quan hệ, nên ít tốn kém về đám tiệc, người xa xứ có khi được giúp đỡ nhiều. Nhưng bù lại, họ là dân nhập cư, ít nhiều gì cũng hạn chế trong việc lôi kéo sự hỗ trợ giúp đỡ. Rõ ràng trong vấn đề này, chúng ta càng khẳng định hơn, ý chí là quyết định số mệnh của con người. Người Mỹ là hợp chủng quốc, nghĩa là những người từ các nơi đổ về cùng lập quốc, nên họ cũng có ý chí rất lớn để thành công và họ đã thành công.

Như nói trên, cũng cần nói cho đầy đủ: trong mỗi con người Việt Nam thường không nhận thức thấy vai trò của việc tập luyện thể dục thể thao. Bởi vì trong tâm thức ngàn đời chưa có chuyện đó. Trong sách xưa cũng ít thấy có nhắc đến sự luyện tập thể dục thể thao. Chỉ thời đại Hồ Chí Minh, chúng ta được phát động tập luyện. Cho nên, sức lực, thể hình trong mỗi con người không phát triển. Người Việt Nam chỉ phát triển mạnh về trí lực bởi vì nền giáo dục phát triển khá sớm. Song sự thông minh, sự đề xướng một nền triết học của riêng mình, hay nói đúng hơn là khả năng tổng kết chưa đầy đủ. Cũng như một học giả nổi tiếng chuyên nghiên cứu văn học Hán Nôm, cụ....đã từng tổng kết: người Việt có tầm trí tuệ là mô phỏng chứ chưa nâng lên một bước hoạch định sáng tạo. Y của cụ nói là chúng ta chưa có triết thuyết dẫn dắt, chưa có nền tư tưởng hoàn bị, chưa phải là những bộ não phát minh. Nhưng trải qua bao nhiêu khó khăn, chúng ta bắt đầu tổng kết và rút ra nền học vấn của chính mình.

Tất nhiên, cái cản trở và khó khăn của tự nhiên như lý giải của tôi lại là thuận lợi. Nhưng bước đầu rõ ràng là bất lợi. Nhưng nên nhớ, nó là bất lợi tạm thời. Cho nên nói cho vui, mà cũng là một khẳng định: nếu bạn sống trong điều kiện khắc nghiệt, đó là điều hạnh phúc của bạn. Chỉ có điều, bạn chưa biết được về khả năng, năng lực của mình, nên không quyết chí vượt qua số phận. Trong trường hợp của bạn, có hai con đường mà con người thường chọn: hoặc tin vào số phận và tự mình chôn vùi cuộc đời mình, hoặc là luôn luôn nuôi dưỡng ý chí tìm cách để vươn lên. Hạnh phúc thực sự chính là biết vượt qua sự khắc nghiệt ấy.

Khi đi qua vấn đề quan trọng về tâm thức của người Việt Nam và cách khắc phục tâm thức tiêu cực, tôi xin nêu ra một vấn đề xưa nay vẫn còn nhiều tranh cãi. Đó là sự lạc quan và bi quan - một cặp phạm trù thường được suy gẫm và tranh cãi. Thực ra khác nhau giữa hai trạng thái này là sự chủ động và bị động, tiêu cực và tích cực. Tinh thần của lạc quan là thúc đẩy con người vươn tới, còn tinh thần của bi quan là níu kéo người ta thụt lùi. Hay nói cách khác, lạc quan là thúc đẩy vận động, còn bi quan buộc chúng ta dừng lại. Và lý thuyết về sự vận động và đứng yên tôi đã từng trình bày. Thực tế cho thấy: vật chất vận động không ngừng. Như cơ thể sống của chúng ta có bao giờ ngưng nghỉ đâu. Nếu chấp nhận và thoả hiệp với sự ngưng nghỉ đồng nghĩa với thụt lùi và chết. Cho nên vận động là sự liên tục, và tuyệt đối. Còn ngưng nghỉ chẳng qua chỉ là một trạng thái tương đối. Cũng như cơ thể chúng ta lúc làm việc là trạng thái động thì mọi cơ quan đều tăng cường thể hiện qua bắp thịt, qua gương mặt, bước đi khẩn trương. Còn ngược lại, lúc chúng ta nghỉ ngơi và rơi vào giấc ngủ, bộ mặt xìu xuống, hơi thở nhẹ lại, mạch máu trên da co lại, hệ thống huyết quản tạm thời chậm chạp. Như vậy, điều chúng ta rút ra được tuy là hai trạng thái khác nhau, nhưng dù muốn hay không chúng ta vẫn phải vận động không ngừng. Chỉ có điều, lúc ngưng thì cơ thể làm việc một cách tự động và hơi yếu hơn. Điều đó cho thấy: câu gạch dưới bên trên là hoàn toàn đúng.

Trong điều này có thể hiểu theo một cách khác. Có nghĩa là, nếu chúng ta chủ động vận động nhiều thì tốt, nhưng cũng phải chú ý nghỉ ngơi. Bởi vì, hai trạng thái này có điều lợi và điều hại của nó. Nếu chịu khó phân tích trong một cơ thể, người ta có thể thấy được điều lợi và hại: cái lợi của sự vận động đó chính là tạo ra sự lưu thông, khai thông vật chất. Còn cái lợi của nghỉ ngơi là để tích luỹ thêm năng lượng. Trong vấn đề tích luỹ, người ta có thể hiểu rằng: đó là sự nạp thêm năng lượng, điều hoà các hệ cơ quan, cân bằng lại tình trạng vận động quá sức sản sinh ra nhiều hợp chất bất lợi.

Ở đây có một phần lý thuyết về âm dương, tôi đã từng có ý kiến về sự tĩnh và sự động. Và tôi cho rằng làm việc và nghỉ ngơi phải là 5:5. Thế nhưng, trong lý luận này, chúng ta phát triển lên một bước: nếu làm việc một cách khoa học, biết tạo điều kiện cho máu huyết lưu thông, trao đổi chất, thì người ta vẫn làm việc được tốt, dù chỉ nghỉ ngơi rất ít. Cũng trong ý này, chúng ta lại nhớ một ý mà Bác Hồ đã đúc kết lại: chúng ta không sợ thiếu, mà chỉ sợ phân phối không đều. Câu nói này, nếu xét trong một cơ thể cũng đúng. Bởi vì, người mập người ốm chẳng qua khác nhau ở sự tích luỹ nhiều hay ít năng lượng. Thế nhưng, máu huyết có lưu thông hay không là điều quan trọng hơn. Bởi vì, người mập, nhưng máu huyết không lưu thông thì năng lượng dự trữ cũng không nuôi được tế bào đang hoạt động. Nói rộng ra toàn xã hội, nếu sự phân phối không đều, có nghĩa là người làm nhiều mà bị hưởng ít, thì cũng như bị tắc nghẽn máu huyết trong cơ thể.

Bằng tất cả những sự hiểu biết, từ khi bắt đầu đọc quyển sách này đến giờ, chúng ta đã có thể thiết kế cho mình một cuộc sống tốt đẹp.

*THỨ NHẤT LÀ: TẬP LUYỆN LIÊN TỤC ĐỂ GIỮ GÌN SỨC KHOẺ, LÀM THẾ NÀO ĐỂ SỨC KHOẺ ĐƯỢC BỀN VỮNG LÂU DÀI, KHÔNG SỢ ỐM ĐAU BỆNH HOẠN. Tránh được nỗi lo về sức khoẻ. Điều này xem như xây dựng cơ sở hạ tầng của mỗi con người. Khi bạn nắm bắt được điều này, mọi người, dù giàu hay nghèo đối với bạn trở nên rất bình đẳng. Bởi vì ai ai cũng đều có cơ hội như nhau, chỉ có điều người trước, người sau. Bạn không khinh khi ai, và ai cũng cũng không có quyền khinh khi bạn, dẫu cho xuất phát hiện tại của bạn là như thế nào đi nữa.

*THỨ NHÌ LÀ XÂY DỰNG CHO MÌNH MỘT Ý CHÍ CAO VỌNG. BẠN CÓ MONG MUỐN MỚI ĐƯỢC. Đó chính là xóa bỏ đi tâm thức tiêu cực mà chúng ta đã mang nặng suốt nhiều thế kỷ nay. Sự mong muốn đó không phải là nửa vời, chỉ dùng để tiêu khiển, để tấn phong sự tự cao, tự đại của bạn. Trong các trường phái văn học, người ta thường bắt gặp những luồng tư tưởng đối lập nhau. Các câu chuyện về Đôn kisôt, về AQ chính truyện không làm cho chúng ta nản lòng bởi vì chúng ta biết rằng sự mong muốn của chúng ta sẽ có ngày thành tựu. Nó không chỉ là sự tự an ủi, càng không phải là thói quen cao vọng biến thành sự tự lừa dối, hay ảo tưởng, hay lạc quan tếu. Ở đây chúng ta xây dựng cho mình một mong muốn hoàn toàn có chủ ý.

Và nó chính là hệ tư tưởng chủ đạo của chúng ta. Nó khác với những sự mong muốn vô ý thức chỗ: chúng ta hoàn toàn nhận chân giá trị của nó. Đồng thời, chúng ta có kế hoạch để đạt được nó chứ không chỉ nói bằng cái miệng, không thể chỉ là một sự mơ ước suông. Điều này có lẽ trong cuốn sách "Quyết chí làm giàu" của tác giả Hill Napoleon đã nói nhiều. Tuy nhiên, tôi đã từng tham khảo với nhiều người ứng dụng lý thuyết này và thấy rằng: con người ta rất dễ chán nản, nhất là khi sức khoẻ suy kiệt sau một chiến dịch nào đó. Và người ta sẽ tự động bỏ cuộc, không còn tự nhủ mình phải vươn lên nữa. Lúc sức khoẻ suy kiệt, người ta luôn cảm thấy mọi cái đều phù phiếm, tương đối. Cho nên, người ta cũng cảm thấy triết lý hình như không giúp ích gì nhiều cho con người. Vì vậy, đối với những người bị chán nản, tôi thường lý giải cho họ biết, họ bắt đầu xây dựng tư tưởng mình trên một nền tảng không vững. Muốn có một nền tảng tư tưởng vững vàn cần có một sức khoẻ tráng kiện cũng như triết học Hy lạp cổ có câu: một tinh thần sảng khoái trong một sức khoẻ tráng kiện. Muốn có được kiến trúc thượng tầng "cao vọng", trước tiên phải xây dựng cho được cơ sở hạ tầng. Cũng như, muốn xây căn nhà lớn, cao tầng phải có một nền tảng vững chắc.

*HAI ĐIỀU TRÊN LÀ HAI ĐIỀU QUAN TRỌNG NHẤT, BỞI VÌ CHÚNG CÓ SỰ TƯƠNG HỖ BỔ SUNG CHO NHAU, THIẾU MỘT TRONG HAI CÁI ĐỀU KHÔNG XÂY DỰNG CHO MÌNH MỘT CUỘC ĐỜI LÀNH MẠNH. Điểm khác cơ bản của quyển sách này đối với các cuốn sách khác là cùng lúc xây dựng cho bạn hai nội dung cơ bản này.

*PHẢI CÓ ĐƯỢC KIẾN THỨC VỮNG VÀN TRONG NGHIỆP VỤ. ÔNG CHA TA THƯỜNG NÓI: PHỤ NGHỀ, NGHỀ PHỤ. Nghề nghiệp như là người đàn bà hay đàn ông của mình. Người Anh có câu: rolling stone have no moss (hòn đá lăn không đóng rêu). Người Việt có câu: nhất nghệ tinh, nhất thân vinh. Hay làm việc gì phải hoàn thành việc ấy, không được bỏ giữa chừng. Hay một triết gia người Mỹ, ông Ambe đã nói: tập trung vào một việc là biểu hiện của thiên tài. Thực ra, tôi đã từng khuyên bạn hãy năng động, tìm kiếm cho mình hai hướng đi cùng một lúc. Ở đây, không phải tôi tự mâu thuẫn đối với mình. Là người, có lẽ chỉ đạt được thành công ở một công việc nhất định. Cũng như, trong suốt 15 năm nay tôi chỉ châm bẩm vào tác phẩm của mình. Còn thì những công việc khác tôi chỉ nổ lực có khoảng 5 phần công lực. (Ở đây, thực ra từ đầu đến giờ có nhiều bạn không chịu nổi lối nói của tôi. Nhưng xin được thanh minh: tôi vốn xuất thân từ một thành phần khó khăn. Nếu tôi không biến mình thành một phòng thí nghiệm thì tôi cũng chẳng còn cái gì để mà thí nghiệm. Mà khi biến mình thành phòng thí nghiệm thì rút ra những kết luận từ mình chứ từ ai. Người Việt Nam vẫn còn một tâm thức văn hoá tiêu cực là không chịu nghe người khác nói với lời lẽ hơi "nổ". Tâm thức đó thể hiện tinh thần độc lập cao độ, nhưng cũng cần khắc phục để chúng ta có thể nhận chân được chân lý và mau chóng phát triển.)

*ỨNG DỤNG NHỮNG MÔ HÌNH MẪU ĐỂ RÚT NGẮN THỜI GIAN ĐẦU TƯ CỦA CHÚNG TA VÀO CÔNG VIỆC: TÔI ĐÃ NÓI Ở PHẦN MÔ HÌNH MẪU VÀ CÁC PHẦN HỌC TẬP, LÀM VIỆC. Nói chung, nền văn minh nhân loại là một sự kế thừa có chọn lọc và phát triển đi lên trong sự sáng tạo của mọi người. Vậy, vì sao chúng ta không chịu kế thừa mà cứ mãi đi tìm. Thế nhưng, qua rồi, người ta vẫn thấy một số biểu hiện của sự kế thừa quá ấu trĩ. Nên nhớ một nguyên tắc: muốn kế thừa một mô hình, phải học tập mô hình đó (phân tích, nghiên cứu để hiểu biết tường tận về nó). Muốn nhận chân giá trị của một mô hình mẫu, thì tiêu chuẩn hàng đầu: nó phải có một bề dày thời gian thử thách. Đừng bao giờ kế thừa một mô hình bạo phát, bạo tàn. Tốt hơn hết, những mô hình mới phát triển, và phát triển quá mạnh, thì nên sử dụng nó ở cấp độ thử nghiệm, rồi mới ứng dụng từng bước. Tuy cần dè dặt khi áp đặt, nhưng nguyên tắc "mô hình mẫu" có giá trị rất lớn. Nói một câu đơn giản của Khổng Tử: không học kinh thi biết gì mà nói. Còn chúng ta không học những mô hình, thì biết gì mà làm. Nhưng, mô hình mẫu thì phải thực sự là mô hình mẫu.

*NGOÀI RA MUỐN LÀM MỘT NGƯỜI THÀNH CÔNG, CHÚNG TA CŨNG CẦN CÓ NHỮNG TƯ CHẤT: KHÔNG NGỪNG HỌC HỎI. Những tư tưởng lớn về sự làm giàu đều phải tham khảo qua. Như: tư tưởng vô thương bất phú của người Trung Hoa. Tuy nhiên, việc buôn bán cũng phải có sự kiên trì nhẫn nại, bởi vì, nó cũng là một nghề khó. Rồi tư tưởng về "cụt tuyết lăn"- đầu tư một cái gì đừng bao giờ nghĩ là lấy vốn ra, mà hãy nhồi nó lại đến khi thực sự lớn. Rồi tư tưởng về sự nhân rộng mô hình đã thành công của ông Andrew Carnegie. Hơn hết là sự kết hợp của tất cả các tư tưởng trên, cùng với tư tưởng ghi sổ thu chi đều đặn. Ở đây, tôi chợt nhớ đến một sự mâu thuẫn về tư tưởng. Có người cho rằng việc ghi chép thu chi là việc vô bổ và thể hiện anh ta là người tính toán, bủn xỉn. Thế nhưng, bạn còn nhớ tôi nói: trong thế gian này, việc gì cũng có thể bị người bày bát, điều quan trọng là nó có đủ cơ sở khoa học, nghĩa là, nó nằm trong một lý thuyết (ở đây là thuyết tự kỷ ám thị), và nó có cơ sở thực tế, nghĩa là được nhiều người, hoặc một người thí nghiệm thành công nhiều lần, thì chúng ta có quyền tự hào mà quyết định ứng dụng.

    -Một điều nữa mà tôi cho rằng khá quan trọng trong thuật làm giàu , đó là thường xuyên tập hợp những ý tưởng làm giàu. Bởi vì tất cả những người giàu có thường là phải có ý tưởng phục vụ tốt nhất những nhu cầu của nhân loại. Câu này có hai ý nghĩa, nghĩa bóng: nếu anh là nghĩ đến việc gây hại cho xã hội, tất anh sẽ bị xã hội đào thải. Ở đây, chúng ta bắt gặp tư tưởng của Đức Phật Thích Ca: phàm làm điều gì hãy nghĩ đến hậu quả của nó. Còn nghĩa đen, chúng ta phải luôn luôn tìm kiếm nhu cầu của người tiêu dùng. Những người giàu là những người đáp ứng tốt nhất nhu cầu của người tiêu dùng, đem lại sự tiện lợi cao nhất cho con người. Những ý tưởng đáp ứng tốt nhu cầu này phải có những yêu cầu: mới mẻ (chưa có người nghĩ ra, hoặc có nghĩ ra nhưng chưa ưu việt cần chúng ta cải tiến cho đơn giản, dễ xài, rẻ tiền); ý tưởng phải hướng tới nhu cầu của số đông, hoặc một giới nào đó. Có được những ý tưởng rồi, phải nuôi dưỡng ý tưởng. Như đã nói, có nhiều ý tưởng lớn phải nuôi dưỡng trong 2-3 năm, thậm chí cả chục năm, nhưng không chịu nuôi thì suốt cả cuộc đời cũng chẳng có thành tựu nào. Ví dụ, một người Nhật phát hiện, ai ai cũng có những tâm sự muốn bộc bạch, nhất là phụ nữ và trẻ em, nên ông sản xuất ra chú mèo Betty, bán chạy như tôm tươi. Hoặc một người Ý phát hiện ra người ta rất cần một loại giày thoáng khí, để đi đường xa được mát mẻ thoải mái, thế là ông phát minh ra loại giày biết thở với những lỗ hút không khí. Hoặc một người Mỹ nghĩ người ta rất cần một thức nước uống thông dụng vừa rẻ tiền, vừa giải khát, vừa tinh tuý, kích thích trí sáng tạo, thế là Coca Cola ra đời. Ở đây tôi xin cung cấp một số ý tưởng có thể thực hiện được:
NHỮNG Ý TƯỞNG LÀM GIÀU:
1_ Thứ nhất là làm một chiếc xe dạng như xe xitlô, nhưng có động cơ. Không cần người lái, người ngồi phía trước sẽ tự lái. Tốc độ không cần nhanh. Dùng để đi dạo mát. Chiều chiều, sau buổi làm việc về mệt nhọc, cơm nước xong, bồng con lên xe đi dạo phố cũng rất tuyệt. Khỏi phải bồng con đi long nhong, vừa mệt, vừa chán. Đi chậm chậm

ngó đủ thứ chuyện trên đời là một thú vui. Thậm chí ngó vào một vài căn nhà có lối sinh hoạt ngồ ngộ cũng là một thú vị.

2_ Những động cơ xe Honda 67, hoặc các loại xe gắn máy đời cũ rất rẻ. Tại sao người ta không sử dụng để chế tạo ra những loại xe du lịch loại nhỏ, tốc độ chậm, phục vụ cho đối tượng trẻ em, hoặc cho các bà nội trợ đi chợ gần gần vậy cũng bảnh lắm. Điều tiện lợi của loại xe này khi chế tạo là phải có khả năng xếp gọn lại như một chiếc ghế xếp, để chiếm diện tích thấp nhất trong chợ, trên đường phố và về nhà.

3_ Cất nhà tiền chế là một việc làm đáp ứng rất tốt nhu cầu của người dân ít tiền. Vả lại có ai mà không muốn có một căn nhà vừa đẹp, vừa rẻ, vừa nhanh, vừa ít tốn công của gia chủ. Nhưng một vấn đề tác động đến ý thức người làm nhà là chẳng thà người ta chịu khó để dành tiền thêm một thời gian nữa để cất nhà bằng vật liệu bê tông, có thể sống cả đời và lưu lại hậu thế. Hiện tại các loại sắt sử dụng vào việc xây cất nhà tiền chế đều là tái chế, nên sau ba năm, sắt bị rỉ sét từ bên trong ra. Một lần cất nhà một lần khó. Vả lại, người ta có câu: an cư mới lạt nghiệp. Mà quả thực vậy. Sau khi không còn lo lắng đến việc ở nữa, người ta mới có điều kiện tập trung vào việc ăn uống và phát triển kinh tế đi lên. Mà sau khi cất xong căn nhà, cứ lo nôm nốp không biết khi nào nhà bị đổ thì căng quá. Như vậy nhiệm vụ những nhà sản xuất nhà tiền chế phải có trách nhiệm bảo trì căn nhà của người dân thật sự chắc chắn đến muôn đời. Tôi xin đề ra giải pháp. Dùng máy bơm (dạng như máy bơm nước rửa xe), bơm vào các ống sắt tiền chế dầu nhớt cặn (loại đã sử dụng qua). Khui một lỗ bơm vào, rồi dùng hành chì hàng lại. Bơm định kỳ. Sau một năm bơm đầy hoặc một phần vào các ống sắt sẽ bảo quản được rất lâu.

Giải pháp thứ hai là bơm sơn chống xét. Cũng dùng máy phun áp suất mạnh phun sơn chống xét.

Giải pháp thứ ba: khui một lỗ lớn bơm hồ vào bên trong lòng sắt, tạo ra hình thức bê tông vĩnh cửu.

Làm nghề này có thể kết hợp: kiểm tra mức độ ăn mòn của các khung tiền chế không được bảo trì, để báo trước cho chủ gia về khả năng chịu đựng của khung tiền chế.

Nếu kết hợp được với các nhà sản xuất khung tiền chế để xử lý trước, thì càng tốt.

4_ Những người đi xa trên xe môtô thường đội mũ bảo hiểm, hay có nhu cầu nói chuyện với nhau. Nhưng ngặt nỗi, chiếc nón bảo hiểm cản trở người ta trò chuyện. Hãy sản xuất một loại máy bộ đàm công suất thật thấp. Hai người có thể trò chuyện suốt trên đoạn đường mà không ảnh hưởng gì cả. Sản phẩm này có thể bán cho trẻ em và những chàng trai, cô gái mới vào yêu, ngạy ngùng khi trò chuyện với nhau. Chàng trai tặng cho cô gái một máy bộ đàm ý muốn nói: anh muốn nói với em nhưng không nói nên lời. Xin hãy tạo cơ hội cho anh. Và họ có thể nói lời yêu nhau trong chiếc máy bộ đàm này. Thật là đáng yêu. Một máy bộ đàm cũng thật là đáng yêu với hai đổ nhét lỗ tai và một chiếc micro bé xíu, sẽ là một bà mai xuất sắc. Những người làm ăn cũng có nhu cầu trao đổi với nhau trên xe. Bởi vì công việc làm ăn của họ có khi đòi hỏi bảo mật.

5_ Chạy xe honda lâu, tay phải vặn tay ga xe sẽ bị tê cứng. Tại sao người ta không chế thêm tay ga dự phòng ở tay trái.

6_ Hãy sản xuất ra ghế dựa có máy matxa ở lưng dựa. Sản phẩm này sẽ bán cho các quán nước nhà hàng ven lộ, để khách ghé ngang nằm thư giản.

7_ Hãy xây dựng một ngân hàng lưu trữ những sản phẩm trí tuệ, chẳng hạn những ý tưởng làm giàu hay nhưng chưa thực hiện được do thiếu vốn, hoặc những ý tưởng về quảng cáo. Nếu ai có nhu cầu mua, hãy báo qua cho tác giả. Hoặc một ngân hàng bảo mật và bảo vệ bản quyền của các sản phẩm trí tuệ, với vai trò như một người làm chứng về thời gian cho tác phẩm.

8) Sản xuất ra những bàn chảy có sẵn nước trị răng miệng: với lời rao quảng cáo: bạn có thói quen sút miệng bên hàm nào trước, thói quen này sẽ sau một năm sẽ gây cho hàm bên kia răng bị hư, do kem đánh răng đã bám hết vào hàm kia. Để khắc phục tình trạng này, Hãng… đã chế ra chế phẩm: bàn chảy đi kèm kem đánh răng (trên bàn chảy có một nút bật, khi mở ra, nước trong ống từ từ rịnh ra trong quá trình người ta sút miệng). (Tác dụng của sản phẩm này đối với người sản xuất đó là: cũng như sản phẩm truyền thống nó có thể được bán hằng loạt, là loại nhu cầu phù hợp cho người đi du lịch, có tác dụng như kể ở phần quảng cáo, bán độc quyền về bàn chảy cũng như kem đánh răng. Mỗi khi nước bên trong cây bàn chảy hết, người ta có thể bỏ nguyên bàn chảy để mua bàn chảy khác, hoặc mua một tiếp đựng dầu sút miệng khác bơm vào bên trong sút tiếp).

9) Mở quán nước Vi tính: người đến uống cà phê sử dụng một máy Vi tính có nối mạng với các máy khác. Bạn có thể làm quen với những bạn khác trong quán thông qua Chat. Bạn có thể bàn bạc với người

khác những ý tưởng làm giàu thông qua Vi tính. Bạn có thể tâm sự với bất kỳ người nào ở kế bên mình mà mình không hề hay biết. Có cái lợi là người ta có thể gặp mặt nhau ngay sau khi Chat, thứ hai là rẻ tiền hơn vô mạng Internet, thứ ba: nếu người chủ là một nhà tâm lý, có thể tư vấn thêm cho bạn trẻ về những vấn đề họ cần thiết để giải quyết cuộc sống.

10) Tập hợp tất cả các ý tưởng làm giàu, thành lập một ngân hàng chứa các dữ liệu thông tin về làm giàu, bán lại cho những công ty xí nghiệp khi có nhu cầu. Ở đây hình thành hai nghề: thứ nhất là nghề tập hợp những ý niệm làm giàu, bán lại kiếm huê hồng, thứ hai là kích thích óc sáng tạo của những người không có việc làm.

11) Dán mốp lên trần nhà bằng cách thấm một ít xăng. Có tác dụng:
-      cách nhiệt, chống cái nóng
-      hạ giá thành
-      có thẩm mỹ hơn là để trần bằng tôn
-      không bị chuột cắn phá.

12) quay phim đám cưới, cần liên kết với các doanh nghiệp thu các mẫu quảng cáo.

13) Xuất bản một loại báo chí chuyên đề cho người nghèo thể hiện tâm tư nguyện vọng của họ. Bởi vì người nghèo, thường thấp cổ bé miệng, bị thất nghiệp, không người giúp đỡ rất tù túng khó chịu. Trong báo có thể có thêm mục dành cho những người thành công thổ lộ kinh nghiệm mà họ đã vượt qua sự khó khăn cụ thể nào đó như thế nào, hoặc kinh nghiệm làm giàu của họ.

14) Sản xuất ra một chiếc bàn nhúng, mỗi buổi sáng, chúng ta có thể nằm lên đó để nó tạo một độ rung giúp máu huyết lưu thông, làm tỉnh táo tinh thần trước khi dậy đi làm hay dậy tập thể dục.

15) Một chiếc bàn tự động, để tập viết hay để máy vi tính, mà mỗi khi công việc dồn dập, người ta cảm thấy mỏi mệt, người ta có thể điều chỉnh cho nằm xuống mà vẫn viết được.

16) Đánh vào nhu cầu học hỏi của người ta đang đi trên đường. Người lái xe đi trên đường nhiều lúc cảm thấy mất thời giờ, muốn có một thú tiêu khiển. Nhiều lúc tôi hay hát nghêu ngao trên xe và mong muốn có một chiếc mũ bảo hiểm, trong đó có một dàn âm thanh dạy chúng ta hát, từng câu một, rồi sau đó phát nhạc để chúng ta Karaoke theo bài đã học. Hoặc người có nhu cầu học ngoại ngữ. Người ta có thể nghe một giọng đọc Anh văn thật chuẩn và bắt chước theo (ở đây, xuất phát từ ý tưởng: bắt chước là cách học mau nhất-bắt chước nằm trong quy

luật mô hình mẫu). Trong đó có dịch và giải nghĩa từ vựng. Thậm chí, tôi là nhà báo, trước khi bước vào cuộc phỏng vấn tôi cũng muốn được nhắc lại những câu hỏi thông dụng, và cần thiết.

17) Sản xuất ra một nón bảo hiểm nhắc người ta chạy xe đến ngưỡng không còn làm chủ được tốc độ. Hoặc một phần mềm chú ý lái xe khi ngủ gật đảo qua lại đôi ba lần trong một phút... Tất cả những ý tưởng đó xuất hiện đầy dẫy trong cuộc sống của chúng ta. Miễn chúng ta chịu khó để ý và đặt và trả lời được câu hỏi: tôi đang cần gì và xã hội có cần điều đó như tôi hay không?.(*những ý tưởng này chỉ là gợi ý, tôi nghĩ ra cách đây hơn 10 năm nên có cái sau đó tôi thấy người ta bán trên thị trường(ghế matxa), có cái chưa khả thi, có cái hơi ngớ ngẩn. Nhưng đã là ý tưởng theo tôi có khi hơi ngớ ngẩn tí* )

\*VẤN ĐỀ KẾ TIẾP LÀ QUẢNG CÁO: một sản phẩm được làm ra nhưng không ai biết sẽ mãi mãi là vật không có giá trị sử dụng, hay nói đúng hơn bạn khó có thể thu được lợi nhuận. Thuở xưa, người ta bày hàng, rao hàng, phát thiệp mời là những cách quảng cáo cho thương hiệu của mình. Còn bây giờ thì quảng cáo gắn liền với báo chí. Các công ty lớn đều đầu tư từ 20-40% lợi nhuận cho quảng cáo. Bây giờ đã có một cuộc cạnh tranh trên quảng cáo. Các mặt hàng, xài xong phải mua nữa như: lưỡi lam, xà bông, kem đánh răng, tâm xỉa răng, nút các loại, bao bì, dây buộc, và các mặt hàng nhu yếu phẩm, nếu được quảng cáo sẽ có doanh thu rất cao. Ví dụ mặt hàng của bạn là kem đánh răng, nếu bạn không quảng cáo, mới sản xuất, bạn bán giỏi lắm vài trăm tiếp mỗi ngày. Còn đi tiếp thị thì bán mỗi ngày vài ngàn tiếp, còn quảng cáo trên truyền hình bạn có thể giành được thị phần hết sức to lớn và lâu dài nếu sản phẩm của bạn rẻ và có chất lượng. Cứ mỗi tiếp đánh răng, gia đình có 4 người xài trong 3 tháng. Nước ta có 70 triệu dân, bạn chỉ cần giành được 10% thị phần này đã có khả năng làm tỷ phú. Một hãng điện tử nổi tiếng của Nhật Bản đã làm thí nghiệm. Thường xuyên, hãng đầu tư từ 30-40% giá trị lợi nhuận cho việc quảng cáo. Đến một ngày kia, người ta nhận thấy quỹ dành cho quảng cáo quá cao nên họ quyết định cắt giảm xuống còn hơn 10% tổng lợi nhuận. Họ đã bị trả giá ngay lập tức. Bởi vì doanh số của họ tụt hẳn chỉ còn 60-70% so với trước kia. Hơn nữa để lấy lại uy tín đối với thị trường, họ còn mất một thời gian, giống như người bệnh phải qua bước chữa mới lấy lại sức khoẻ. Cho nên, một nguyên tắc bất di bất dịch trong làm ăn kinh doanh theo các nhà kinh doanh quan tâm đó chính là: muốn bán được sản phẩm của mình, tất yếu người ta phải biết đã. Tất nhiên, quảng cáo vẫn có rất nhiều bài bản của nó. Trong đó, yếu tố chịu khó lập đi lập lại bằng nhiều hình thức là quan trọng nhất. Quảng cáo chính là dùng quy luật "tự kỷ ám thị". Trong đó, quảng cáo, cũng có khi dùng hình thức xây dựng biểu tượng cho mình. Biểu tượng đó có thể là một hình ảnh đặc trưng, mà khi người ta nhìn thấy lập tức nhận dạng được. Và có thể nó là một điệu nhạc, mà khi người ta nghe thấy thì biết ngay sản phẩm ấy sắp tới, nhất là kem cho trẻ. Một số người bán hàng rong có giọng rao đặc trưng, khi rao ở đầu xóm, người ta đã nhận ngay ra chị ta và chuẩn bị ra mua hàng.

*TÌNH YÊU THƯƠNG: thật sự tôi cũng không biết gọi mục này cái tên gì. Nhưng có thể gọi như thế là phù hợp. Con người sống trong xã hội, ngoài mối dây ràng buộc nhau về ngôn ngữ như đã nói ở trên, có lẽ mối dây quan hệ lâu bền nhất, quan trọng nhất đó chính là tình yêu thương. Nếu không phải như thế, đại văn hào Pháp Victo Huygo đã không thốt lên ở những dòng cuối cùng trong tác phẩm "Những người cùng khổ của mình" những tư tưởng bất hủ nhằm ca ngợi tình yêu thương bất diệt đối với đồng loại thông qua nhân vật chính trong truyện. Tất cả những người vĩ đại nhất trong thế giới này đều nhắc đến hai chữ này. Trong đó, tôn giáo, đặc biệt là hai phái lớn của nhân loại nhắc đến nhiều nhất: đó là phái công giáo và Phật giáo. Tình yêu thương đó chính là sự đồng cảm của chúng ta đối với những người có cùng chung cảnh ngộ, cùng chung xuất thân, cùng chung huyết thống... Tình yêu thương đó được phát triển mạnh nhất trong những tác phẩm kinh thư của đức Phật Thích Ca. Đối với ông, vạn vật, từ cỏ cây đến con người đều có linh hồn, nên chúng ta phải có lòng yêu thương đối với tất cả mọi chúng sinh.

Tuy nhiên, nhìn ở góc độ khoa học, tình yêu thương giúp người ta xích lại gần hơn đối với thiên nhiên, đối với môi trường sống và đối với con người. Và hơn nữa, tình yêu thương thật sự mang lại nụ cười đầm ấm, mang lại sự thảnh thơi trong tâm hồn và sức khoẻ, sự hạnh phúc và tình yêu thương càng được nhân rộng. Nó là mối dây đồng cảm thắc chặt giữa con người và sự vật lại với nhau. Có lẽ sự đồng cảm phát triển dần đến mức hoàn thiện sẽ trở thành một sự giao thoa về tư tưởng và thông tin giữa con người và những sự vật hiện tượng xung quanh chúng ta, một hiện tượng mà đang dần rõ nét, được nhiều người nhận diện và mô tả là hiện tượng ngoại cảm. Tuy nhiên, hiện tượng này cũng còn rất hiếm hoi, nên, khoa học cũng khó có thể chứng minh. Ở tôi, "công phu" này cũng chỉ ở mức đi thi cử như đã nói ở phần kinh nghiệm trường thi. Trong triết học hiện đại, mô tả hiện tượng này như một hiện tượng "bừng sáng" trong tư duy. Tuy nhiên, hiện tại, sự giải thích về sự bừng sáng đã không còn thích hợp, bởi vì nó không đủ sức thuyết phục. Các nhà khoa học Mỹ và ở Việt Nam đã quan tâm đến vấn đề này. Người ta giải thích rằng: trong mỗi con người đều là một chiếc máy thu và phát các sóng điện sinh học. Người có khả năng siêu phàm sẽ có thể bắt được những làn tín hiệu của trường sinh học. Do đó, họ có khả năng thu thập thông tin từ những làn sóng này. Ở Việt Nam có hiện tượng đi tìm mộ. Thực hư, tôi cũng chưa có điều kiện tiếp xúc. Nhưng đây có lẽ là hiện tượng ngoại cảm. Bởi vì, lúc người ta chết, một luồng sóng sinh học phát ra mạnh nhất. Người ngoại cảm có thể bắt được sóng này (theo lý giải của các nhà khoa học) và cung cấp cho thân nhân họ về cái chết này: như chết ở đâu, chết như thế nào. Thế nhưng, thuyết này xem ra cũng khó có thể chấp nhận được bởi vì, qua năm tháng, vật đổi sao dời, địa thế cảnh trí nơi người chết xảy ra cũng thay đổi. Lúc người chết chỉ biết được thông tin trong thời điểm cuối cùng làm gì có thể cung cấp được thông tin chính xác lúc người thân sau mấy mươi năm mới đi tìm.

Học thuyết thì vẫn là học thuyết, ở đây tôi luận bàn bởi vì hiện tượng này tuy là ít, nhưng cũng có xuất hiện đây đó trên trái đất này. Điều quan trọng tôi rút ra ở đây là đa số những người có tính ngoại cảm đều là những người rất nhạy cảm đối với cuộc sống. Bất kỳ sự biến đổi nào dù nhỏ nhất của môi trường sống chung quanh họ đều cảm nhận được. Mỗi người chúng ta đôi khi cũng có một thứ mà người Mỹ gọi là giác quan thứ sáu, hay ngoại cảm về những sự kiện sắp diễn ra. Tuy nhiên nó rất mờ nhạt, nó chỉ gây cho chúng ta những biến đổi nhỏ về tâm sinh lý, mà chưa mã hoá thành một thông tin cụ thể. Và ta nghĩ rằng, tính năng này của con người có lẽ phát sinh do sự quan tâm, sự mong muốn hoà hợp với đất trời vũ trụ, với cỏ cây, thiên nhiên. Tôi quen được một vài nhà chiêm tinh và tôi trông thấy ở họ sự đạo đức và sự đồng cảm đối với những biến đổi của thiên nhiên, đất trời.

Trong mục này, tuy nói dong dài, nhưng tôi có ý, phải nuôi dưỡng tình yêu thương, sự đồng cảm của chúng ta đối với những con người và sự vật chung quanh ta. Đừng sống quá mức lãnh cảm, đến độ, xem thường tất cả, đâm ra không tin tưởng vào bất kỳ điều gì. Tôi còn nhớ một câu: chúng ta hãy tự hoàn thiện mình, trước khi cuộc sống nhào nặn chúng ta. Hoặc có người sau khi chiêm nghiệm lý thuyết nhà Phật đã nói với tôi: bất kỳ điều gì đều có nhân và có quả của nó. Chỉ trừ bạn đừng làm, chứ đừng mong bạn có làm mà người ta không biết. Cũng như có một câu: người dưng biết trước, trong nhà biết sau, hoặc: tai vách, mạch rừng. Mà khi điều người ta đã biết, nếu bạn phạm tội, dù lớn nhỏ, thì theo thời gian, dù bạn muốn hay không bạn cũng vẫn phải đối mặt với nó. Luật nhân quả là như vậy. Tuy nhiên, nếu bạn có vay, và bằng cách nào đó, bạn tự giác trả lại, thì theo đúng luật, bạn cũng không cần phải hưởng lấy cái quả xấu do mình gây ra. Tôi lấy ví dụ, một anh trước đây chuyên quậy quạng, phá làng phá xóm, hay tụ tập, nhậu nhẹt, gây mất tình làng nghĩa xóm.... Song nhờ được sự giáo dục của chính quyền, anh ta đã bắt đầu giác ngộ và tự nhận ra việc làm của mình sẽ gây ra sự khó chịu đối với người khác và dù muốn, dù không cũng sẽ bị pháp luật trừng trị. Thế là anh ta đã tìm ra giải pháp để tu dưỡng mình. Cách tu dưỡng tốt nhất là:

-Thứ nhất: tìm lấy một việc làm có thu nhập tương đối ổn.

-Thứ nhì là: tự quản lý lấy cái miệng của mình, ai nói gì cũng cấm cúi mà làm, không dùng lời để gây cho người khác sự oán giận.

-Thứ ba là tự giam mình trong những giờ rảnh rang để đọc thêm sách báo, hay sách làm người, hay sách chuyên môn. Đây là cách quan trọng nhất thể hiện cái chí muốn thoát khỏi vực thẳm tội lỗi. Bởi vì có một câu: hãy tự giam mình trước khi xã hội giam mình. Nói theo đúng quy luật "lưu thuỷ": Giam mình là tạm ngưng để tích luỹ thêm kiến thức. Và điều quan trọng hơn hết là thoát khỏi sự dục tốc của con người. Bởi vì chính lòng ham muốn nhanh chóng đạt thành, nhanh chóng được hưởng thụ, mà không đủ điều kiện trong tay sẽ đẩy con người ta đến vũng bùn tội lỗi. Việc tự giam mình giúp chúng ta suy gẫm về những hành vi mà mình đã gây ra, để có biện pháp chuộc tội. Hơn nữa, việc tự giam mình để thấy được sự thống khổ khi bị xã hội giam mình (biện pháp tự đặt ra một hoàn cảnh như thật để chúng ta thấy được giá trị của cái mà chúng ta đang có- cũng như biện pháp tập ngủ, tôi đã từng nói trong chương thư giãn: hãy ngồi dậy, tưởng tượng mình đang ngủ gục ở đâu đó và ước muốn có được một chiếc giường ngay thẳng để nằm; ngồi đến khi mòn mỏi, đến khi ước muốn được ngủ nhân lên đến tột cùng, chúng ta ngã bật ra và lao nhanh vào giấc ngủ). Việc tự giam mình có một tác dụng là tiết kiệm nhiều nhất tiền bạc (bởi vì mỗi tấc đường đều cần phải có tiền: tiền gửi xe, tiền uống nước, tiền vá, sửa xe khi xe hư, tiền phục vụ cho những dục vọng của chúng ta. Khi ở nhà, nếu không trông thấy chúng bạn mua sắm đồ đạt hay những thú vui vô bổ, chắc chúng ta không mua, không xài, không hút, không chít...).Nhưng tự giam mình thì phải là người có chí lắm mới làm được, bởi vì nó đi ngược lại với quy luật lưu thuỷ (ngưng nghỉ chỉ là tạm thời, lao ra làm việc mới là tuyệt đối). Thế nhưng, theo luật cân bằng âm dương, nhất là những người đã từng hao phí cuộc đời của mình thì điều này là tối cần thiết. Những em học sinh cũng cần ứng dụng điều này để bám lấy gốc học tập của mình. Nó cũng nằm trong cơ sở khoa học để giúp em học giỏi, nhưng phải biết tập hơi thở hỗ trợ, phải tìm những gốc học tập thoáng khí, và thỉnh thoảng phải đi tới lui chứ không ngồi hoài sẽ đau xương sống.

Trở lại vấn đề bình về luật nhân quả ở đời, chúng ta thấy rằng, trong mục này, cốt ý của chúng tôi không phải nói về đạo đức làm người. Xưa nay, nhiều sách nói về đạo đức quá giáo điều đến độ, chỉ cần đọc qua đôi ba trang, chúng ta đã thấy phát buồn ngủ. Chính tôi cũng đã từng rơi vào tình huống này. Đúng ra trong mục này, tôi chỉ cần nói: bạn hãy sống có đạo đức, có lương tâm. Nhưng để bạn hiểu được, đạo đức, lương tâm vốn bắt nguồn từ một sự hết sức tự nhiên của kiếp nhân sinh. Không phải con người đặt ra để ép buộc nhau, hành hạ nhau, mà nó là một điều kiện cần thiết để kết dính mọi người vào xã hội. Có hiểu rồi chúng ta mới chấp nhận thực hành. Đồng thời, nó là những lề lối giúp người ta làm việc gì cũng suy tính, quan tâm đến lợi ích chung của toàn xã hội. Có vun đắp như vậy, xã hội mới tồn tại và mang đến cho mọi người sự ấm no và hạnh phúc.

Trong những dòng cuối, tôi xin mạng phép nhấn mạnh: tuy tôi luôn hướng mọi người tới sự quyết tâm vươn tới thành công, nhưng lúc nào chúng ta cũng phải nhớ: đừng cố đạt được mục đích mà bất chấp thủ đoạn, bởi vì điều đó là phi đạo đức, là phạm luật. Nhân loại đã đổ nhiều xương máu để thấy được rằng: con người sống phải biết yêu thương lẫn nhau (triết lý của Victo Huygo và các tôn giáo). Nếu bạn có đủ quyền lực, mà bạn đè đầu cởi cổ người khác nhằm đạt được sự hưởng thụ xa hoa của mình thì bạn sẽ vấp phải sự phản kháng (nơi nào có áp bức, nơi đó có đấu tranh-Các.Mác), và cuối cùng nếu bạn luôn gây cho người khác sự bực tức, bạn sẽ gánh lấy hậu quả (đừng làm điều gì cho người khác mà chính mình cũng không muốn-Khổng Tử). Chính đạo đức, lối sống là cách để con người có thể liên hệ mật thiết với nhau, là cách để xã hội thật sự tồn tại và phát triển. Xã hội tồn vong chính là cái noi để nuôi dưỡng lại con người, để con người được tồn tại tốt hơn. Nói rốt lại, đạo đức chính là phục vụ chính mình. Trong xã hội ngày nay, tuy người đạo đức chỉ mới được hưởng bằng sự khuyến khích khen thưởng nhỏ nhoi của xã hội, nhưng trong tương lai, người ta sẽ được hưởng phúc lợi bằng chính hành động đạo đức của mình.

Hãy giữ gìn sức khỏe.

Hãy ước mơ.

Hãy sống có đạo đức.

Lúc rảnh rỗi bạn hãy tập luyện những bài tập của tôi đến khi thành thói quen. Bởi vì, khi thành thói quen, những điều của tôi mới thực sự là của bạn. Nên nhớ, một dòng kênh dù có bị bẩn, nhưng lưu thông tốt vẫn giữ tồn tại. Bạn dù là người bệnh hoạn, nhưng có tập luyện, đặc biệt là giữ được hơi thở vẫn giữ được cuộc sống của mình. Về mặt tinh thần: tư tưởng con người ta thế nào, cuộc đời họ thế đấy. Cho nên, nếu bạn tập luyện trở thành thói quen, bạn sẽ thoát khỏi sự lo lắng, sợ hãi. Và bạn sẽ không bao giờ bị tư tưởng ganh tỵ, bởi vì, tất cả những gì bạn mong muốn đều biến thành sự thật.

Hoàn thành 2:40, 8/2/2002

Nhằm mùng8/Giêng/Quý Mùi 2002

www.ingramcontent.com/pod-product-compliance
Lightning Source LLC
Chambersburg PA
CBHW020416290526
45785CB00002B/592